Dr. med. Kinderdok
Babyrotz & Elternschiss

Dr. med. Kinderdok

Babyrotz & Elternschiss

Aus der Sprechstunde eines Kinderarztes

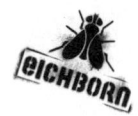

Für JDL und Hanni

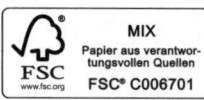

Dieser Titel ist auch als E-Book erschienen

Eichborn Verlag in der Bastei Lübbe GmbH & Co. KG

Originalausgabe

Copyright © 2013 by Bastei Lübbe GmbH & Co. KG, Köln

Lektorat: Dr. Ines Lauffer, Frankfurt
Umschlaggestaltung: Pauline Schimmelpenninck, Büro für Gestaltung, Berlin
Umschlagmotiv: © missbehavior.de
Satz: Greiner & Reichel, Köln
Gesetzt aus der Adobe Caslon Pro 10,5/13,5
Druck und Einband: CPI – Ebner & Spiegel, Ulm

Printed in Germany
ISBN 978-3-8479-0533-2

5 4 3 2 1

Sie finden uns im Internet unter www.eichborn.de
Bitte beachten Sie auch www.luebbe.de

Inhalt

»Das Gebiet Kinder- und Jugendmedizin umfasst die Erkennung, Behandlung, Prävention, Rehabilitation und Nachsorge aller körperlichen, neurologischen, psychischen und psychosomatischen Erkrankungen, Verhaltensauffälligkeiten, Entwicklungsstörungen und Behinderungen des Säuglings, Kleinkindes, Kindes und Jugendlichen von Beginn bis zum Abschluss seiner somatischen Entwicklung einschließlich pränataler Erkrankungen, Neonatologie, Sozialpädiatrie und der Schutzimpfungen.«

Weiterbildungsordnung für Ärzte

Bröckelchen auf Söckchen: Noch im Krankenhaus

Mit einer elegant gleitenden Bewegung halte ich den kleinen Säugling wenige Zentimeter neben den Wickeltisch, sodass der Bogen aus Erbrochenem nicht direkt auf mein Hemd zufliegt. In einer jahrelang trainierten, bereits instinktiven Abfolge meiner Muskelpartien machen meine Füße eine Ausgleichsbewegung, bei der jeder Torero neidisch wäre. Das Gespuckte landet direkt neben meinen Schuhen auf dem Fußboden. Meine Socken bleiben trocken.

Der Witz von den verschiedenen Arztschuhen kommt mir in den Sinn. Woran erkennt man den Chirurgen? Am Blut auf den OP-Schuhen. Und den Urologen? An den gelben Flecken. Und den Anästhesisten? Der hat Kaffeeflecken auf den Galoschen. Für mich war dieser Witz nie vollständig, denn woran erkennt man den Kinderarzt? An den Bröckelchen auf den weißen Tennissocken.

»Oh je, jetzt hat er auch noch gespuckt«, zittert die junge Erstlingsmama neben mir. Mühsam gelingt es ihr, mit einer Hand die Aufschläge des geblümten Morgenrockes zusammenzuhalten, während sie mit der anderen eine Auffangbewegung vollführt, um ihren Säugling vor den Gefahren der Schwerkraft zu schützen. Der Säugling grinst inzwischen, der Magen ist leer. Ich lege ihn zurück auf den Wickeltisch, die Untersuchung neigt sich dem Ende.

In regelmäßigen Abständen gehe ich ins Krankenhaus auf die Entbindungsstation, um die ersten Vorsorgeuntersuchungen bei »Frischlingen« durchzuführen. Wir wechseln uns ab, die Kollegen und ich, jeder darf mal ran, das fördert die Patientenakquise, wie der Praxisberater sagt. Für mich schafft das vor allem eine solide Basis für ein gutes Verhältnis zu jungen Eltern, bevor andere das Sagen haben: Hebammen, Nachbarinnen oder Schwiegermütter. Jetzt sind die Mütter noch beeinflussbar, noch hilfesuchend. Jetzt kann mir noch gelingen, was später unter dem Einfluss von anderen Stimmen und Mutter Google nicht mehr klappt: der gesunde Umgang mit dem Säugling.

»Wann gehen Sie denn heim? Heute? Prima. Dann packen Sie nachher ihren ...«, ich schiele auf das Untersuchungsheft, »... Mark-Anthony ein, Mütze auf den Kopf, Verdeck vom Kinderwagen hoch, und drehen noch eine Runde in der Siedlung. Bisschen Angeben mit dem neuen Bobele«, sage ich und meine es so.

»Was denn? Heute schon?«, kommt es vom Vater, der sich bisher bescheiden zurückgehalten hat. Meist stehen die Väter in zweiter Reihe, schließlich ist das hier Muttersache. Aber beim Schutz des Stammhalters hört die Zurückhaltung auf.

»Ja, sicher. Warum nicht?«, gebe ich zurück und kenne die Antwort schon. »Aber es ist doch so kalt draußen« und »Andere sagen da aber was anderes« und »In den ersten vier Wochen soll man doch gar nicht raus«.

Ist das eine Lektion während der Geburtsvorbereitung? »*Gefahren der Außenluft für Ihr Neugeborenes und wie Sie sich davor schützen können!* Versuchen Sie in jedem Fall, Ihr frischgeborenes Kind vor den schädlichen Sonnenstrahlen eines Frühlingstages zu schützen. Nichts kann die Gesundheit Ihres Kindes mehr gefährden als die ungefilterte sauerstoffgetränkte Luft, die es

8

einatmen muss, wenn es erstmals den schützenden Rahmen seines häuslichen Umfeldes, ja, sogar des Krankenhauses, verlassen muss. Studien aus den Nordwestlichen Lofoten haben ergeben, dass Säuglinge in den ersten 40 Tagen, besser sogar in den ersten zwei Monaten allenfalls fünf Minuten pro Tag dem Sonnenlicht ausgesetzt werden sollten. Anderenfalls können irreparable Schäden für das Immunsystem und die Sehfähigkeit entstehen.«

Bei Familien aus südeuropäischen Ländern mag dieser Rat in uralten Zeiten entweder noch praktisch oder auch religiös geprägt gewesen sein – schließlich musste man sein neugeborenes Kind, das mit der Großfamilie weiterzog, möglichst vor der Sonne geschützt transportieren – aber heute? Mir drängen sich Bilder von blassen schwarzhaarigen Babys auf, deren Väter und Mütter genauso bleich, mit geröteten Augen, nach Blut dürstend seit Jahrhunderten durch die Nächte des hinteren Rumäniens irren.

Die Furcht vor der Kälte und damit vor Erkältung löst den Urinstinkt der Eltern aus: Das Kind bleibe möglichst lange in der Wärme des Nestes. Kinder sind aber unmittelbar nach der Geburt mit einer ausreichenden Temperaturregulation ausgestattet, wenn sie nicht gerade Wochen zu früh auf die Welt gekommen sind. Sie kompensieren zu kaltes oder zu warmes Wetter problemlos. Außerdem schenken Onkel und Tanten Mützchen und Deckchen in ausreichender Anzahl zur Geburt des Kindes.

»Heute schon raus?«, fragt der Vater. »Aber es sind grad mal zehn Grad!«

»Ist doch Superwetter draußen«, versuche ich den Kompromiss und: »In Grönland und Burkina Faso werden auch Kinder geboren. Die müssen auch sofort raus. Die Natur hat die Kinder schon ausreichend stabil gebaut. Keine Sorge.«

»Ja, okay, wenn Sie meinen ...«, sagt der Vater mit Zweifel in der Stimme über so viel irrationalen Mut, den er da in den nächsten Tagen zeigen muss.

»Wir haben ja auch einen Hund, da müssen wir immer Gassi.« Das glückliche Kind. Wenigstens einer, der die Tradition des regelmäßigen Spazierengehens aufrechterhält. Da sage noch einer, Kindern mit Haustieren drohe Gefahr durch Allergien und

Tierhaare. Weit gefehlt. Als Einzige dürfen sie die frische Luft direkt nach der Geburt genießen.

Ich hatte Mark-Anthony zuvor bereits abgehorcht. Das mache ich am Anfang, solange das Baby noch in seinem großen Handtuch verpackt daliegt, selig nach der gegebenen Mutterbrust und aufgewärmt durch die Wärmelampe. Die ersten Untersuchungsschritte mit dem Stethoskop nimmt das Kind aus dieser Ruhe heraus, es bewegt sich, dreht den Kopf, streckt die Arme, nimmt Anlauf zum Weinen.

»Oh – ja, nicht wahr, mein Schatz, das ist kalt?«, flüstert die Mutter sofort.

Nein, ist es nicht, da seit Ewigkeiten Stethoskope mit Gummiring um die Membran gebaut werden. Außerdem ist Mark-Anthony schon Nummer vier auf der Untersuchungsliste am heutigen Tag, das Hörrohr ist ausreichend warmgearbeitet.

Ich entfalte vorsichtig das Handtuch, ich taste nach Fontanelle, Schlüsselbein und Zahnleisten, ich erinnere mich an den Abzählvers »Zehn Finger, zehn Zehen und zwei Ohren, so werden sie geboren« und checke die primären Geschlechtsorgane (»Da ist auch alles in Ordnung?« – »Oh ja. Keine Sorge!«).

Dann nehme ich das Kind hoch, drehe und schwenke es auf die Seite, nach vorne und über den Kopf. Das Martyrium der Mutter geht weiter.

»Oh!«, »Huch!«, »Oh je!«, »Du Armer!« und weitere begleitende Ausrufe der Angst, der Vorsicht, der unweigerlichen Voraussicht einer Mutter, dass der böse Onkel Doktor gleich das Kind fallen lassen wird.

Der Vater, instinktiv um das Wohl des Jungen und das Gemüt seiner Frau bemüht, bemerkt noch: »Oh Gott, Vorsicht – was macht denn der Mann mit dir?«, als das Kind laut zu schreien beginnt und das polyglobule Dunkelrosa des Neugeborenen in ein krebsiges Zornesrot übergeht.

Aus dem Augenwinkel sehe ich, wie Mamas Hände den Morgenmantel fahren lassen, um beschützend Richtung Kind zu greifen. Sie drängt mich unbewusst ab, sodass ich Schwierigkeiten habe, meine Untersuchung fortzuführen. Ich trete ein wenig beiseite, schließlich werde ich mich hüten, zwischen die Löwenmutter und ihr Junges zu geraten. Mama hält vorsichtig das Händchen des Säuglings und redet drauflos. »Mein armer Schatz, mein armer Schatz, mein armer Schatz.«

»Keine Sorge, ich bin schon fertig«, sage ich und wende mich wieder dem Vater zu, der völlig verwirrt auf die Verbindung zwischen Mutter und Kind reagiert und zum ersten Mal spürt, dass er in nächster Zeit in zweiter Reihe stehen wird.

»Na, Sie haben hier aber auch einen gefährlichen Job«, meint er zu mir, während er mit einem Auge weiterhin auf seine Familie schielt.

»Sie meinen, wegen des Spuckens? Ach na ja, das ist halb so wild, das lernt man mit der Zeit …« Aber ich komme nicht weiter, denn der Vater unterbricht mich mit einer wegwerfenden Handbewegung. »Ach das? Nein, nein.«

»Was denn dann?«

»Na ja, Sie riskieren doch hier einiges, wenn die Väter dabei sind …«

Und als er mein verwirrtes Gesicht sieht, fährt er fort: »… wenn Sie den Kindern hier so wehtun.«

»Bei der Aufnahme älterer Kinder ins Krankenhaus ist ihnen zunächst ein Reinigungsbad zu verabfolgen. Dabei ist darauf Rücksicht zu nehmen, dass manche Kinder, namentlich solche vom Lande, noch nie in einer Badewanne gesessen haben und sich daher oft mit Händen und Füßen gegen das Bad sträuben.«

Säuglings- und Kleinkinderpflege 1946

Wenn alles beginnt: Das erste Mal zu Hause

Im Krankenhaus beginnt für die Eltern nicht nur das Leben ihres Kindes, sondern auch das Leben mit der Medizin: mit den Hebammen, dem Kreißsaal, den Gynäkologen und am Ende mit uns Kinderärzten. Sollte das Leben nicht zuerst ohne die Medizin stattfinden?

Angenommen die Frauen würden weiterhin die Kinder in einer dunklen Höhle entbinden, fernab von allem, dem auch nur der Hauch von Medizin anhaftet. Vielleicht gäbe es eine Geburtsfrau, die hilft, vielleicht auch nur die eigene Mutter oder Großmutter, vielleicht auch niemanden. Die Frauen wären ganz alleine mit ihrem Säugling. Das gab es schließlich auch: das Alleine-Abnabeln, das Sofort-Selbstversorgen, nur über die Muttermilch, das sofortige Beschützen vor den Widrigkeiten des Lebens. Nur waren das auch Zeiten des Verlusts. Wie viele Kinder haben das tatsächlich unbeschadet überlebt? Eines von dreien? Noch weniger? Und die, welche die blutige Entbindung im Höhlensand überlebt haben, wurden später vom Säbelzahntiger gerissen oder blieben beim Umzug in eine andere Höhle einfach liegen.

Und wenn es Komplikationen gab bei der Entbindung? Oder eine Nabelschnurinfektion? Wer dachte damals schon medizinisch. Kinder wurden geboren und Kinder starben, manchmal die Mutter dazu. Das war gottgegeben, oder an was die Menschen so geglaubt haben.

Viel, viel später, die Entbindende hat schon längst die Unzulänglichkeiten der Höhle verlassen, kam der Sprung in die medizinische Begleitung ab dem ersten Schrei. Das Leben *kann* ohne Medizin stattfinden, aber mit nur einer Prise mehr davon – sei es in Person der Hebamme oder in Form einer Entbindungsklinik mit Neonatologie – erhalten und bewahren wir das Kostbare mit viel höherer Wahrscheinlichkeit.

Wir Kinderärzte haben noch nicht lange Zugangsrecht zum Neugeborenen. Die Kinderheilkunde als eigene Profession ist gerade mal hundert Jahre alt. Noch viel jünger, aus den 1970er-Jahren entstammt die Neonatologie, die Begleitung des Neugeborenen direkt nach der Geburt, genauer eines Frühgeborenen. Vorher gab es die Hebammen und hinter dem Vorhang den Frauenarzt, doch der kümmerte sich primär um die Mutter.

Meine eigene Mutter war eine Kinderkrankenschwester im Lübecker Uniklinikum in den Fünfzigerjahren. Die Schwestern haben die Frühchen gepäppelt, und der Arzt durfte diese Symbiose nicht durch lästige Untersuchungen unterbrechen. Frühchen zu sein war primär eine Energiefrage: Man überlebte nur, wenn ausreichend Futter in den mangelhaft ernährten, dystrophen Körper kam, und das gelang damals den Kinderkrankenschwestern am besten, kannte die Medizin doch noch keine zentralen Venenkatheter oder CPAP-Beatmungsmaschinen.

Meine Mutter erzählte gern die Geschichte ihres Examens: Sie durchwachte die Nacht am Bett eines fiebrigen Kindes, dem sie regelmäßig Wickel legen musste. Es gibt verschiedene Versionen dieser Geschichte, mal mit Gewitter, mal ohne, mal mit gestrenger Oberin, mal ohne, aber immer waren es Senfwickel, für mich seitdem der Inbegriff der Kreuzung aus Schulmedizin und alternativer Medizin.

»Junge«, hat meine Mutter immer gesagt, »bei Senfwickeln kann man viel falsch machen, da ist das Kind vielleicht danach kränker als vorher.«

Das Kind aus dem Examen hat überlebt und meine Mutter hat die Prüfung bestanden, aber kranke Kinder überlebten nicht dank der Behandlung durch die Pädiater, sondern nur wegen der Senfumschläge. So prägte sich mein frühestes Bild vom Kinderarzt durch die Augen der Kinderkrankenschwester aus der Nachkriegszeit: Der Arzt ist ein Fremdkörper auf der Kinderstation, die Krankenschwester die aufopfernde Pflegerin in der Not. Kein falsches Bild, auch nicht in der heutigen Zeit.

Kindermedizin war bis 1900 vor allem Pflegemedizin auf den Erwachsenenstationen, noch länger eine Medizin für kleine Erwachsene. Medikamente wurden runtergerechnet auf das geringere Gewicht, eigene Kindermedikamente gab es nicht. Manche Allgemeinärzte praktizieren noch heute so, eine Vorgehensweise, die zugleich unterstellt, dass auch die Kinder- und Jugendmedizin letztlich eine Facharztdisziplin ist, die »nicht ganz fertig« sei.

»Ach, und Sie sind Kinderarzt?«

»Ja, das macht mir großen Spaß.«

»Nun, wenn's Spaß macht …, prima. Aber dann haben Sie wohl gar nicht zu Ende studiert?«

Die Kinderheilkunde reifte und entwickelte sich erst zu einer eigenständigen Profession durch das Bewusstsein der besonderen Entwicklung von Kindern, von Geburtskomplikationen und der Neonatologie, durch die Erkenntnisse über die Kinderkrankheiten und wie man sich durch Impfungen davor schützen und eine verbesserte medizinische Versorgung der kleinen Patienten leisten kann. Die ersten Kinderkrankenhäuser wurden zwar vor 1900 gegründet, aber noch in der zweiten Hälfte des 20. Jahrhunderts gab es in vielen großen Kliniken keine eigenen Kinderstationen.

So viel Zurückweisung konnte sich meine Profession auf Dauer nicht bieten lassen. Die zusätzliche Wertschätzung der ambulanten Versorgung von Kindern durch eigene Fachärzte etablierte schließlich das System der Vorsorgeuntersuchungen für Kinder, deren Abkürzungen wie U-Boote aus dem Zweiten Weltkrieg klingen.

Zur Geburt wird die U1 durchgeführt, selten vom Kinderarzt, meist von den Geburtshelfern. Das Neugeborene ist gerade geschlüpft, noch ganz warm und glitschig. Wenn es keine Notentbindung war, lassen sich alle Zeit mit dieser Vorsorge. Wichtiger ist, dass Mutter und Kind, ja, auch der Vater, zueinander finden. Frühe Bindung nennt man das, aber alle sprechen nur vom »Bonding«.

Die U2 folgt mit drei Tagen, wir Kinderärzte möchten die gerne selbst durchführen, in der Realität ist sie in vielen Kliniken aber weiterhin Aufgabe der Frauenärzte oder der Hebammen. In den Entbindungskliniken meiner Umgebung hat sich das kinderärztliche Konsil zur U2 durchgesetzt, und so treffe ich schon früh auf die Mark-Anthonys dieser Welt und ihre Eltern.

Die Familie verlässt die Klinik, richtet sich zu Hause ein, und der Vater streicht noch schnell das Kinderzimmer fertig. Aber das ist kein Problem, weil Mutter und Kind in den nächsten Tagen kaum das Schlafzimmer verlassen werden. Mark-Anthony und seine Brüder und Schwestern im Geiste bestimmen den Tagesablauf. Tages- und Jahreszeiten werden unwichtig, das Leben beschränkt sich auf Füttern, Schlafen, Wickeln und Blähungen. Die Familie bereitet sich jetzt auf die erste Vorsorgeuntersuchung, die U3, beim Kinderarzt vor, bereits zwei Wochen nach der Entbindung. Wenn nicht schon bei Zeugung geschehen, versuchen die Eltern spätestens jetzt über die üblichen Infoquellen den besten Kinderarzt der näheren Umgebung herauszufinden. Die beste Freundin hat ihre Meinung, der beste Freund meist keine Ahnung, die Nachbarin hat wieder einen Tipp, und die allwissende Hebamme sowieso. Letztere ist vermutlich der wichtigste Marketingschlüssel eines jeden Kinderarztes. Ohne diese bleibt der Zugang zu den Jungeltern der nahen Umgebung für immer verschlossen.

Was bietet der Doktor an? Wie freundlich ist er? Sieht er gut aus? Ist er vielleicht eine Sie? Hat er Kinder? Ist er noch zu jung oder schon zu alt? Wie erfahren, wie frisch ausgebildet aus dem Krankenhaus? Ist es wichtiger, dass er schon Tausende von Kindern gesehen hat, oder dass er auf dem neuesten Stand der Medizin ist?

Wo liegt die Praxis? Können wir zu Fuß hingehen oder nehmen wir die zwei Stunden Autofahrt in Kauf, schließlich wohnt der gute Zahnarzt auch nicht gleich um die Ecke. Und: Kann er denn auch Globuli? Oder gerade nicht? Möchten wir einen esoterischen Typen oder lieber den bodenständigen klaren? Vielleicht beschießt er das Kleine ja immer sofort mit Antibiotika, soll ja auch die Zähne verfärben.

Und dann die Sache mit den Impfungen. Ist das nicht ein wichtiges Thema? »Die Hebamme hat gesagt, da müssen wir besonders aufpassen, manche Ärzte impfen nur, weil sie ordentlich Geld von den Firmen kriegen. Welcher impft denn nun wie viel? Weißt du das, Schatz?«

Spielen eigentlich die Sprechstundenhilfen eine Rolle? Bekommt man immer gleich einen Termin? Oder muss man die bestechen? Vielleicht immer einen Kaffee mitbringen oder sonst einen Bakschisch. Terminvergaben sind doch heute vor allem davon abhängig, wie das Kind versichert ist, oder? Reicht da denn auch die Zusatzversicherung, die wir abgeschlossen haben? »Vielleicht hätten wir doch in die Betriebskrankenkasse wechseln sollen, weg von der Krankenkasse deiner Mutter, die leistet doch eh nichts.«

Ob der Kinderarzt immer kalte Hände hat? »Gehen wir vielleicht lieber zu einer Frau? Die kann sicher besser mit Kindern. Weil sie doch eine Frau ist.« »Nein, lieber einen Mann, da kann ich besser mit, Schatz.« »Du bist doch eh nie dabei, wenn ich mit Muckelchen zum Arzt muss.«

»Also gut, Schnucki, dann also der nicht und der nicht, die sowieso nicht, und von der hört man auch nichts Gutes. Bleiben doch nur die zwei in Unterstelzen, Doktor Rieblig und Doktor Kinderdok.« »Siehst du, sag ich doch, wieder die Wahl zwischen Alt und Jung.«

Schließlich die Entscheidung. Und die Terminvereinbarung. Die Helferin hat gesagt, morgens oder mittags. Da weiß das junge Paar nicht, was besser ist. Morgens schläft das Muckelchen so schön, und mittags hat die Frau mehr Zeit. Aber vielleicht ist das in zwei Wochen auch schon wieder anders. Dann am ehesten doch nach dem Mittagessen?

»Wie, du willst mitkommen? Abends geht aber nicht, hat die Frau am Telefon gesagt. Nein, Samstag und Sonntag geht auch nicht – stimmt, das wäre familienfreundlich.«

Also morgens. »Dann kannst du noch zur Arbeit gehen.« Nein, geimpft wird nicht gleich, oder doch? »Musst du ja nicht zusehen. Am Ende wird dir schlecht. Wie bei der Geburt.«

Und dann kommt der Tag.

Das erste Treffen mit dem Kinderarzt, Ihrem Kinderarzt.

Filofax-Eltern: Das erste Mal beim Kinderarzt

In der Praxis warten zwei Familien auf mich: Jungeltern mit
ihrem Säugling zur U3 und drei Geschwister mit Mutter. Alle
schauen mich erwartungsvoll an, bis auf den Säugling im Maxi-
Cosi, der schlummert noch seinen Mittagskeks-Schlaf.

Der Blick der wartenden Patienten, wenn ich durch die Tür
komme: eine Mischung aus Erkennen des Typs als »der Doktor«
und der Erwartung, dass ich mich nun sofort um sie kümmere.
Der »Emergency Room«-Effekt: Das Ankommen in einer medizinischen Einrichtung mit einem mehr oder minder wirklichen
Notfall und dem Reflex, dass sich nun alles um diesen dreht. Von
jeder Seite muss eine Schwester heranstürzen, dazu zwei Ärzte in
wehenden Kitteln und mit Stethoskopen um den Hals, das Rönt-
gengerät wird herbeigekarrt und ein wichtiger Mann, der Doktor,
ruft wichtige Anweisungen an das Personal.

»Moin«, sage ich in die Runde und öffne meinen Anorak. Ich
bahne mir meinen Weg durch die Kinder und ihre Eltern und
strebe meinem Arbeitszimmer auf der anderen Seite des Gan-
ges zu.

»Das ist der Doktor«, flüstert die Mutter der drei Kinder und
beugt sich zu dem jüngsten Spross hinunter, dem die Rotze Rich-

tung Unterlippe fließt. Mit einer gekonnten Zungenbewegung schlippt er sich die Flüssigkeit vom Nasensteg. Das entgeht der Mutter.

Ich grinse. »Na, schmeckt's?«, und winke dem Kleinen zu. Er schaut mich mit großen Augen an und verkriecht sich zwischen den Beinen seiner Mutter.

»Okay«, sagt Tülay, eine der Arzthelferinnen, »wenn Sie dann bitte noch im Wartezimmer Platz nehmen? Es wird ein bisschen dauern.« Die Mutter dirigiert die größeren Geschwister um die Ecke ins Wartezimmer, während sie zugleich versucht, ihre Beine von der Umklammerung des Kleinsten zu befreien.

»Oh Tee«, lautieren Tülays Lippen, jetzt mir zugewandt. Alles klar. Drei Brüder, einer mit ordentlichem Rotz, die anderen nicht sichtlich krank, Oh Tee, OT, ohne Termin, die werde ich erst in einer dreiviertel Stunde sehen.

Jetzt gehe ich erst einmal in meine Vorsorgeuntersuchung.

Es sind Eltern jenseits der 40 und sie stellen ihr erstes Kind bei mir vor. Beide sind Akademiker, sie Ingenieurin, er irgendwo in der IT-Branche tätig. Sie trägt interessanterweise ein gebatiktes Oberteil, dazu die klassischen dunklen Augenringe einer Frischlingsmutter, freut sich aber über jeden Scherz meinerseits und jede beruhigende Antwort auf ihre besorgten Fragen. Sie traut sich noch nicht so richtig, ihr Kind aus- und vor allem wieder anzuziehen. Ihre Lebenserfahrung beginnt von Neuem, ihre unaufhörlichen Gedanken rund um den Nachwuchs hemmen ihre wichtigen und richtigen instinktiven Handgriffe. Vielleicht hat sie auch Angst, vor mir etwas falsch zu machen, also erzähle ich von den elenden Bindebodys, die mich bei meiner ersten Tochter schier aus der Fassung gebracht haben. Das Eis schmilzt.

Er ist ganz der Dokumentationstyp, seine Canon PowerShot kommt bereits beim Abhören der kleinen Tochter Bela-Maryke an die Grenzen ihrer Speichermöglichkeiten, bei den begleitenden Erklärungen und der anschließenden Fragerunde wechselt er schnell zu seinem Filofax, um meine Antworten zu stenografieren. Ihm fällt es im Vergleich zu seiner Frau schwer, meinen versuchten Bonmots zu folgen, er vermutet stets eine Falle, eine versteckte Kritik. Er fragt sehr genau nach Zeitvorgaben, nach Rhythmen im Tagesablauf, nach Messlöffeleinheiten beim Milchflaschefüttern und ob das »Beifüttern nach dem fünften Monat« nun heißt, dass man nach dem vollendeten vierten Monat oder während des beginnenden sechsten Monats beginnt.

Nach einleitenden Worten, den Fragen nach dem Befinden von Eltern und Kind, der Bestätigung, dass sich Gewicht und Größe des Kindes gut entwickelt haben, denn das ist wichtig, folgt die Untersuchung am Wickeltisch.

Die Tochter der beiden ist ganz entspannt, vielleicht wurde sie kurz vorher noch gestillt. Sie schaut bereits ganz aufmerksam in die Welt, das ist nicht mehr das gestresste, eben erst in diese Welt geworfene Neugeborene, sie folgt bereits meinem Blick, dem Licht des Otoskops und sogar der kräftigen roten Farbe meines Stethoskops.

Ich höre zuerst ab, dann habe ich das schon erledigt, falls die Geduld des Kindes nachlässt und die Untersuchung im Weinen unterzugehen droht. Dann kommt die Kontaktaufnahme, das Hochnehmen im Handtuch, das Angesicht-zu-Angesicht zwischen Kinderarzt und seinem Patienten. Dies ist ein schöner Moment, nur zwischen mir und dem Säugling. Auch wenn es nur der Bruchteil einer Sekunde ist, so scheint alles um mich herum zu verschwinden, wenn es gelingt, den Blickkontakt aufzubauen, zu halten. Ich erzähle viel, ich turtele, ich plappere, ich komme mir ein wenig dämlich dabei vor, aber egal, ich bin schließlich gerade alleine mit mir und dem Kind.

Aber es geht auch um die Beurteilung der Fontanelle, der Augenstellung, der Kopfform, Ohren, Nase, Mund, der Zahnreihen und des Gaumens. Meine Finger wandern über die Schlüsselbeine die Arme hinunter, lassen sich vom Greifreflex des Säuglings umklammern, tasten weiter vorsichtig zum Bauch – meist der erste Krisenmoment, wer mag das schon. Aber unsere Heldin lässt alles geschehen.

Die Beinform, die Bewegungen in allen Gelenken, das Genitale. Schließlich drehe ich das Kind auf den Bauch, beobachte ihre Bewegungen, ihre sogenannte Spontanmotorik, sehe, ob sie bereits ein- oder zweimal den Kopf hebt.

Ein Moment des Lobes an das tolle Kind und seine Eltern, dass sie das wirklich schon kann. Und auch bei Herr und Frau Filofax zeigt es Wirkung.

Am Ende stehen die unangenehmen Untersuchungsschritte, ein Leuchten in die Ohren, vielleicht in den Rachen, ein Heben des Kindes aus der Bauchlage in die Schwebelage, für viele Kinder ein Moment der Unsicherheit. Und für viele Eltern ein Moment der Angst. Instinktiver Angst vor dem Fallen des Kindes.

Da braucht es erläuternde Worte, was hier alles passiert, und stete Worte an das Kind, dass eben nichts passiert. Heute allerdings ertappe ich mich bei dem Gedanken, was wäre, wenn dem Kinderarzt genau in diesem Moment in der Schwebelage das Kind tatsächlich mal entgleiten würde? Und ob das schon jemals jemandem passiert ist? Kaum auszumalen.

Jede U3 endet mit einem Ultraschall der Hüftgelenke, das geben die Leitlinien der Vorsorgeuntersuchungen für Kinder vor. Manche Kinder haben dort »Reifungsprobleme«, da die Hüftpfanne den kleinen Hüftkopf noch nicht ausreichend führt.

Ich kämpfe mit den Einstellungen des Ultraschallgerätes, das nie so will wie ich, und bitte die Mutter, das Kind ein wenig zu halten, während ich die Untersuchung mache. Jetzt kommt gleich das Ultraschallgel, wie immer zu kalt, Bela-Maryke wird bestimmt unruhig, ich kenne das.

»Muss denn das wirklich sein?«, fragt mich der Vater, während seine Frau mit dem Halten des Babys, des Schnullers und der Windel beschäftigt ist, die nur noch an einem Klettverschluss hängt.

»Haben Sie keine Sorge, das ist nur Ultraschall«, sage ich.

»Und bekommen wir dann auch einen Röntgenpass?«

Er kritzelt etwas in seinen Filofax. Vermutlich eine kleine Tabelle »Untersuchungen Tochter – Röntgenuntersuchungen: eine.«

»Nein, wie gesagt, das ist Ultraschall.«

»Aber gefährlich ist das nicht?«

»Ganz sicher weiß man das nicht.« Ich bin immer zu ehrlich. Großer Fehler – der Vater hebt die Augenbrauen.

»Aber man würde sicher keine solche Untersuchung bei einer Schwangeren machen, wenn das so gefährlich wäre. Und da kennen Sie das ja schon.«

Seine Frau nickt zustimmend. »Aber das ist schließlich ein Kind«, erwidert er.

Richtig. Das hatte ich bis dahin nicht bemerkt. Was für ein Fauxpas meinerseits. Aber ich übe mich in Gelassenheit. Ich halte kurz inne und lehne mich zurück. Die Kleine echauffiert sich gerade.

»Schallwellen haben eigentlich keine krankhaften Auswirkungen, solange sie nicht in Spitzen kommen wie in der Disco oder über den Kopfhörer. Das hier ist ein Ultraschall, fürs menschliche Ohr nicht wahrnehmbar, aber es ist eine hervorragende Untersuchungsmethode, gerade bei Kindern, um ihnen Röntgenstrahlen zu ersparen. Man könnte die Hüften auch röntgen.«

»Ach nein«, der Vater winkt ab, »aber richtig gefallen tut ihr das ja nicht gerade, oder? Dann kann es auch nicht so harmlos sein.«

»Da stört wohl eher das Nacktsein und Festhalten als der Ultraschall.«

»Mmh«, macht der Vater, »ich frag mal immer lieber, sonst machen Ärzte ja schnell Dinge, die ungesund sind und die man eigentlich nicht möchte.«

»Ja? Ist das so?«, frage ich.

Er nickt wissend.

»Nun mal keine Sorge. Bei mir können Sie sicher sein, dass ich nichts an Ihrem Kind mache, was Sie nicht wollen oder Ihrem Kind nicht guttut. Und in diesem Fall ist es schlicht eine Vorsorgemaßnahme, um zu erkennen, ob die Hüftpfanne schon ausreichend den Hüftkopf umschließt, denn wenn man das nicht erkennt …« – soll ich wirklich? Ich beiße mir noch zweimal auf die Zunge, dann: »… kann der Hüftkopf auf Dauer aus dem Lager gleiten, und das Kind wird nie richtig laufen lernen.«

Jetzt rutschen die Augenbrauen noch ein Stück höher. Die Mutter mustert ihren Mann mit vorwurfsvollem Blick, aber er winkt schon ab: »Nee, nee, machen Sie mal, machen Sie mal.«

Er widmet sich wieder seinem Filofax.

Sie sind beide sehr besorgt um ihre Tochter und liebevoll dazu. Mir geht das Herz auf bei so viel Nähe und Wärme. Sie haben vielleicht lange auf sie gewartet. Sie haben sie vielleicht geplant, vielleicht auch nicht, vielleicht haben ihre Pläne nicht funktioniert, oder sie mussten erst sich selber finden. Vielleicht sollte erst alles gesichert sein, vielleicht hatten sie auch früher keine Zeit und keine Gelegenheit, vielleicht hat sich die Gelegenheit auch nicht die Zeit genommen.

Nun ist ihre Tochter da und sie freuen sich. Und nun müssen sie ihre Familie finden, müssen sich befreien von ihrer Lebenserfahrung und ihrem beruflich geschulten Denken. Nun braucht es ein wenig instinktives Gefühlshandeln, mehr Bauch, mehr Normalität. Herz haben sie genug.

Ich hoffe, ich kann ihnen helfen: Wenn sie mir als Arzt vertrauen, kann ich ihnen manche Gedanken abnehmen, die ihr intuitives Handeln vielleicht lähmen und die statt einer spontanen und gesunden Reaktion die Unsicherheiten verstärken.

Eine U3-Vorsorge, und ich habe ein gesundes properes Töchterlein gesehen. Und diese drei hier werden's schon schaffen. Sicher auch ohne den Filofax.

»Klar festzuhalten ist, dass der schwächste Punkt des Bestell-
systems der Praxisinhaber ist. Wer nicht bereit ist, zeitehrliches
Arbeiten zu trainieren, wird scheitern.«

R. R. Wolff

Termingeschäfte: Im Wartezimmer

In der Regel gehen die eingeplanten Patienten vor, nach der Mittagspause haben wir zwei oder drei Vorsorgeuntersuchungen, bevor wieder Zeit ist für Akutpatienten, die mich dann für den Rest
des Nachmittags beschäftigen werden. Dieses System trennt zumindest die gesunden Kinder von den ansteckenden der Akut-
sprechstunde.

Eine moderne große Kinder- und Jugendarztpraxis kann es
sich heutzutage nicht mehr leisten, wenigstens 50 junge Patienten
an einem Nachmittag ohne eine sinnvolle Terminplanung, das
heißt ohne ein funktionierendes Bestellsystem, zu versorgen. Zu
hoch sind die berechtigten Ansprüche der Eltern, dass es in einer Arztpraxis mit der Wartezeit schnell gehen muss. Wer könnte ihnen das mit einem kranken Kind verübeln? Wer sitzt gerne
mit einem hoch fiebernden Kind stundenlang im Wartezimmer?
Eben.

Also gibt es bei uns für jedes Anliegen einen Termin. Für jedes.
Das hat sich herumgesprochen. Die Eltern rufen vorher an, erhalten am gleichen Tag einen Termin, und dieser Aufwand wird
mit einer kurzen Wartezimmerzeit entlohnt. Aber was der Tag
wirklich bringt, lässt sich nie vorher einschätzen. Die Eltern erwarten, dass Arzt und Helferinnen keinen Stress verbreiten, sich
stets angemessen Zeit nehmen oder wenigstens den Anschein
wahren, sich für alles die richtige Zeit zu nehmen. Sicher kommt

etwas dazwischen, bei Kindern geht es gar nicht ohne Notfälle. Und die werden auch bevorzugt versorgt.

Nur beginnt genau hier schon das Problem: Was ist ein Notfall beziehungsweise was ist ein dringender Fall? Die Definition hängt immer von der Sicht des Betrachters ab. Für die Eltern ist es das eigene Kind, für den Kinderarzt das medizinisch bedrohteste, für die Arzthelferinnen das mit der freundlichsten Mutter oder mit der, die das System am besten mitspielt. Ganz sicher ist es nicht das dritte Privatpatientenkind und ganz sicher auch nicht dasjenige, das lautstark gleich im ganzen Pulk vor der Anmeldung steht.

Notfälle sind häufig genug auch einfach Situationen, die den normalen Ablauf stören, den der Eltern und den des Arztes. Vor dem Wochenende oder dem Urlaub, am späten Abend oder frühen Morgen wird jeder Schnupfen zum Notfall, jedes Pickelchen zum Störfaktor für die anstehenden Babyfotos.

Echte Notfälle sind da selten: der Fieberkrampf direkt in der Praxis, eine Verbrühung, ein epileptischer Anfall, eine Verletzung nach einem Sturz oder der zweimonatige Säugling mit 40 Grad. Ein Notfall bedroht die körperliche Unversehrtheit oder das Leben. Also müssen wir uns bei einem Schnupfen vor dem Wochenende oder interessanten Pickelchen am Hintern zunächst kein Sorgen machen. Die Zeit wird zeigen, ob aus der laufenden Nase eine Tuberkulose wird oder aus dem Pickel eine Pockenbeule. Ganz ehrlich? Häufig sind solche Fälle nicht.

Deshalb ein Bestellsystem. Das Optimum der Fairness: alle schön der Reihe nach. »OT« wandert immer ins Wartezimmer. Das wissen die Eltern und hoffen dennoch, »reingeschoben« zu werden, ein Begriff aus der allgemeinen Diktion der Arztpraxen, genauso wie »Geht's ein bissel früher?«, »Gibt's da auch was Pflanzliches?« oder »Ich war aber zuerst da, die sind erst nach uns gekommen!«

OT nimmt das Opfer auf sich.

Wartezeiten sind in unserer Praxis sehr kurz, das war über die Jahre eines der wichtigsten Trainingsziele. Training für die Arzthelferin, die kompakt einbestellen muss, für den Arzt, der zügig seine Patienten behandelt, und für die Patienten, die das System durchs Terminvereinbaren mitspielen.

So hat jeder etwas davon. Allerdings nur bis zum jeweiligen OT. Alles, was bis jetzt null Minuten warten musste, wartet nun genau so lange, wie die Behandlung von OT braucht. Ähnlich ist das auch bei Patienten, die verspätet zu ihrem Termin kommen, denn auch diese Zeit schiebt der Doktor stets vor sich her.

Verständlich? Nein? Vielleicht so: Der erste Patient am Nachmittag (nennen wir ihn A) kommt 15 Minuten zu spät. Da dies eine Vorsorgeuntersuchung ist, sind keine Patienten parallel einbestellt. Also drehe ich 15 Minuten lang Däumchen. Übersetzt: Ich fülle Kuranträge aus oder schreibe noch ein Protokoll zu diesem Gespräch gestern Abend.

B kommt pünktlich 30 Minuten nach dem ursprünglichen Termin von A, der Doktor ist aber noch mit A beschäftigt, entsprechend muss B jetzt 15 Minuten warten, bis er drankommt. B ist aber nicht für eine Vorsorgeuntersuchung gekommen, sondern hat einen Akuttermin mit 10 Minuten, möchte aber trotzdem Beratung zur Ernährungsumstellung, »wenn ich schon mal da bin, Herr Dokter …«, macht 15 Minuten mehr als ursprünglich geplant. C kommt wiederum pünktlich – muss aber schon 30 Minuten warten.

Es folgen die Patienten D, E und F, die alle diese 30 Minuten warten müssen, alle einen kurzen Impftermin haben, diesen auch einhalten können, es entstehen keine Verschiebungen plus / minus Null, macht in der Summe weiterhin 30 Minuten.

Ich telefoniere mit einer Erzieherin, die überzeugt werden muss, dass Scharlach am dritten Tag nach Antibiotikagabe nicht mehr ansteckend ist, inklusive: eine Diskussion über Sinn und Zweck von Gesundbescheinigungen. Das dauert 7 Minuten, macht in der Summe 37 Minuten.

Der Patient K erscheint 20 Minuten zu früh, weil er der Meinung ist, dann schneller dranzukommen. Nach Adam Milchmädchen funktioniert das nie. Patient K, respektive seine Eltern, beschwert sich (nicht privat) – sie müssen immerhin schon 57 Minuten warten, 20 Minuten davon selbst verursacht, ach nein, noch länger, denn davor sind ja noch die Geschwisterkinder G und H dran. G hat einen Termin, H nicht, wird aber »schnell noch mit vorgestellt, wenn wir schon mal da sind«. Ursprünglicher Termin zehn Minuten, jetzt 20 Minuten, macht in der Summe 47 Minuten (nur für den, der zu früh gekommen ist, sind es bereits eine Stunde und sieben Minuten).

So geht das weiter. Auch die Mama, die keine 55 Minuten warten will und mit ihrem Kind geht, hilft da nicht viel. Da sie nur einen Impftermin hatte, schlägt sich das im Zeitkonto nicht besonders nieder.

Schließlich Patient Z (obwohl wir immer mehr Patienten an einem Nachmittag haben, als das Alphabet hergibt), offiziell der letzte, so sagt es der Terminkalender. Z ist als Gespräch um 17.30 Uhr eingetragen, wegen Verdachts auf ADHS, wir »schieben« inzwischen nur noch 40 Minuten. Da Z aber 20 Minuten zu spät kommt (er war noch in der Schach-AG), muss er nur bis 17.50 Uhr warten. Das Gespräch dauert eine Stunde. Er hat wahrscheinlich kein ADHS.

Die arme freundliche Medizinische Fachangestellte, die »fertig macht«, wird erst gegen 18 Uhr gehen, sie hat die Praxis am Morgen schon um 7.30 Uhr aufgeschlossen. Ich verlasse als Letzter das Schiff – es ist fast halb acht.

Weitere unbekannte Variablen dieser tagtäglichen Rechnung: Kuranträge, Post, defekte Telefone, abgestürzte Praxissoftware oder -hardware, Schweine- oder sonstige Tiergrippen, doch die Hauptfaktoren für die Multiplikation der Wartezeiten sind neben OT, mitgebrachten Geschwisterkindern oder Verspätungen die Jahreszeit (Winter ist immer Wartejahreszeit, Sommer ist entspannt) und der Wochentag.

Der Montag bringt viele Patienten, weil Wochenende war, der Freitag, weil Wochenende sein wird. Der Mittwoch ist belebt, da nachmittags die Praxis geschlossen ist. Der Dienstag ist der Tag nach Montag, was schon alleine für sich spricht. Bleibt nur der ruhige Donnerstag. Aber ach, da lege ich meine Termine für lange Gespräche, also ist dieser schon aus anderen Gründen nicht planbar.

Wir merken uns: Ein sinnvolles Bestellsystem ist nicht nur für die Patienten angenehm, sondern ermöglicht auch dem Arzt, die Kinder ohne Zeitdruck ruhig und optimal zu behandeln. Andernfalls bedeuten Wochentage immer nur ein Minus auf der »Entspannungskoordinate«.

Noch befinde ich mich »am Anfang« der Nachmittagssprechstunde. Nach der U3 der Filofax-Eltern kommt die nächste Vorsorge und dann noch eine, bevor ich mich den drei Geschwistern OT zuwende.

Tülay hält mich zurück.

»Chef, tut mir leid, aber Sie müssen vorher noch ins Zimmer B, da wartet noch ein Pharmavertreter auf Sie.«

Wunderbar.

»Die Aufgaben des Pharmareferenten bestehen darin, für die Produkte seiner Pharmafirma zu werben, Angehörige von Heilberufen fachlich, kritisch und vollständig über Arzneimittel unter Beachtung der geltenden Rechtsvorschriften zu informieren (und) Mitteilungen von Angehörigen der Heilberufe über unerwünschte Arzneimittelwirkungen und Gegenanzeigen oder sonstige Risiken bei Arzneimitteln oder Einnahmeproblemen der Therapeutika zu dokumentieren, schriftlich aufzuzeichnen und dem Auftraggeber zu übermitteln.«

Wikipedia

Wer sonst noch zu Besuch kommt: Farmavertreta

»Waren Sie denn im Urlaub, Sie sehen so erholt aus?«

Er streckt mir die braungebrannte Hand entgegen, bevor ich kaum richtig durch die Tür bin.

»Ja, guten Tag auch«, sage ich grinsend und schüttele ihm die Hand. »Dr. Kinderdok.«

»Natürlich, guten Tag, Herr Dokter«, gibt er zurück, schulterzuckend. »Mein Name ist Meyerdings und ich vertrete die Firma Saglaxartis.«

»Und das können Sie einfach so aussprechen?«, frage ich.

Er verzieht die Augen zu kleinen Schlitzen, legt den Kopf auf die Seite und schaut mich skeptisch an. »Sie meinen, wegen der letzten Zeitungsberichte?«

»Ich dachte eher, wegen des komplizierten Namens.«

»Ach? Ach so!« Jetzt lacht er. Erleichtert. »Guter Witz, ja, prima. Das haben schon andere gesagt. Aber wie das in der Zentrale so ist – wenn ein Name mal etabliert ist …«

»Ja, schon klar. Geht mir auch nicht anders.«

Wieder schaut er, als ob er nicht genau weiß, ob ich ihn vielleicht doch auf den Arm nehme.

»Ja, schon recht«, sagte er dann.

Ich zeige auf den Stuhl vor meinem Schreibtisch, lasse mich selbst in den weicheren Chefsessel fallen – Ehre, wem Ehre gebührt – und schaue ihn erwartungsvoll an.

»Und? Waren Sie jetzt im Urlaub?«, eröffnet er, der Stuhl knarrt etwas, als er sich setzt, und ich frage mich, warum Pharmavertreter immer entweder dick sind oder so hager wie Marathonläufer. Vielleicht liegt's daran, dass die einen ständig sitzen, die Gesprächsführer, und die anderen lieber von einer Arztpraxis zur nächsten hecheln.

»Ja, war ich.«

»Toll. Wirklich toll. Sieht man Ihnen auch an.«

»Danke, Herr Meyerdings, aber eigentlich ist der Urlaub schon wieder zwei Wochen her, ich bin schon wieder urlaubsreif.«

»Ja, nicht wahr?«, er blickt mich mitfühlend an, »geht uns das nicht allen so? Wo waren Sie denn dieses Jahr?«

»Irland.«

»Ja? Schön. Irland.« Er wiegt das Wort genau ab, vergleicht es wahrscheinlich mit den letzten eigenen Urlaubszielen. »Da kann man Urlaub machen?«, sagt sein Blick, aber ganz der einfühlsame Pharmamann bemerkt er: »Soll ja sehr schön sein, da …«, jetzt sucht er nach den Attraktionen Irlands, »… so grün und so. Kneipen, oder?«

»Ich war mit der Familie da.« Da gibt's weniger Kneipengänge.

»Ach ja. Natürlich. Klar.«

Er sucht ein wenig den Faden. »Und da sind Sie dann mit dem Auto? Oder gecampt, oder wie?«

»Jugendherbergen.«

»Ach was.«

»Ja, Fliegen, Mietauto, Jugendherbergen. Geht wunderbar. Ist vor allem prima mit den Kindern.«

»Klar. Ja. Sicher.« Er hat keine Ahnung.

Pharmavertreter sind neben den Kindern und ihren Eltern die einzigen Besucher, die wir in unserer Praxis haben. Begrüßen wir sie also nett und zuvorkommend, denn wir sind gastfreundlich und haben gute Umgangsformen. Pharmavertreter haben ihre Daseinsberechtigung, keine Frage, sie sind die personifizierte Werbung, sie versuchen, mit ihrer Persönlichkeit ihrem Produkt Vorschub zu leisten. Das gelingt mal gut, häufiger schlecht. Denn wir Ärzte interessieren uns nicht für die Persönlichkeit des Pharmavertreters, sondern für ihre Medikamente, Impfstoffe und Hilfsmittel. Das können die nicht wissen. Sie werden geschult, ihre Person zu verkaufen.

Also starten manche mit Smalltalk. Aufbau einer Beziehung, nennt man das vielleicht im Seminarkurs für den soliden Arzt-Vertreter-Kontakt. Die Themen sind nicht begrenzt, aber naheliegend: Urlaub in der Urlaubszeit, das Wetter im Winter, die Familie, wenn gerade ein hübsches Familienfoto über dem Schreibtisch hängt, oder die neueste Reform in der Gesundheitspolitik. Letzteres geht immer. Denn es gibt immer eine Reform und immer werden die Ärzte darüber klagen. So wird der Pharmavertreter zum Seelsorger. Er reist von einer Praxis zur nächsten, hört sich stets die gleichen Klagen an, kann soufflieren, Argumente weiterreichen und sich zum Experten aufschwingen. Ein offenes Ohr für die Sorgen der Ärzte, das sind die Pfunde, mit denen die Pharmavertreter wuchern können. Sie haben durch ihre Besuche schon manche berufspolitischen Entwicklungen weitergetratscht, Verzeihung, -getragen, bevor sie spruchreif waren. Diesen Einfluss möchten sie auch nicht missen. Auch Meyerdings hat vor Jahren einmal, ganz in der Art eines Vito Corleone, ein »soll ich Ihnen mal erzählen, was mir der Allgemeinarzt von gegenüber gerade erzählt hat« über den Tisch geschoben. Ich habe dankend abgelehnt, aber erzählt hat er es doch.

Es gibt auch Reformen bei den Pharmamenschen. Vor Jahren gab es neue Bestimmungen, wonach die Vertreter Zuwendungen an Ärzte nur noch bis zu einem bestimmten Betrag vermitteln durften. Die Zeiten der Kreuzfahrten waren passé, der neue Golfschläger – zum Geburtstag des Hauptteilhabers der radiologischen Praxis draußen am Stadtrand – oder die Unterstützung bei der Anschaffung des neuen 24-Stunden-EKGs für den Kardiologen um die Ecke. Da jammerten alle, und der Arzt mutierte zum Seelsorger des Pharmareferenten, der nun nicht mehr an den Kreuzfahrten der Hurtigruten mitfahren konnte oder den Putter-Wochenendkurs in Herzogenaurach gleich mal mitbesuchte.

Aber um ehrlich zu sein: Die Kinderärzte wurden eh stets kurzgehalten.

Vielleicht habe ich mit meinen jungen Jahren nicht mehr die goldenen Zeiten der Bestechlichkeit erlebt, aber solange ich denken kann, bekommen Kinderärzte Gummibälle, Plastikautos oder Hauttatoos zum Aufkleben als Medikamentenbeigaben zugesteckt. Als Krönung gibt's vielleicht ein Kuscheltier mit dem Logo des beworbenen Arzneimittels, der grüne Riesendrache oder die kuschelige großäugige Seerobbe, der Teddy mit den aufklappbaren Organen oder das unförmige blaue Formding der Salbenfirma. Wahlweise gab es das auch kleinformatig mit Ring im Rücken für den Schlüsselbund. Da haben sich wenigstens die eigenen Kinder gefreut, wenn Papa Kinderarzt am Abend nach Hause kam. Achten Sie mal beim nächsten Arztbesuch auf Stofftiere – die werden alle auf Schränken zahlreicher Praxen konserviert und eingestaubt. Eine Herde von Pharmatieren. Eine Spezies für sich. Animal medicinale.

Aber leider ist auch diese Art vom Aussterben bedroht, in Mengen erscheint nur noch der Kugelschreiber, der geht immer, ob geklippt oder geklickt, gedreht oder gestöpselt, ob er gut schreibt oder weniger. Meist Letzteres.

Und Pflaster. Pflaster sind wirklich wichtig. Mit oder ohne Logo, groß oder klein, mit undefinierbaren Monsterbakterien oder wiedererkennbaren Comicfiguren.

»Mama, wer ist das auf dem Pflaster, Mama?«

»Goofy, Schatz, das ist Goofy. Ein Bär und Freund von Micky Maus.«

Goofy war schon immer ein Möter, denke ich, halb Mensch, halb Köter, aber egal, denn Bobele kräht: »Will aber Pokemon als Pflaster. PO!KE!MON!«

Und schon ist das Pflasterkleben wichtiger geworden als das Impfen vorneweg. Ein netter Nebeneffekt. Also ertrinken wir in Pflastern. Zu Recht bei dem Verbrauch.

»Und? Was können Sie denn heute für mich tun?« Herr Meyerdings erwacht aus seinen Urlaubsträumen und lacht. »Schön formuliert. Eigentlich sollen Sie eher was für mich tun.« Richtig. Aber das sprechen wir hier nicht aus.

»Ich habe Ihnen die neueste Studie zum HPV-Impfstoff mitgebracht«, er kramt in seiner Aktentasche, eine neue, schwarze. Sie duftet noch nach Leder und beult sich vorne etwas aus. Ich tippe auf Animal medicinale oder Pflasterspender.

»Der Mitanbieter drängt momentan sehr auf den Markt, wir wissen das«, setzt er an und formuliert das »wir«, als vertrete er das FBI. »Die STIKO hat sich nun ja leider dazu hinreißen lassen, beiden Impfstoffen die Zulassung zu erteilen.«

»... was die STIKO gar nicht kann«, werfe ich ein.

»Sicher. Äh, ja ...«, er schüttelt den Kopf, »nein. Richtig. Das Paul-Ehrlich-Institut. Aber man wollte nicht dem einen«, er zeigt auf sich, »oder dem anderen«, er wischt mit einer Geste den Mitbewerber vom Tisch, »den Vorzug geben. Na ja. Qualität wird sich am Ende durchsetzen.« Jetzt meint er wieder seinen Impfstoff.

Er hat einen Hochglanzprospekt aus der Tasche gezaubert. Ich sehe lachende Teenager und deren Mütter, wie sie Hand in Hand über eine Wiese hüpfen, und frage mich, was das denn mit einer Impfung gegen Genitalwarzen zu tun hat. Daneben legt er das aktuelle *Epidemiologische Bulletin* der Ständigen Impfkommission und ein nüchternes Papier, bestimmt die einzig wahre Studie über seinen Impfstoff.

Er breitet die Druckerzeugnisse nebeneinander auf dem Tisch aus, fährt dann mit beiden Händen von der Mitte her über sie hinweg, Handflächen nach oben, als wolle er mir mein Mittagsmenü kredenzen oder irgendwelche Kostbarkeiten vom Basar feilbieten.

»Was möchten Sie denn davon?« Er greift zu dem Hochglanzprospekt.

»Den nicht«, sage ich und tippe stattdessen auf das Bulletin. »Wenn das das neueste ist, würde ich es gerne nehmen, dann muss ich es mir schon nicht aus dem Internet laden.«

»Aber gerne«, er streicht liebevoll über seinen Hochglanzprospekt, den ich nicht haben wollte, und reicht mir das Bulletin. »Da wird übrigens noch mal auf die Dringlichkeit der HPV-Impfstrategie eingegangen, nach der anfänglichen Euphorie sind die Quoten doch deutlich eingebrochen. Die Berichte über diese dubiosen Todesfälle aus der Schweiz … das war einfach dem Impfgedanken nicht förderlich.«

»Ist doch alles widerlegt«, sage ich. »Und so aufmerksam, wie die Bevölkerung danach war, hätte man doch mit noch viel mehr schlimmen Nebenwirkungen rechnen müssen. Gab's aber nicht.«

»Gab es nicht«, wiederholt er. »Genau. Hoffentlich ändert sich das jetzt nicht. Der Mitbewerber soll ja, haben die Studien gezeigt …«

»Kommt jetzt die vergleichende Werbung?«, falle ich ihm ins Wort. Ganz schlechter Stil: Die anderen schlechtmachen. Das machen nur die Vertreter für Impfstoffe. Und wenn sie einem nicht die neueste Studie mit den neuesten Antikörpern um die Ohren hauen können, dann setzen sie am Ende auf den Preis. Aber da ist er lieber ganz still, denn die HPV-Impfung ist eine der teuersten.

»Äh, nein. Natürlich nicht.« Er sackt in seinem Stuhl zusammen. Dann erinnert er sich der Studie, die noch alleine auf dem Tisch liegt, er nimmt sie in die Hand, legt seine tanzenden Teenager in Hochglanz obendrauf und reicht sie mir über den Tisch.

»Wissen Sie was, ich lasse die Ihnen doch mal da. Das ist eine total unabhängige Studie, geleitet von Professor Nicke aus Potsdam …«, er schaut mich erwartungsvoll an, »kennen Sie doch?«

»Nicht wirklich.«

Professoren, die ihren Namen für eine Studie zur Verfügung stellen, gibt es genügend, die Arbeit machen am Ende die Hiwis und Doktoranden, aber zitiert werden stets die Eminenzen. Ich schiele auf das Paper.

»N ist gleich 20, wow«, murmele ich, gerade so, dass er es hören darf. »Üppige Zahlen.«

»Na ja, wie so Impfstudien eben sind, da machen nun mal nicht alle mit. Der Mitbewerber hat aber gar nichts vorgelegt.«

Gut. Ja. In seiner Logik stimmig: Lieber eine Studie mit wenigen Probanden, die gut aussieht, als gar keine Studie, die gar nichts aussagt. Sein Arm mit dem Prospekt schwebt immer noch zwischen uns über der Tischplatte. Schließlich steckt er beides wieder in seine Tasche.

»Gut, vielen Dank, Herr Meyerdings«, sage ich, die erste Stufe der Gesprächsbeendigung: Man nenne den Gegenüber bei seinem Namen.

»Tja, dann habe ich auch nicht wirklich was Neues für Sie, Herr Dokter Kinderdok«, er nestelt an seiner Duft-Leder-Tasche herum. Am Ende kommt kein Kuscheltier zum Vorschein, sondern doch ein Pflasterspender. Mit Pokemon-Motiv, hurra. Er stellt die Dose auf den Tisch.

»Hier, als kleines Ablenkerli nach der Impfung.« Er sagt tatsächlich Ablenkerli.

»Prima«, sage ich, »und wie passend für die jungen Frauen.«

»Wie meinen?«, er ist sichtlich irritiert. »Ach soo, ja. Stimmt. Das passt jetzt nicht wirklich, oder?«

Er mustert den Pflasterspender noch mal von allen Seiten und ärgert sich wahrscheinlich, mit welchen Mitteln ihn die Marketingabteilung ins Rennen schickt. Die technische Ausstattung hat schon immer die meisten Wettbewerbe entschieden, in der Formel 1 wie auch bei Pharmavertretern.

»Alles klar.« Ich stehe auf, die ultimative nonverbale Einleitung der Verabschiedung, und gehe auf die Tür zu, um sie zu öffnen. Ich bleibe dort alleine stehen. Herr Meyerdings macht noch keine Anstalten aufzustehen. Sein Blick wandert durch mein Büro und bleibt bei ein paar Urlaubsfotos hängen.

»Und, wo fahren Sie dann nächstes Jahr im Urlaub hin?«, fragt er.

Okay, ein persönliches Wort zum Abschied. Lernt man sicher auch im Seminar. Vielleicht fährt der Kunde mal nicht nach Irland, sondern nach Gran Canaria. Da würde er dann mitreden können.

»Mal in die Wärme, oder? Ausruhen am Strand, Sonne satt, das wäre doch was, oder?«, seine Rechte streicht die Luft bis zum Horizont glatt, sein Blick geht in die Ferne, bis er erwartungsvoll bei mir hängen bleibt.

Ich lächele ihn an und mache eine Kunstpause.

»Schottland«, sage ich.

Was vom Tage übrig bleibt: Kinder müssen aufgeklärt werden

Die Mutter begrüßt mich nicht mit Worten, sondern mit einem abschätzenden Blick, wenig Augenkontakt, aber genauestens taxierend, welche Kleider ich so trage. Am längsten bleibt ihr Blick an meinen geliebten Sandalen hängen.

»So, Sie sind also der Kinderarzt hier.« Es klingt wie eine Frage.

»Guten Morgen«, erwidere ich, schließe die Tür und mache einen beherzten Schritt auf die beiden zu, Mutter und Sohn in der ultimativen Schutzstellung: Der Junge auf dem Schoß der Mutter, den Oberkörper schon frei, klammert er sich an ihre Brust, sie schlingt beide Arme um ihn und dreht mir halb die Schulter zu.

Mein Schritt war einer zu viel: Der Dreijährige stimmt ein ohrenbetäubendes Geheule an.

»Hallo, meine Name ist Dr. Kinderdok«, versuche ich den Jungen zu übertönen und strecke der Mutter meine Hand entgegen. Sie macht eine erklärende Bewegung mit Kopf und Augen, dass sie mir jetzt nicht wirklich die Hand schütteln könne. Ich ziehe zurück.

»Der ist aber gut in Form«, rufe ich ihr zu und nehme mein Stethoskop vom Tisch, was leider durch einen Wechsel in eine höhere Oktave quittiert wird.

»Ja, deshalb wechseln wir auch den Arzt. Der andere hat ihn jetzt die ganze Zeit immer so geärgert. Nicht wahr, mein

Kleiner?«, sagt sie zuletzt halb dem Sohn zugewandt und streichelt den vom Schreien erhitzten Körper.

»Tatsächlich?«, sage ich, »aber der Kollege ist doch eigentlich ein ganz Netter.«

»Na ja. Bei ihm hat er schon immer so gebrüllt. Schon nach der Geburt. Kann ja nur am Arzt liegen.«

»Wie auch immer. Dann versuche ich trotzdem mein Glück. Darf ich mal an Ihr Kind ran?« Während der kurzen Unterhaltung hat sich ihre Schulter weiter zwischen Kind und mich bewegt, sodass der Junge nun ganz von mir abgewandt gehalten wird. Er schaut mich mit zornig-ängstlichem Blick an.

Sie wendet ihn mir wieder zu, und ich höre als Alibi den Rücken ab, ein wenig auch an der Brust, soweit mir das zwischen Mutter und Kind gelingt.

»Also ich denke, er ist so weit gesund, dass wir ihn impfen können. Es ist die zweite Masernimpfung mit Röteln, Mumps und Windpocken.« Nach dem Blick in den Impfpass: »Die ist auch schon ein bisschen spät in seinem Alter.«

»Na ja. Er war eben immer krank und wollte auch nie so gerne zum Arzt gehen, wissen Sie?«

»Ja, verstehe«, murmele ich, frage mich allerdings, ob das Kind wirklich ein ganzes Jahr krank war, denn so lange liegt die letzte Impfung zurück.

»In dem Alter kommt das schon häufiger vor. Dass die Kinder mal länger krank sind«, meine ich. »Für mich allerdings ein blöder Einstieg, mit einer Impfung zu beginnen. Er kennt mich ja noch gar nicht.«

»Geht eben nicht anders«, sagt die Mutter. »Wenn er krank ist, ist er noch schlechter drauf.«

Die Mutter verschärft ihren Haltegriff um ihren Sohn, der unsere gesamte Prozedur mit seinem lauten Schluchzen untermalt. Mein Instinkt lässt mich fragen: »Weiß er denn, dass er heute geimpft wird?«

»Nein, natürlich nicht, um Gottes willen, dann würde er noch mehr schreien«, brüllt jetzt auch die Mutter über ihren Sohn hinweg.

Da entspanne ich mich innerlich, lege die Spritze mit der Kanüle und dem Impfstoff wieder aufs Tablett und setze mich in meinen Sessel. Der Musterblick der Mutter wird nun unangenehm. Der Junge registriert, dass ich mich wegbewegt habe, und geht in ein leises Wimmern über.

»Issenjetz?«, fragt sie, eben noch bereit, den Kampf mit ihrem sich windenden Sohn aufzunehmen.

»Na, dann impfen wir heute nicht«, lächele ich ihr zu. Und ehe sie Luft holen kann: »Haben Sie ihm zu Hause nichts davon erzählt?«

»Nein. Das mache ich nicht. Das versteht er doch sowieso nicht.« Immerhin ist ihr Sohn schon drei Jahre alt. Ich beuge mich wieder etwas vor.

»Wir haben die Erfahrung gemacht, dass Kinder viel ruhiger sind, wenn sie von den Eltern vorher aufgeklärt werden, warum sie zum Arzt gehen. Auch, dass sie überhaupt zum Arzt gehen. Grad bei Impfungen ist das besonders wichtig.«

Die Mutter macht eine wegwerfende Handbewegung. »Das wäre ja noch schöner. Dann habe ich zu Hause den ganzen Tag das Gebrülle.«

»Oder schon am Tag davor«, gestehe ich. »Denn man kann das auch noch länger ankündigen.«

Sie schaut mich verständnislos an.

»Stellen Sie sich mal vor, Ihr Mann würde Sie ins Auto packen, zu einem großen Haus fahren, das Sie nicht kennen, dort rausholen, in Räume schleifen, die Sie noch nie gesehen haben, und zu einem Menschen, den Sie noch nie gesehen haben. Dann hält Sie Ihr Mann im Schraubstockgriff und Ihnen wird … sagen wir mal … ein Zahn gezogen. Und da hätten Sie immerhin noch den Vorteil gehabt, das Arztschild an der Eingangstür lesen zu können.«

»So? So wollen Sie das vergleichen?«

»Ja, will ich.«

»Meinen Sie, das hätte ich so vorher mit ihm hier besprechen sollen?« Sie nickt ihrem Sohn kurz zu, den sie immer noch fest im Arm hält. Seine Haare kleben an der Stirn fest, er beobachtet mich aus kleinen müden Augen. »Das haben wir doch bisher auch nicht gemacht.«

Ich nicke. »Vielleicht macht es ihm deswegen so viel Stress, zum Kinderarzt zu gehen. Der weiß doch dann nie, dass Sie zum Arzt gehen, geschweige denn, ob es nur eine Untersuchung gibt oder eine Impfung oder eine Blutabnahme oder vielleicht auch nur eine Vorsorgeuntersuchung, die man dann als Spiel verkaufen kann.«

»Das kapiert der doch gar nicht.«

»Er ist immerhin schon drei Jahre alt. Der versteht doch auch, wenn Sie ihm heute erzählen, dass Sie morgen in den Zoo gehen oder die Oma besuchen.«

Die Mutter kommt ins Grübeln. Der Junge hat sich über die Unterhaltung hinweg beruhigt und ist schließlich vor Erschöpfung an der Brust seiner Mutter eingeschlafen. Sein Atem wird immer wieder von leisen Seufzern unterbrochen, seine Wangen sind gerötet, aus dem Mund läuft ein kleiner Speichelfaden. Aber ich bin noch nicht fertig.

»Ist doch nicht so problematisch mit der Impfung, da lassen wir uns nun vollends Zeit. Wir probieren etwas und verschieben das Ganze um eine Woche. Beim nächsten Mal sagen Sie ihm am Tag vorher, dass Sie einen Termin beim Arzt haben, dass er eine Impfung bekommt. Nein, falsch: Sie sagen, dass er eine Spritze bekommt, dass die auch wehtut, aber auch, dass das ganz schnell vorbeigeht. Und wenn Sie möchten, stellen Sie ihm eine nette Belohnung in Aussicht. Und am Tag der Impfung wiederholen Sie das Ganze.« Ich flüstere jetzt beinahe, damit der Junge nicht aufwacht. »Der wird sich trotzdem nicht freuen, ist klar. Aber glauben Sie mir: Eigentlich kann man einem Kind in jedem Alter sagen, was man vorhat. Kinder brauchen immer ein wenig Vorbereitung, gerade bei unangenehmen Dingen. Ob dass ein halbjähriges Kind versteht oder nicht, weiß ich auch nicht. Aber ich glaube fest daran. Und außerdem ist das schon bei ganz kleinen Kindern eine gute Übung für später.«

Beide sehen ganz erschöpft aus. Ich fühle mich auch ein bisschen so, aber ich weiß, dass ich noch frustrierter wäre, wenn ich die Impfung bei einem Kind durchgezogen hätte, das davon nichts weiß. Daher grinse ich und tippe ein »Impfung verschoben, Kind nicht vorbereitet« in die Karteikarte. »Ist das so okay für Sie?«, frage ich die Mutter nach einer kurzen Pause.

Ihr Blick ist weicher geworden, irrte während meiner Ausführungen gedankenverloren im Raum umher, jetzt fixiert sie mich wieder, sie hält den Kopf etwas schief, sieht mich an. Ihr Blick bekommt eine gewisse Schläue, ich ahne bereits, was sie fragen wird, hoffe aber, dass sie es nicht tut. Doch im letzten Moment nickt sie erst mir zu, dann in Richtung ihres Sohnes, und fragt: »Und wenn wir jetzt die Impfung machen, jetzt schnell und sofort? Das bekommt er doch gar nicht mit …«

Der Nachmittag nimmt seinen Lauf. Nach den Vorsorgeuntersuchungen kommen die Akutpatienten. Kinder mit Impfungen schieben wir ein, sie brauchen nicht so lange. Am Ende des Tages stehen die Gespräche im Terminplan, meist donnerstags, aber nicht nur donnerstags. Und manchmal ist immer Donnerstag, denn manchmal braucht jeder ein Gespräch. Der *speak-factor* ist immer sehr hoch – daher ist es stets besser, Luft im Kalender zu lassen, trotz ausgeklügeltem Bestellsystem. An diesem Tag kam noch ein Säugling nach einer Herz-Operation, er hat nur eine Erkältung; ein Säugling mit Bindehautentzündung, wahrscheinlich nur eine Tränengangsenge; eine schwierige U8, vier Jahre alt, sehr viel Motivation erfordernd; eine dafür umso flottere U9, fünf Jahre alt; eine Coxitis fugax, ein Hüftschnupfen, viereinhalb, Ultraschall; die drei Geschwister OT, alle erkältet; zwei nicht erschienene Patienten; eine U7, zwei Jahre alt, Husten und Schnupfen; zwei Jahre, Husten, drei Monate; ein Sechzehnjähriger zur Hyposensibilisierung; ein Kaffee für den Doktor. Hurra.

Doch Moment, nein, kein Kaffee, nur der Tastendruck auf den Kaffeeautomat, der Kaffee läuft ohne mich raus, ich werde ihn erst zehn Patienten später trinken. Denn die Helferin schaut um die Ecke, dem nächsten Kind gehe es nicht besonders gut. Husten, vier Jahre, er »giemt«, er »pfeift«, er darf bei uns inhalieren; Bindehautentzündung, zwei Monate, hat sich auch nicht bestätigt, wieder nur eine Tränengangsenge; Husten und Fieber, dreieinhalb Jahre; noch mal der Junge mit dem Husten, nach dem Inhalieren klingt er besser; Harnwegsinfekt, sechs Jahre; Impfung, vierzehn Monate; Husten, zwei Jahre; Impfung, vier Monate; Ultraschall Hüfte, ein Säugling, es ist eine Nachkontrolle; Impfung, vier Monate, bei der Gelegenheit dringende Fragen der Eltern beantwortet; Husten, vier Jahre, dazu gleich das Geschwisterkind, nicht angemeldet, zwei Jahre, »nur mal abhören«, … und schließlich: Mein Kaffee – kalt.

Neurodermitis, neun Monate; Kontrolle Ohrenentzündung, zwei Jahre; drei Geschwister mit Eltern und einer Familienpflegerin, eigentlich zu Impfungen einbestellt, die Helferin wünscht hier und jetzt ausführliche Infos zu den Kindern, ich vertröste sie auf ein Telefonat am Abend; Impfung, vier Monate; Husten, zehn Jahre; Kontrolle einer Kontrolle vom Montag, acht Jahre, kommt morgen sicher wieder; Husten, fünf Jahre. Dann das Unberechenbare im Ablauf: ein Fieberkrampf direkt in der Praxis, elf Monate alt, wir versorgen das Kind ohne Schwierigkeiten, ich beruhige die Mutter, warte auf den Rettungswagen und schicke alle in die nahe gelegene Kinderklinik; Schnupfen, zehn Tage alt; ein Säugling mit Pickelchen am Po, drei Wochen, die Mutter beschwert sich, dass sie so lange warten muss, schließlich sei es bei ihr ja »was Schnelles« und das könne man auch schnell mal anschauen. Ich denke an den Fieberkrampf und übe mich in Gelassenheit, Geduld und Vergebung.

Husten und Fieber, elf Jahre; roter Zeh, vier Monate; Grippe seit fünf Tagen, vierzehn Jahre; Harnwegsinfekt, sieben Jahre; Erbrechen seit einer Stunde, elf Jahre; die Platzwunde ist nicht gekommen; dann: das Kind »schreie so«, sagt die Mutter, zwei Monate; Husten und Fieber, drei Jahre; und schließlich und endlich nach über 40 Patienten am Nachmittag das letzte Kind des Tages: es »esse nichts«, sagt diesmal der begleitende Vater, sechs Jahre alt (das Kind).

Wieder ein Kaffee für den Doktor, diesmal heiß, und eine Pinkelpause. Dann ein versuchtes Telefonat mit oben erwähnter

Familienpflegerin, nicht erreichbar. Stattdessen ein Telefonat mit einer besorgten Mutter, weil ihr Kind im Kindergarten so unkonzentriert sei, und eines mit einem Kollegen wegen Computerproblemen – in seiner Praxis, nicht in meiner; und noch einen Kaffee. Es ist mittlerweile irgendwann jenseits von 18 Uhr.

Die Schreibtischarbeit beginnt: Ich fülle Kurantrag Nummer 1, 2 und 3 aus und sehe die Post durch. Wegen eines auffälligen Befundes muss ich schließlich ein letztes Mal zum Telefonhörer greifen, in der Leitung eine erwartungsvolle Mutter, die Durchsage des Befundes dauert Sekunden, das Beruhigungsgespräch eine Viertelstunde. Alles ist gut.

Ich lehne mich zurück und genieße die Neigefunktion meines Schreibtischstuhls. Alle Arzthelferinnen haben bereits ihren Kopf durch die Tür gesteckt und einen schönen Feierabend gewünscht, immer ein wenig mitleidig, immer ein wenig erleichtert. Der Chef geht stets zuletzt von Bord. Wenn ich die Reinemachefrau noch sehe, dann war es ein wirklich langer Tag, dann ist es 21 Uhr. Sonst nur einer von vielen.

»Lassen Sie sich überraschen, der Beruf ist noch viel interessanter, als Sie sich das vorstellen können!«

Verband medizinischer Fachberufe e. V.

Ohne sie geht es nicht: Die Fachangestellten

Der nächste Morgen beschert uns Frau Reimers. Sie stellt sich breit vor der Praxistheke auf.

»Sie! Ja, Tag auch«, spricht sie die Arzthelferin an, »der Robin da hat schon die ganze Nacht gekotzt.«

Sie weist mit dem Daumen über die Schulter auf ihren zweijährigen Sprössling. Der hat sich schon der Einflussnahme seiner Mutter entzogen und räumt den Papierkorb in der Garderobe aus.

»Guten Morgen«, Moni, meine Arzthelferin, sitzt hinter dem Tisch, bearbeitet gerade die Tastatur des PCs, stempelt nebenbei Terminkärtchen und füllt die Liste für die wöchentlichen Bestellungen von Urinbechern, Stixe, Spritzen und Verbandsmaterialien aus.

»Ja, Morgen«, murmelt Frau Reimers, und lauter: »Also, der Robin da, der kotzt schon seit gestern Mittag.«

»Oh je«, Moni schaut besorgt um die Ecke, hofft im Stillen, dass Robin den Papierkorb nicht wieder mit eigenen Mitteln auffüllt. »Sie haben aber jetzt keinen Termin, oder?«

Die Mutter verzieht das Gesicht.

»Ist ja wohl ein Notfall. Wissen Sie, ich hab die ganze Nacht nicht geschlafen, und jetzt läuft schon die zweite Waschmaschine. Das ist vielleicht eine Sauerei.«

»Wie oft hat er denn gespuckt?«

»Seit gestern früh geht das schon. Der behält gar nichts mehr bei sich, wissen Sie?«

»Und wie oft hat er gespuckt?« Meine Helferinnen bestehen immer auf exakte Angaben, nur so lässt sich bereits an der Anmeldung noch vor der ärztlichen Beurteilung von Hautfalten oder Schleimhäuten absehen, ob das Kind womöglich kurz vorm Austrocknen ist.

»Seit gestern, sage ich Ihnen, seit gestern.«

»Und wie oft nun? Was denken Sie? Zehnmal? Mehr?«

»Ach ne, so oft dann auch wieder nicht, warten Sie mal, gestern früh, da war das erste Mal. Dann nach'm Kindi, gestern Abend nach'm Grillen noch mal, heut Nacht auch, dann grad eben wieder im Kindi. Aber da kommt nur noch so gelbes Zeug, wissen Sie?«

»Er war im Kindergarten?«

»Ja, klar. Heute Morgen war doch alles okay, ganz quietschfidel, hat sogar sein Nutella-Croissant gegessen. War wohl nichts. Kann ich jetzt zum Dokter oder nicht?«

»Der Doktor hat gerade Vorsorgeuntersuchungen, das ist grad schwierig, aber wenn Sie sich ins Wartezimmer setzen wollen?«

»Komme ich jetzt noch nicht dran? Und wenn der weiterspuckt?«

Robin ist dazu übergegangen, den Papierkorb, immerhin Edelstahl, über den Boden zu rollen. Das ist der Moment, in dem ich aus dem Zimmer komme, leidlich angeregt durch eine nette Vorsorgeuntersuchung, U7, in der das kleine Mädchen tatsächlich auch einmal mit ihrem Arzt gesprochen hat. Aber offenbar habe ich ein Gespür dafür, wenn sich etwas Interessantes in der Praxis abspielt.

»Guten Morgen«, sage ich in die Runde und gehe weiter zum Personalraum, um einen Schluck Kaffee zu trinken, bevor ich in das Zimmer zu Familie Spindler gehe: Eine Vorsorge U5, leider waren die Eltern bisher noch nicht bereit, ihr Kind impfen zu lassen. Da braucht es immer ein wenig Koffein.

»Aber da war doch der Dokter grad, da kann er doch mal schnell …«, höre ich die Mutter weiterreden.

»Herr Kinderdok hat aber jetzt schon die nächste Vorsorge, dann kommen noch …«, Moni blättert durch den Terminplaner, »… zwei Impftermine und ein kurzes Gespräch. Sie dürfen aber gerne kurz warten, Sie kommen dann auch dran.«

Frau Reimers ist nicht beruhigt.

»Der kübelt Ihnen das ganze Wartezimmer voll, das sage ich Ihnen. Hundert Pro.«

Moni reicht ihr eine der formschönen Einmal-Nierenschalen über die Theke, die wir für diese Drohungen bereitstehen haben. Das stille Gesetz der Arztpraxis: Droht ein Kind zu spucken, wird es auch spucken.

»Das können Sie so lange nehmen, alles klar? Halbe Stunde, höchstens.« Optimistische Arzthelferinnen sind ein Segen.

Frau Reimers nimmt die Spuckschale entgegen, murmelt noch etwas von »Notfälle kommen in *Emergency Room* auch immer sofort an die Reihe« und schnappt sich ihren Sohn. Robin lässt sich nur ungern von seinem Spielzeug wegziehen, erst die Aufforderung »Los, wir gehen jetzt ins Wartezimmer, da kriegst du auch eine Milchschnitte« lässt ihn nachgeben.

Der Papierkorb bleibt umgedreht zwei Meter neben der Garderobe stehen.

Ohne Arzthelferinnen liefe gar nichts in einer Praxis. Diesen Satz kann jeder Kollege ohne Zögern unterschreiben, außer denen, die auf Arzthelferinnen verzichten können. Auch die soll es geben.

Dieser Wertschätzung kam auch die Bundesärztekammer nach und nennt die Helferinnen seit fünf Jahren Medizinische Fachangestellte, um den Ausbildungscharakter und die Gleichstellung zu Pharmazeutischen oder Radiologischen Technischen Angestellten zu unterstreichen. Diese Namensänderung hat sich aber noch nicht im allgemeinen Sprachgebrauch durchgesetzt. Da sind es immer bestenfalls die Arzthelferinnen, immer auch die Sprechstundenhilfen, die Schwester oder ganz ominös »Ihre Damen« an der Anmeldung.

Da werden die Medizinischen Fachangestellten schnell geduzt oder mit Müttern verwechselt – »Entschuldigung, arbeiten Sie hier?« – oder als Bedienungen missbraucht, eine Windel hier, ein Wasserglas da, dabei ist es mit ihnen wie mit jedem Rädchen in einem funktionierenden System: Würde auch nur eines fehlen, bräche alles zusammen. Ohne sie läuft gar nichts. Und mit ihnen alles besser, sogar so einfache Dinge wie Telefonate.

Ich bewundere meine Helferinnen für ihre Ruhe und Gelassenheit. Nach unserem Umzug sind die Wände zwar dicker geworden und die Türen schalldichter (Auflage des Architekten beziehungsweise der Ordnungsbehörden), aber mein Zimmer liegt etwas näher an der Anmeldung, da gibt es hübsche Sachen zu hören. Ich werde unfreiwilliger Lauschzeuge der Kommunikation am Telefon.

»Kinder- und Jugendarztpraxis Doktor Kinderdok, Katja am Apparat, guten Morgen.«

– – –

»Ja. Okay, Vormittag oder Nachmittag?«

– – –

»Okay, ich schau mal.« Das Blättern im Terminkalender unterbricht. »Zwoter September, acht Uhr dreißig?«

– – –

»… neun Uhr dreißig?«

– – –

»Dann vielleicht am dritten September, sechzehn Uhr?«

– – –

»… siebzehn Uhr?«

– – –

»Okay. Moment.« Und wieder der Terminkalender. »Dann am sechsten September, gleich morgens um acht?«

– – –

»Eher um zehn Uhr dreißig?«

– – –

Meine Gedanken schweifen ab, aber Katja ist immer noch mittendrin: »Also dann am zehnten September, zwei Uhr nachmittags.«

– – –

47

»Nein … zwei Uhr … vier-zehn Uhr.«

– – –

»Genau. Okay. Ich habe es notiert, bis denn, auf Wieder…«

– – –

»Ah, Okay. Jetzt für den anderen. Ich schau mal.« Blätter, blätter … »Wie wäre es diese Woche noch am Freitag, um drei?«

– – –

»Um vier?« – und so geht es weiter und weiter und weiter, und meine Medizinischen Fachangestellten sind so geduldig, geduldig, geduldig. Mich hätte es schon längst zerrissen: »Ich habe Ihnen jetzt schon zehn Termine angeboten, den nächsten werde ich versteigern, Sie sollten wissen, ob Sie überhaupt einen Termin bei uns wollen, andere reißen sich um ein Date mit mir!«

Kann ich nicht sagen, muss ich auch nicht. Das machen die MFAs, aber die dürfen das in dieser Form auch nicht. Denn alles steht unter dem Prinzip der Freundlichkeit und Höflichkeit. Mit viel Gelassenheit und Vergebung schlagen die MFAs ihre tägliche Schlacht zwischen den Sorgen der Eltern, der Dringlichkeit der Terminvergaben und dem Druck des Chefs, der seine Patienten wie am Schnürchen aufgereiht haben möchte, ohne große Wartezeiten, auf keiner Seite. Und bitte mit möglichst pünktlichem Feierabend. Okay, von Letzterem verabschiedet man sich recht schnell.

Ich beschäftige im Moment drei Medizinische Fachangestellte: Tülay, Katja und Moni. Und das Küken, meine Azubi.

Tülay und Moni sind bereits sehr lange bei mir, beide haben in der Zeit zwei Kinder bekommen (»Sie haben eben eine fruchtbare Praxis, Herr Dokter!«), unterbrachen für die Elternzeit stets ihre Arbeit, und das riss große Löcher in die Planung. Mein Glück war, dass beide ihre Familienplanung aufeinander abgestimmt hatten, freundlicherweise gab es jeweils eine halbes Jahr Pause zwischen jedem Kind, aber für einen Arbeitgeber, der ausschließlich Frauen beschäftigt, bedeutet das trotzdem – auch wenn die Frauen nur die Mutterschutzzeit ausfallen würden – ein jährliches Umplanen der Abläufe, der Zuständigkeiten, Einarbeiten von Schwangerschaftsvertretungen und viel Papierkram.

Katja ist die Erfahrenste von den vieren, nach ihrer Ausbildung bei einem Augenarzt wollte sie wieder mehr direkten Kontakt zu Patienten, schlug sich ein Jahr tapfer bei einem Chirurgen durch, bevor sie meine Annonce in der Zeitung las. Sie ist mein Naturtalent, vor allem im Umgang mit den Kindern, eine Grundvoraussetzung in einer Kinderarztpraxis, die selbstverständlich sein sollte.

Zuerst war ich skeptisch: Katja hatte keine eigenen Kinder, das kann ein Vorteil sein, keine Geschwister, das ist immer ein Nachteil, und sie hatte auch sonst bisher nichts mit Kindern zu tun gehabt. Andererseits: Wer eigene Kinder hat, kann zwar mit ihnen umgehen, aber man muss so viel Professionalität besitzen, dass man seine elterlichen Ängste nicht auch auf die Patientenkinder überträgt. Bei Geschwistern ist das anders, man hat sich unter Geschwistern zu behaupten gelernt, und wenn es kleinere Geschwister sind, dann hat man sogar ein wenig Erziehungserfahrung mitgenommen und die Eltern beobachtet, wie sie mit Kleineren umgehen.

Meine Entscheidung bei Katja war geprägt von einem schlichten Satz im Zeugnis des chirurgischen Kollegen: »Frau Mistele gelang es stets, sich auf die individuellen Bedürfnisse unserer Patienten einzustellen, vor allem die der Kinder.« In einer schlechten Welt würde jeder Arbeitgeber zwischen den Zeilen lesen, dass Frau Mistele jede Gelegenheit nutzte, ein Schwätzchen zu halten, ich vertraute aber auf den Wahrheitsgehalt, sah eine junge Frau vor mir, der es instinktiv gelang, auch kleine Kinder beim Gipsen oder Röntgen abzulenken, und ich hatte mich nicht getäuscht. Es lief wie am Schnürchen, es gab keine nennenswerte Einlernzeit, und sie arbeitete seit Anfang an so intuitiv und gleichzeitig so korrekt, dass es eine Freude ist. Und schlagfertig ist sie allemal.

Tülay und Moni sind meine Mutter-Trümpfe, denn jede Mutter schätzt die unmittelbare Beratung einer anderen Mutter in besonderem Maße, und wenn dann die Mutter auch noch eine MFA aus der Praxis eines Kinderarztes ist – was gibt es Besseres.

Wenn ein Kind Bauchweh hat, dann ist eine Urinuntersuchung alltägliche Routine. Die Helferinnen bitten darum, das bereits vor dem Treffen mit dem Chef zu erledigen, damit man den Urin noch untersuchen kann. Es gibt ein Kinderklo, es gibt Becher, es gibt sogar eine Durchreiche ins Labor – alles vorbereitet.

Nur scheitert es manchmal an der Mitarbeit. Des Kindes. Oder der Eltern.

Die Mutter kommt verzweifelt nach einer Viertelstunde zurück an die Anmeldung, sie streicht ihr dunkelblaues Kostüm gerade und klemmt sich die Aktentasche unter den Arm. Ihre Tochter schiebt sie vor sich her an die Theke: »Also, die Jenny, die kann jetzt einfach nicht.«

»Na ja, das passiert öfters mal«, gibt Katja zurück. »Ist doch normal, bei der Aufregung. Kann ich verstehen, aber einen Harnwegsinfekt kann man eben nur anhand einer Urinuntersuchung feststellen.«

Die Mutter schaut nicht sehr beruhigt. »Sind Sie sicher? Aber der Dokter kann doch trotzdem mal schauen.«

Katja nickt. »Macht er ja auch. Aber einen Urinbefund zu haben, erleichtert die Diagnose und auch die Therapie ungemein.«

Erleichtert ist ein vorsichtiger Ausdruck. Eine Diagnose Blasenentzündung oder Ähnliches ohne Urinbefund zu stellen, geschweige denn ohne eine Kultur anzulegen, grenzt an einen Kunstfehler.

»Die Jenny rennt ja ständig aufs Klo. Aber grad geht's eben nicht. Und das Pipi brennt auch.«

»Das spricht schon sehr für eine Blasenentzündung«, urteilt Katja zu Recht. »Jetzt warten wir mal noch den Urin ab.«

Sie wendet sich wieder dem Terminkalender, dem nächsten Rezept, der nächsten Warenbestellung zu. Aber die Mutter lässt nicht locker.

»Aber sie war grad erst zu Hause. Da rennt sie ständig. Und jetzt kann sie gar nicht. Und viel Zeit haben wir auch nicht. Sie muss doch gleich noch ins Ballett.«

Katja lächelt sie freundlich an. Es entsteht eine kleine Pause, in der sich beide Frauen stumm mustern.

»Nicht wahr, da können Sie jetzt auch nicht helfen?«, fragt die Mutter.

Es vergeht eine halbe Stunde. Die Mutter hat mit ihrer Tochter einen Spaziergang gemacht. Das soll helfen.

Sie kommen wieder durch die Tür, Jenny hüpft erleichtert durch den Flur, ihre Mutter schickt sie ins Wartezimmer um die Ecke und wendet sich nochmals an Katja.

»Ist blöd jetzt. Unterwegs musste sie ganz dringend. Da habe ich sie dann mal machen lassen. Hab's leider nicht auffangen können.«

Katja atmet tief durch. Und verliert ihr Lächeln nicht.

»Ja. Schade. Aber wenn die Natur ruft, nicht wahr? Dann warten wir wohl noch mal.«

»Aber kann nicht mal doch der Dokter …?«

Der Doktor kann.

Und untersucht Jenny. Ihr Bauch ist weich, das Genitale sieht ungereizt aus, das Mädchen ist jetzt völlig zufrieden. Ich wasche mir die Hände.

»Alles klar, das sieht schon alles ganz gut aus, sicher nichts Ernstes. Aber jetzt warten wir mal noch auf den Urin – im Klo sind übrigens Becher, die können Sie dann der Helferin geben oder in die Durchreiche …«

»… weiß ich doch«, unterbricht mich die Mutter. »Können Sie nicht auch so sagen, ob's eine Blasenentzündung ist? Sie haben sie doch jetzt schon untersucht.«

Nein. Das tut mir jetzt wirklich leid. Das Handauflegen und Pendeln überlasse ich anderen. Tatsächlich gibt es einen Kollegen im Nachbarlandkreis, der mit einem Pendel genau diese Diagnosen stellen kann. Der braucht kein Mikroskop. Oder wenigstens einen Urinstix-Streifen. Oder überhaupt Urinbecher. Eigentlich braucht er auch keine Toilette. Oder eine Helferin. Was bin ich doch konservativ, dass ich mich gerne mit diesen altmodischen Untersuchungen aufhalte. Mit ein wenig Irisdiagnostik wäre das Leben als Mediziner deutlich angenehmer.

Die elende Zeit des Wartens, bis das Kind beschließt, seine Blase zu entleeren, könnte ich dann mit einem Schwätzchen mit der Mutter verbringen, als sogenannte »Homöopathische Erst-anamnese«, vielleicht liegt der Dysurie auch ein geburtshilfliches Trauma zugrunde. Wer weiß. Wäre auch besser bezahlt. Aber das spielt am Ende keine Rolle, denn die Kollegen, die mit viel Eso- und noch mehr -terik behandeln, therapieren im strengsten Sinne gar nicht, zumindest nicht *lege artis*. Das bedeutet »nach den Regeln der Kunst«, meint aber doch stets die Regeln der anerkannten Kunst. Bei einer Blasenentzündung im Kindesalter heißt das: Therapie mit Antibiotika. Aber die Kollegen haben da so ihre eigene Kunst, in der Diagnostik, wie in der Therapie, und arbeiten lieber mit … Handauflegen.

Und wir lauschen noch einmal an der Anmeldetheke. Während Katja noch mit der Mutter von Jenny beschäftigt ist, wendet sich ein Vater an Tülay. Tülay ist mein Bindeglied zu den sogenann-ten Migrantenfamilien. Sie selbst ist Türkin, und das scheint sie auch für die Griechen, Spanier, Kroaten, Italiener und Chinesen in meiner Praxis zum Anziehungspunkt zu machen. Sie ist in der dritten Generation in Deutschland, hier geboren und entschul-digt sich manchmal, dass sie die türkischen Familien nicht gut verstehe. Zu wenig Übung, sagt sie. Ich jedenfalls verstehe kein Wort, bin nur immer überrascht, wie viele türkische Frauen plötz-lich wunderbares Deutsch sprechen können, wenn Tülay einmal freihat.

Sie und Moni teilen sich eine Stelle, und nur, wenn Katja, die Vollzeitkraft, mal nicht da ist, sind beide an der Anmeldung. Tü-lay ist seinerzeit aus einer anderen Kinderarztpraxis zu mir ge-wechselt. Dort wurde sie ausgebildet, konnte aber nur für ein wei-teres Jahr übernommen werden, danach schlug sie sich ein halbes Jahr an der Kasse des hiesigen OBI durch, hat geheiratet: mit beinahe fünfhundert Gästen – ihr Mann Mehmed ist Elektri-ker und hat uns schon diverse Lampen angebracht. Betriebswirt-schaftlich ist es dämlich, eine junge Frau direkt nach der Hoch-zeit anzustellen, aber Tülay arbeitete auch hochschwanger noch bis drei Wochen vor der Entbindung in der Praxis und kam auch schnell wieder zurück. »Sonst muss ich ja die ganze Zeit den

Kleinen großziehen, mit meiner Schwiegermutter«, zwinkerte sie mir damals beim Mitarbeitergespräch zu, damit es Mehmed nicht mitbekam.

Ein Vater baut sich breitbeinig vor ihr am Empfang auf – zumindest entsteht dieses Bild so vor meinem inneren Auge, denn ich lausche eigentlich nur einem Hörspiel. Meine Tür ist halb geschlossen, ich sehe die zwei nicht. Aber lauschen werde ich allemal. Schließlich bin ich hier der Chef. Ich darf das.

»Ja, hier jetzt mal Fäden ziehen«, sagt der Vater.

»Okay … Guten Tag«, höre ich Tülay antworten. »Haben Sie denn einen Termin?« Ich sehe sie in dem Brief des erstbehandelnden Chirurgen lesen, heroisch multitaskingfähig, wie es nur eine Arzthelferin kann.

»Wie? Hier? Nein, wieso?«, fragt der Vater.

»Weil wir nur mit Termin behandeln.«

»Na, Doktor beim Nähen sagt, ich soll zu Kinderarzt, der Fäden ziehen.«

»Schon. Das machen wir auch. Aber da sollten sie vorher anrufen, um einen Termin zu machen. Sonst müssen Sie so ewig warten.«

»Habe ich ja. Der hat gesagt, ich soll zu Kinderarzt, der zieht Fäden. So. Jetzt ich hier.« Himmel! Mein Faden wäre schon längst gerissen. Aber nicht der meiner Arzthelferin.

»Ich sehe gerade, Herr Karademir, der Sturz war erst vor sechs Tagen, dann hat das Fädenziehen noch Zeit bis morgen. Ich gebe ihnen mal einen Termin für morgen …«

»Morgen keine Zeit. Jetzt Fäden ziehen.«

»Okay. Kein Problem. Sie dürfen gerne warten, aber es ist ganz schön voll heute Nachmittag, und zuerst nehmen wir mal die Patienten dran, die einen Termin ausgemacht …«

»Gut. Fäden ziehen. Heute.« Er lässt sich nicht beeindrucken und so erlebt er Tülay auf dem Höhepunkt ihrer Berufsausübung:

»Ach, Moment, ich sehe grad, hier steht: Fadenzug am siebenten Tag. Wenn wir das heute machen, geht vielleicht die Wunde wieder auf. Das wollen Sie sicher nicht? … also. Ich gebe Ihnen einen Termin für morgen Nachmittag.«

»Ah, Okay, ja, gut.« Ich verstehe den Mann schon kaum noch hinter der angelehnten Tür.

Wunde geht wieder auf. Köstlich.

Danke, Tülay.

Auszubildende sind ein Kapitel für sich. Wir bilden gerne aus. Wir sind auch Jugendärzte, das unterstreicht die Wichtigkeit dieser Altersgruppe, und damit sind wir die Ersten, die sich auch für den beruflichen Einstieg der Jugendlichen interessieren sollten. Deshalb bilden wir ja gerne aus. Aber es ist immer eine Frage, wen.

Wir hatten schon die Unzuverlässige, die Schlafnase und den Engel, drei Auszubildende in zehn Jahren. Der Engel war übrigens Moni – sie wurde übernommen und ist uns bis heute treu geblieben.

Der Weg zum Arzt beginnt für diese Engel und Schlafnasen mit einer schriftlichen Bewerbung. Hier kann derjenige – in der Mehrzahl allerdings diejenige – punkten, der kein Farbdruckerporträt mit Tesafilm auf die erste Seite klebt und darüber hinaus tatsächlich wahrgenommen hat, dass er an eine reale Person schreibt und nicht an irgendwelche Damen und Herren. Ich habe keinen Großraumbetrieb mit 50 Angestellten, und das lässt sich auch dank der neuen Medien in Sekundenschnelle recherchieren. Von Rechtschreibfehlern und fehlenden Zeugnissen wollen wir gar nicht erst sprechen.

Eine Bewerbung ist außerdem ein Geruchserlebnis. Wenn mir beim Öffnen eines Umschlags nur frische Druckerfarbe und ein Hauch von Klebstoff entgegenweht, fühle ich die Arbeit und Konzentration, die in der Bewerbung steckt: Da ist jemand ins Geschäft gegangen, hat eine schöne Mappe ausgesucht, hat sich an den Computer gesetzt, ein Anschreiben und einen übersichtlichen Lebenslauf geschrieben … wunderbar. Da duftet der Wille zur Ausbildungsstelle.

Meist ist es aber nur kalter Zigarettenrauch. Das ist ein Papierkorbkriterium. Dann ist das Odeur eines aufdringlichen Parfums schon besser, dennoch sind zwei Bewerbungen auch schon Estée Lauder zum Opfer gefallen – schließlich müssen auch die

Medizinischen Fachangestellten ihre neue Kollegin gut riechen können

»Was hat die denn gemacht? Den Briefumschlag eingedieselt?«

Am Ende ist es eine Bauchentscheidung, und die ist oft ungewiss. Ich zwinge mich, nie mehr als vier Frauen zum Bewerbungsgespräch einzuladen, um die Entscheidung zu erleichtern. Und mit dem Erscheinungsbild ist es dann wie mit der Bewerbung und der Liebe – der erste Eindruck zählt. Keine Bewerberin muss im Hosenanzug oder dem kleinen Schwarzen in die Praxis kommen, und Katja habe ich auch eingestellt, obwohl sie grüne Strähnchen hatte. Aber ich erinnere mich auch an eine Sechzehnjährige mit Malerflecken auf der Jeans und eine ältere Bewerberin mit Birkenstocks – sicher wunderbare und gesunde Schuhe für die Praxis, aber doch nicht für das Bewerbungsgespräch. Es sei denn, sie entscheiden sich gleich für den Jogginganzug, dann wäre es wenigstens konsequent.

Der Dresscode ist eine Gratwanderung. Nichts ist abschreckender, als wenn man der Bewerberin ansieht, dass sie sich in ihren Kleidern unwohl fühlt. Jedes Extrem nach oben oder unten sagt etwas über die Auszubildende aus. Wer völlig abgenagt zum Bewerbungsgespräch kommt, mag sich zwar in der Kleidung wohlfühlen, respektiert aber nicht die Wichtigkeit eines solchen Treffens – und wird vielleicht auch bei der Arbeit entsprechend unaufgeräumt erscheinen. Wer übers Ziel hinausschießt, trägt nur eine Verkleidung und wird sich nie so geben, wie er wirklich ist. Er bleibt damit für seine Kollegen uneinschätzbar, was sein gutes Recht ist, für einen glatten Arbeitsablauf aber durchaus problematisch sein kann.

Dann kommt das Gespräch mit dem Bewerber, einer meiner Arzthelferinnen und mir.

»Kinder? Klar doch. Kenn ich mich aus. Ich habe schon mal gebabysittet.«

»Was ich in der Freizeit mache? Chillen und Chatten.«

»Die Hauptstadt von Bayern? … vielleicht Berlin? Ach nein. Stuttgart?«

»Ach, zur Schule gehe ich da auch?«

»Boah, so viel verdient man als Azubi?«

»Fragen? Nö, habe ich keine mehr, Sie haben alles schon so schön erklärt, Herr Walther.« Ich heiße aber nicht Walther.

Da ist uns meist ein ehrliches »Tut mir leid, das weiß ich nicht« doch lieber. Aber wirklich entscheidend ist am Ende der Probetag, erst jetzt zeigt sich, ob wirkliches Interesse da ist.

Manche sind wie die Lieferungen, die der UPS-Fahrer um die Mittagszeit in die Praxis karrt – schnell hat er sie mit der Sackkarre in die Ecke gestellt, Unterschrift abgeholt und mit einem »Tschö noch« die Praxis wieder verlassen. Irgendwann erinnert sich jemand, die Kisten auch auszupacken. Meist erst nach Feierabend.

Andere sammeln schon jetzt ihr Wissen an und löchern die Helferinnen und mich mit Fragen über Fragen. Schließlich stimmen wir alle ab, denn eine Auszubildende kann der Klotz am Bein sein, den man drei Jahre mit sich schleppt, kann aber genauso gut dem Praxisteam Flügel verleihen.

Bei Moni habe ich zu ihrer Zeit alles richtig gemacht, sie genoss bei mir die Ausbildung, und ich konnte sie direkt übernehmen, auf ihr als einziger Vollkraft lastete schon kurz nach ihrer Prüfung die gesamte Verantwortung, aber sie meisterte schon damals jede Herausforderung ohne Probleme, auch blinde oder begriffsstutzige Eltern waren ihr stets willkommen:

Der Vater begutachtet eindringlich das Schild an der Anmeldung: »Urlaub vom 25. April bis zum 7. Mai, Vertretung durch Dr. Schulze, Dres. Krankmann und Dr. Sowieso. Telefonnummern usw. Die nächste Sprechstunde bei uns ist am 8. Mai.«

»Haben Sie Urlaub?«

Moni blickt von ihrer Arbeit auf. »Ja.«

»Wann jetzt genau?«

»Vom 25. bis zum 7. … Mai.«

»Ach so«, der Vater liest zum zweiten Mal das Urlaubsschild mit den Vertretungen. »Und was mache ich, wenn mein Björn-Hinnerk dann krank ist?«

»Nun ja, Vertretung haben Dr. Schulze, Dres. Krankmann und Dr. Sowieso. Steht da auch.«

»Und wo finde ich die, wie erreiche ich die?«

Moni lächelt ihr bestes Lächeln. »Wir haben Ihnen da die Telefonnummern hingeschrieben. Kommt auch über unseren Anrufbeantworter. Das müssen Sie sich jetzt nicht aufschreiben. Der Doktor spricht das dann aufs Band.«

Der Vater ist wirklich besorgt. »Ah, okay, aber wenn's dann länger geht? Muss ich dann weiter zu Dr. Schulze oder den anderen? Also nach dem Urlaub?«

»Nein, nein, unsere nächste Sprechstunde ist ja dann am 8. Mai.«

»Ach so.«

Er liest immer noch auf dem Schild.

»Haben Sie sich mal Urlaub gegönnt!«

»Ja«, nickt Moni und macht ein dankbares Gesicht. Die Winterzeit und Erkältungssaison war lang. Und es ist immer schön, wenn das auch von den Patienten registriert wird.

»Das hätten Sie dann aber auch mal schon früher aushängen können, wie soll man da denn planen?«

Na ja, oder auch nicht.

>Nur noch mal für die Akten: Du machst dir also keine Sorgen, weil du einem Haus voller Vampire einen Besuch abstattest, sondern du hast Angst, dass sie dich nicht mögen könnten?«

Edward Cullen in Twilight

Wenn es wehtut: Blutabnahmen

Ich komme als Erster in die Praxis. Das ist nicht unbedingt üblich. Normalerweise kann ich mich darauf verlassen, dass eine der Arzthelferinnen wenigstens 20 Minuten vor dem ersten Patienten und damit auch vor mir eintrifft, um alles Nötige zu richten: Praxis aufschließen, lüften, Hardware starten.

Arztpraxen kommen ohne Computer nicht mehr aus. Papierne Karteikarten sind out. Zu schwer, zu unpraktisch, verschlingen zu viel Zeit beim Aus- und wieder Einsortieren. Schließlich gilt die Pflicht der Dokumentation, nicht nur die Kür der persönlichen Notizen. Die gab es immer, auch zu Zeiten von Pappe und Tinte. Die Altvorderen schrieben vor allem für sich selbst, so erscheint es zumindest. Wenn ich heute alte Karteikarten meines Vorgängers in die Hände bekomme, grübele ich erst einmal eine halbe Stunde, bevor ich ansatzweise etwas über die Vorgeschichte des Patienten erfahren kann: Die Schrift ist das eine.

»Mein Name ist Kinderdok, ich bin Arzt. Und ich habe ein Schriftbildproblem.«

Das gehört zu unserem Berufsstand. Fragen Sie mal einen Apotheker oder eine MFA. Ich habe keine Ahnung, warum das so ist. Das ständige Schreiben sollte eigentlich die Schriftzüge vereinheitlichen, harmonisieren, das ist bestimmt auch der Fall, doch es führt vor allen Dingen dazu, dass das Geschreibe von Ärzten zu Wellenlinien eines EKG-Monitors mutiert. Wir Kollegen sind da noch im Vorteil, weil wir vermuten können, was der andere gemeint hat. Auch die Angestellten in den Apotheken haben die überschaubare Auswahl der Roten Liste, mit der sie die Hieroglyphen vergleichen und entziffern können.

Wenn ich nach dem Urlaub oder dem Wochenende die Vertretungsscheine der anderen Kinderärzte erhalte, dann reicht der Blick auf den Namen meiner Patienten, und ich weiß in den meisten Fällen bereits, warum sie beim Vertretungsarzt waren. Maren-Jolyn Winter hat immer mit den Ohren zu kämpfen, also auch am Wochenende, und der zweijährige Randolf Meiers wird prinzipiell am Feiertag vorgestellt – immer mit einem Asthmaanfall. Genau wie die Zwillinge Manufi grundsätzlich ihre Magen-Darm-Grippe ausleben, wenn wir unseren freien Nachmittag haben. Gibt es dann noch etwas Ungeklärtes, lassen sich zumindest die gängigen Krankheiten aus dem verordneten Medikament schließen. Den eigentlichen Text zur Untersuchung muss man also nicht notwendigerweise entziffern können.

Anders bei den Karteikarten meines Vorgängers. Hier muss ich wissen, was da wirklich steht, denn es könnte sich um essenzielle Informationen handeln. Hier beginnt die wirkliche Dechiffrierarbeit.

Maße und Gewicht und Temperatur lassen sich gut erkennen, denn Zahlen sind nie ein Problem, aber fehlende Maßeinheiten können die Sache schon erschweren. Üblicherweise schreibt ein Kinderarzt die Maße in der Reihenfolge »Gewicht, Größe, Kopfumfang« auf, verbunden durch zwei Quer- oder Gedankenstriche. Nicht so bei meinem Kollegen. Der hatte sein eigenes System – zuerst die aktuelle Länge und das Gewicht, dann die Temperatur (warum denn bloß?), schließlich der Kopfumfang und stets das Geburtsgewicht am Ende, immer die gleiche Reihenfolge und ohne Maßeinheiten. Das zu erkennen, brauchte eine gewisse Zeit, da sich Kopfumfang und Temperatur schon einmal im gleichen Zahlenraum bewegen können, nämlich zwischen 36 und 40.

Da stand dann: 23/7/92 M heiß, Erb, Du, 2d – KUB ok, RAWA rot, Ab weich, 78/9,5/39/44/3600, Rp Perent + Vmx.

Das waren dann die Tage der fröhlichen Rebusrätselei bei Windstärke acht, denn genau so sahen die Buchstaben mit Wellenschaumkrönchen auf hoher See mit unbekannten Abkürzungen aus. Deshalb fürchtete ich lange nichts so sehr wie den Satz übernommener Patienten: »Das steht doch alles in meiner Akte.«

Suchen wir beispielsweise in einer Papp-Karteikarte einer Vierzehnjährigen, ob und wann sie zum Beispiel die Windpocken hatte. Eine häufige Frage und nicht ganz unwichtig, wenn die erste Pubertätsakne präsentiert wird. Mein »Vorgänger-Karteikarten-Sonar« stellt sich also empfindlich auf das Kürzel »Wp« ein, denn mehr wurde hierzu nicht eingetragen. Vor Jahren war die Diagnose nicht so problematisch, jeder hatte die Windpocken durchlebt, aber heute – nach Einführung der Impfung – gibt es genug kleine Patienten, die die Varizellen noch nicht hatten. In der Konsequenz wird mehr danach gefragt und mehr danach gesucht.

Eine Vierzehnjährige hat sicherlich fünf oder sechs Karteikartenpappen, alle ineinandergesteckt, die alten schon fadenscheinig, die neuen knochenhart gefalzt und ausgebeult von manchem Krankenhausbericht oder Laborergebnis. Der Kollege schrieb mit kleiner enger EKG-Wellen-Handschrift, erst in den späteren Jahren hatte er (oder die ewig suchende Arzthelferin) die Erkenntnis, dass es Sinn mache, manche Dinge, zum Beispiel eine durchgemachte Windpockenerkrankung, farbig hervorzuheben. Für die Eltern dieser Vierzehnjährigen aber zu spät.

Ich lasse zuerst meine MFA suchen, doch die gibt sehr schnell auf, siehe Hieroglyphenentzifferung, die nur unter Kollegen funktioniert. Also landet die Karteikarte zwischen zwei Patientenzimmern wieder vor meiner Nase. Ich scanne und finde nach einer halben Stunde unter »12/12/98« das Kürzel »Wp« – welch Glück – doch begleitet von dem Kürzel »ag« – so ein Pech – und außerdem der Diagnose »dermatitis parentes«; »ag« bedeutet »ausgeschlossen« und »dermatitis parentes«, dass der Kollege den präsentierten Pickelchen im Jahre 1998 nicht den Status einer kategorisierbaren Krankheit einräumte, sondern dass alleine die Eltern die Pünktchen als solche anerkannten. Eine Hautentzündung in den Augen der Eltern. Nach den echten »Wp« habe ich nebenbei bemerkt umsonst gesucht.

Ach ja: »23/7/92 M heiß, Erb, Du, 2d – KUB ok, RAWA rot, Ab weich, 78/9,5/39/44/3600, Rp Perent + Vmx« bedeutete, dass nach Aussagen der Mutter das Kind sich »heiß« anfühlte, es erbrochen habe und Durchfall hatte, bereits seit zwei Tagen. In der Untersuchung fand sich nichts Besonderes, denn der körperliche Untersuchungsbefund »KUB« war in Ordnung, nur die Rachenwand »RAWA« rot, das Abdomen, also die Bauchdecke, tastete sich weich. Und die Maße, na ja wie geschrieben, kaum deutbar, immerhin hatte das Kind Fieber von 39 Grad, das ist eindeutig. Der Kollege verschrieb Hefekapseln und ein Antiemetikum – ein Klassiker der Kombinationsbehandlung bei Magen-Darm-Grippe in den vergangenen Zeiten.

Ich boote immer noch die Hardware. Computer. Bildschirme. Drucker. Faxgerät und Scanner. Das braucht alles seine Zeit.

Jedes Mal, wenn ich zuerst in der Praxis erscheine, bewundere ich meine Arzthelferinnen, wie viel Arbeit es vor der Arbeit gibt. Alles wird einmal zur Routine, sicher, aber wann und wie schnell? Meine Helferinnen arbeiten schon lange in der Praxis zusammen, und sie wechseln sich ab mit der Morgenroutine. Für mich ist es wie stets das Neue. Irgendetwas mache ich immer falsch.

»Chef, aber den PC im Laborzimmer haben Sie nicht hochgefahren oder?«, tönt es aus einer Ecke am Morgen.

»Äh, nein«, gebe ich kleinlaut zu.

»Soll ich besser noch mal alle durchschauen?«

»Äh, ja, vielleicht?«

Auch das Lüften birgt so manche Fehlerquellen, da es in einer bestimmten Reihenfolge vonstattengehen muss, genauso wie das Öffnen und Schließen von Außentüre, Innentüre, Hintertüre und Isolationszimmer. Das Wartezimmer muss so und so aussehen und die Anmeldung ebenso. Ganz zu schweigen von der Arbeitsstelle Nummer zwei nach der Anmeldung, dem Labor, oder dem einzigen echten Rückzugsgebiet der Helferinnen, dem

Personalraum. Plätze, an denen sich der Chef selten aufzuhalten hat, und die er – bitte schön – auch nicht verändern sollte.

»Ist es nicht geschickter, die Überweisungsscheine neben dem Drucker zu lagern?«

»Nein, Chef. Sie lagern schon immer neben dem Kartenlesegerät.«

»Und wieso?«

»Weil das der zweite Griff ist, wenn jemand nach einer Überweisung fragt.«

»Ja, aber, die anderen Formulare …«

»Nein, Chef«, die Helferin bewegt sich nun schon zwischen geduldiger Zurechtweisung und ungeduldiger Verweigerung der geplanten Änderung. Ein »Weg hier!« käme der Stimmung noch am nächsten, aber das verkneifen sie sich. Schließlich darf auch der Chef Änderungen im Tagesgeschehen einbringen. Man muss sie nur nicht gleich befolgen.

»Darf ich was zu den Geräten im Labor sagen?«

»Klar, Chef.«

»Wäre es nicht besser, die Pipetten fürs Mikroskop so zu stellen, dass man nur noch mit der linken Hand greifen kann und …«

– – –

»Ist das zu wenig verständlich?«

»Nein, schon klar, Chef …«

»Also eher nicht?«

»Chef?«

»Sollen wir alles so lassen?«

»Ja, Chef.«

Ich bin schon still.

Verwundert bin ich stets aufs Neue über die vorbereiteten Blutabnahmen. Die MFA des Vorabends – auch so eine verantwortungsvolle Aufgabe: das Aufräumen und Abschließen der Praxis – richtet die Tabletts mit den Röhrchen für die Blutabnahmen des nächsten Morgens. Bei einem Säugling braucht man dieses Besteck, bei einem Kleinkind jenes, wieder ein anderes beim Schulkind und beim beinahe erwachsenen Jugendlichen ein viertes. Da gibt es Butterflys und Kanülen, da gibt es Vacutainer und Bajonettsysteme. Nimmt die MFA das Blut ab, benötigt sie anderes Material als der Doktor oder sein Vertreter, der im Dienst oder im Urlaub aushilft. Die einen nehmen lieber komplett in einer Spritze ab und füllen dann um – zugegebenermaßen eine ziemliche Sauerei und im Aids-Zeitalter nicht mehr tragbar –, andere räumen sich das Tablett mit allen Röhrchenvarianten voll, die das Labor so hergibt. Rote für das Blutbild, grüne für die Gerinnungswerte, orangene für Serumwerte und gelbe für das Vollblut, lilafarbene für die Blutsenkung und graue für die Chromosomenanalysen. Da die Arzthelferin in der Regel nicht weiß, welche Blutwerte ihr Chef nun gerne bei dem Kind wünscht, werden besser so viele Röhrchen gerichtet, wie auf das Tablett überhaupt draufgehen. Denn die goldene Regel der Blutabnahme lautet: Es ist immer ein Röhrchen zu wenig gerichtet. Und: Der Doktor sticht immer zweimal, wenn nur eine Kanüle zu finden ist. Das müssen die Helferinnen alles wissen. Verblüffend, dass so etwas nirgendwo schriftlich fixiert ist und trotzdem funktioniert. Aber so funktioniert eine Praxis nicht, kein Unternehmen, kein Routineablauf. Das sind die Kerben und Maserungen des Teams, des Tagesablaufes, die so individuell über die Jahre gewachsen sind, dass sie niemand in einer anderen Praxis wiedererkennen könnte. Das ist etwas, was man durch wiederholtes Tun kennenlernen muss.

Auf dem breiten Tisch im Labor liegen vier Tabletts, versehen mit Namen, bestückt mit Röhrchen, dazu die entsprechenden Systeme für die arbeitenden Vampire. Heute sieht es ganz einfach und übersichtlich aus: Drei Tabletts für mich, zwei Säuglinge und ein Vierjähriger, und ein Tablett für Tülay, die heute Morgen zur Arbeit kommen wird und in unserer Praxis allen Jugendlichen das Blut abnimmt. Nicht, dass die anderen sich nicht trauen würden, aber Tülay hat die beste Trefferquote. Und ich bin froh, wenn mir die Arbeit abgenommen wird.

Sie benutzt immer Butterflys, was ihr angeblich die Jugendlichen jedes Mal aufs Neue danken, weil »die so viel weniger wehtun, als wenn der Dokter mir seine dicke Spritze in den Arm jagt«. Na gut.

Auf meinen Tabletts liegen nur gelbe Kanülen, ich zapfe Blut immer nach der tradierten pädiatrischen Art ab: Der Konus der Kanüle wird gebogen und abgebrochen. Dann sticht der Arzt die Nadel in Haut und Vene. Das Blut sprudelt – so bleibt es zu hoffen – am abgebrochenen Ende heraus und füllt die darunter-geschobenen Röhrchen. Eine echte Sauerei. Die gleiche Menge Blut geht auf den Boden oder die Untersuchungsliege. Während man sich gleichzeitig auf das Zielen ins Röhrchen, die Tropf-geschwindigkeit des Blutes, die richtige Stauung im ausgestreck-ten Arm des Kindes und das weinende Kind konzentrieren muss, hat man wenig Steuerungsmöglichkeiten über den Blutfluss. Per-fektes Multitasking, dabei darf man noch beruhigende Worte mit dem Patienten sprechen, obwohl man in diesem Moment das verkörperte Böse ist, und den anwesenden Eltern erklären, wa-rum man ihr liebstes Ding auf Erden anbohrt.

Es gibt kaum etwas Anspruchsvolleres, als einer Mutter zu er-klären, welche Bedeutung nun der Harnstoffwert für den Nieren-stoffwechsel hat, während im gleichen Moment ihr Kind um sich schlägt und der Auszubildenden den entscheidenden Arm ent-reißt, an dem der Doktor und die Kanüle hängen.

Das Blutabnehmen bei Kinder ist eine künstlerische Tätigkeit. Bei Erwachsenen kann das fast jeder. Kinder wehren sich – ver-ständlich. Sie pfeifen auf gutes Zureden – nachvollziehbar. Und die Bemühungen von Gummibärchen vorneweg oder hintennach, betäubenden Hautsalben und Ablenkungen verpuffen genauso schnell, wie der Doktor die Nadel setzt.

In den seltensten Fällen nimmt man Blut in der Ellenbeuge ab. Viel eher zapft man am Handrücken (sehr beliebt), am Hand-gelenk (*vena basilica* – ganz großes Kino), auch mal oberhalb des Handgelenkes (*vena cephalica* – die Anästhesistenvene), in der Verzweiflung auch mal am Fuß oder (nur bei Säuglingen) am Kopf.

Wichtig ist die Hilfe bei Blutabnahmen. Eine superkom-petente MFA, die weiß, in welchen Momenten sie das Kind wie halten muss, die dabei noch beruhigend spricht und gleichzeitig auf die gelegentlich geschnauzten oder auch nur leise geraunten

Anweisungen des Doktors achtet, ist eine Perle des Multitaskings und damit unabdingbar. Bei Säuglingen muss das Halten des Armes gleichzeitig eine Staufunktion der Venen bewirken, auch das will gelernt sein. Ein Zuviel lässt den Blutfluss stocken (zu wenig arterieller Nachfluss), ein Zuwenig ebenso (zu wenig venöse Stauung, und das Risiko, dass der kleine Patient plötzlich mit der Nadel in der Hand umherwedelt).

Eltern gibt es in diesem Szenario auch. Dank sei denen, die ruhig und liebevoll mit ihrem Kind reden, egal ob Neugeborenes oder Schulkind. Toll sind auch die, die ablenken, singen, zu Hause schon vorbereiten auf die gemeine Prozedur. Und jene, die wirklich trösten können, ohne zu bejammern oder zu bedauern. Gerne auch die, welche selbst eine Träne zerdrücken und dabei authentisch bleiben.

Blutabnahmen. Es gibt Schöneres in der Kinderheilkunde, ich gestehe. Bei jedem Kind, das morgens dafür ansteht, habe ich trotz Jahren der Übung ein Grimmen im Bauch. Ich mache es nicht gern. Ich vertraue meinen Fähigkeiten, und Kinderärzten gelingt es oft, Blut zu finden, wo man weit und breit nichts sehen kann, die Anatomie ist doch bei allen mehr oder weniger gleich. Aber zu tief sitzen die Erfahrungen der Krankenhauszeit, in der man kleinlaut die Kollegin zu Hilfe holen musste, um die Prozedur zu übernehmen. Man war erst erfahren und groß, nachdem man einmal selbst hinzugezogen wurde.

Es gab Zeiten in der Klinik, vor allem als Rookie und Anfänger, da beschäftigte mich das Thema so sehr, dass es mich bis nach Hause verfolgte. Wenn mein Jüngster ins elterliche Bett gekrochen kam, um allgemein kundzutun, dass das Tagwerk nun beginne, ertappte ich mich mitunter am Sonntagmorgen, dass mein erster Blick und Gedanke auf seine kleine Hand und ihre markante *vena basilica* fiel und … wie toll man da eine Viggo legen könnte. Wenn das nicht zu denken gibt?

Herr und Frau Fritsche stehen gemeinsam Torben-Maik bei, als er eine Viertelstunde später zum Blutzapfen erscheint. Inzwischen sind alle Medizinischen Fachangestellten eingetroffen, haben die Vorbereitungen des Chefs kontrolliert und an entscheidenden Stellen korrigiert und die Praxis zum Summen gebracht. Sogar die Auszubildende ist heute pünktlich. Ein guter Tag.

Ich hatte mich mit den Eltern vor einer Woche darüber ausgetauscht, wie sinnvoll es sei, einfach »mal so« bei ihrem Sohn nach Blutwerten zu fahnden:

»Schließlich haben wir noch nie bei ihm Blut abgenommen«, sagt Frau Fritsche, »und immerhin ist er schon vier!«

»Spielt das eine Rolle?«, frage ich, schon etwas enerviert von der Diskussion. Tagtäglich fragen Eltern, ob man nicht »mal eben« bei ihrem Kind Blut abnehmen könnte.

»Na ja, bei der Tochter meiner Nachbarin wurde schon dreimal Blut abgenommen, und die ist ungefähr im gleichen Alter.«

»… die ist drei«, ergänzt ihr Mann von der Seite.

»Die ist drei! Sehen Sie!«, sagt Frau Fritsche, als sei das Alter maßgeblich für die Menge an Blut, welches man bis zu diesem Zeitpunkt im Labor abzuliefern habe. Ich schaue von Vater zu Mutter und dann zu Torben-Maik, der zum vierten Mal ein einfaches Steckpuzzle umkippt und wieder zusammensetzt. Donald Duck geht angeln im Geldspeicher seines reichen Onkels Dagobert. Eines der sechzehn Teile fehlt. Torben-Maik hat sich bereits dreimal darüber beschwert.

»Herr Dokter, er ist in letzter Zeit immer so anfällig«, beklagt sich Frau Fritsche.

»Er ist aber auch seit einem halben Jahr im Kindergarten«, gebe ich zurück. »Da bekommen viele Kinder erst einmal eine ordentliche Menge Infekte ab.«

»Aber seit dem November rotzt er nun in einer Tour. Dann letzten Monat diese Ohrenentzündung, letzte Woche die Darmgrippe, irgendwoher muss das doch kommen.«

»Sicher von den anderen Kindergartenkindern«, bemerke ich trocken. »Woher wohl sonst?« Aber ich lenke ein. Schließlich nehme man die Bedenken der Eltern ernst.

»Ich verstehe ja Ihre Sorge. Hat er denn schon einmal eine schwere Entzündung gehabt, Lunge? Hirnhaut? Blase?«

Ich fahre die abschreckenden Beispiele auf und hinterfrage

zugleich die *red flags* der insuffizienten Immunabwehr, wie es uns stets die Leitlinien predigen. »Oder mal im Krankenhaus gewesen? Längere Zeit? Knochenentzündungen?« Die hatte ich noch vergessen.

»Nein, nein, wo denken Sie hin«, sagt Frau Fritsche. »Der ist doch immer kerngesund gewesen, das macht uns ja so stutzig. Und jetzt das.«

Damit meint sie wieder die zwei oder drei »Minorinfekte« des Winterhalbjahres, die ihren Sohn heimgesucht haben, spricht aber davon, als handele es sich um die Kardinalsymptome einer Immunschwächekrankheit schlechthin.

»Meine Tante hat auch einmal so angefangen über den Winter und dann kam diese Blässe«, ergänzt ihr Ehemann. Er hat sich dazu etwas über den Tisch geneigt, damit er seine Stimme absenken kann, »und im April war sie tot.«

Voller Konspiration schützte er die Ohren Torben-Maiks vor der Krankheitsgeschichte der Familie. Der könnte aber vermutlich eh nichts mit Tante Irmgard und ihrem plötzlichen Ableben vor einigen Jahren anfangen. Ich versuche, nicht zu schmunzeln, sondern setze nur ein beruhigendes Lächeln auf. »Man muss doch nicht immer gleich vom Schlimmsten ausgehen.«

»Nein«, wieder Frau Fritsche. »Natürlich nicht, aber einmal Blutabnehmen schadet doch auch nichts, oder?«

»Sagen Sie. Wehtun wird es auf jeden Fall.«

Ich halte das für eine wichtiges Argument: Immerhin möchte ich mit meinen Patienten in Zukunft noch gut auskommen. Und eine Blutabnahme kann das empfindliche Arzt-Patient-Verhältnis dauerhaft negativ beeinflussen.

Unfair, wie ich bin, kehre ich den Expertenstatus heraus: »Was soll ich denn untersuchen?«

»Das weiß ich doch nicht, Sie sind doch der Arzt, oder?« Frau Fritsche stemmt die Hände in die Seiten. »Na, so 'n Blutbild und eine Senkung, oder so.« Immerhin war sie nicht um eine Antwort verlegen. Und Blutbild nebst Blutsenkung ist in aller Munde, da wird das wohl ganz richtig sein. Sicher hat das auch die Dreijährige von nebenan bekommen.

»Er ist auch immer so blass«, Herr Fritsche ist immer noch in seiner Verschwörerposition und zeigt mit einem Kopfnicken auf seinen Sohn. »Das kommt doch auch nicht von ungefähr.« Seine Stimme wird noch leiser. Er denkt immer noch an seine Großtante.

»Finden Sie, dass er blass aussieht?«, frage ich und schaue mit einem taxierenden Blick auf Torben-Maik. Puzzle, das fünfte.

»Es fehlt ein Teil, Mama … Mama!«

»Ja, Torben-Maik, jetzt nicht«, ruft die Mutter ihm zu, ohne sich zu ihm umzusehen. Schließlich geht es hier um seine aktuelle Gesundheit und nicht um Donald Duck.

Ich stehe auf und schlendere um meinen Schreibtisch herum zu dem kleinen Tisch, an dem Torben-Maik sein Puzzle zusammenlegt. Er sieht mich kommen, blickt unsicher zu seinen Eltern hin, dann wieder zu mir. Ich grinse nur, erwische ein Puzzleteil und stecke es schnell an die richtige Stelle. Er strahlt mich an, nicht wissend, dass ich das Puzzle so gut kenne wie die Fernbedienung meines Fernsehers zu Hause. Da müsste ich auch nicht hinsehen, wenn ich ein anderes Programm einschalten wollte.

»Ich guck mal kurz, alles klar?«, sage ich zu dem Jungen. Das Erteilen der Erlaubnis spare ich mir aber, wozu auch? Ich ziehe vorsichtig und kurz seine Unterlider runter, rosa, presse das Nagelbett an den Zeigefingern, dass kurz das Blut entweicht und sie sich wieder füllen kann, rosa, und schaue mir seine Lippen an, rot, gut abgrenzbar.

»Eigentlich keine Anzeichen für eine Anämie«, sage ich.

»Eine was?«

»Eine Blutarmut.«

»Aha.«

»Wäre ein Grund für Blässe und auch für wiederholte Infekte«, sage ich.

Herr Fritsche nickt heftig. »Wie bei meiner Tante.«

»Na ja, mag schon sein«, sage ich. »Aber wie gesagt …«

Seine Frau ist da schon praktischer veranlagt und schiebt noch ein entscheidendes Argument hinterher: »Der isst ja auch so wenig.«

Ja, sicher. Als hätte ich es erwartet.

Jede Woche fragen sicherlich zwei oder drei Eltern, ob man bei ihrem Kind nicht Blut abnehmen könne. Manchmal erscheint es schon fast wie eine Familientradition, Blutabnahmen zu sammeln, Werte zu vergleichen und zu wetteifern, wer nun wie oft beim Arzt war, um Blut zu lassen, ja ganze Bevölkerungsgruppen lassen sich offenbar darin unterscheiden, wie häufig Blutabnahmen gewünscht werden. In Russland scheint es üblich zu sein, das mindestens einmal im Jahr zu machen, in Italien geht es immer um die Anämie – meist die thalassämische, eine angeborene Erkrankung des Blutfarbstoffes, die bei den Italienern tatsächlich sehr verbreitet ist und über Generationen hinweg vererbt werden kann –, während die Griechen und Spanier stets nach der Blutgruppe fragen. Deutsche Familien sorgen sich um mangelnde Vitaminversorgung, hier steht »vielleicht fehlt ihm was« im Sinne von »vielleicht braucht er was« ganz oben, und Familien aus Übersee fragen nur, was es kostet.

Da Eltern aber doch meist einen ganz guten Instinkt haben, was ihre Kleinen betrifft, frage ich geduldig nach.

»Was bedeutet denn schlecht essen?«

Eine einfache offene Frage. Bei meiner Oma bedeutete schlecht essen, dass die Kartoffel unter den Tisch fiel, bei meiner Großtante, dass die Kindchen nicht den Teller leer aßen, bei meiner Mutter, wenn wir nur einseitig den Kartoffelbrei und den Hackbraten verspeisten, die Möhrchen aber links liegen ließen.

»Der trinkt ja noch vier Flaschen Milch am Tag!«, platzt es aus der Mutter heraus, und im nächsten Moment wird ihr bewusst, dass das nicht nur an ihrem Sohn liegt.

»Ah, okay.« Das ist doch mal eine Aussage. »Normale Milch?«

»Nein, noch die Pre.« Also die Anfangsmilch des Säuglings. Ich überschlage. Vier Flaschen bedeuten in diesem Alter sicher einen satten Liter Babymilch, und in der Summe knapp siebenhundert Kalorien pro Tag. Dafür ist das Bobele erstaunlich schlank, auch wenn ich nach dieser neuen Information zwei oder drei Fettrollen unter dem T-Shirt zu erkennen glaube.

Doch das Problem ist ein anderes: Wenn ein Kind in diesem

Alter noch so viel Milch zu sich nimmt, verdrängen die Milchmoleküle – einfach ausgedrückt – die Eisentransporter in der Darmschleimhaut. Vitamin C fördert hingegen die Eisenaufnahme, doch Kinder mit viel Milchgenuss vermeiden wegen fehlendem Appetit das gesunde vitaminreiche Obst und Gemüse. Die Folge ist eine Mangelversorgung mit Eisen im Körper, was man vor allem für den Aufbau von Blutfarbstoff, dem Hämoglobin, benötigt, ergo rutschen die Kinder tatsächlich in eine Eisenmangelanämie, die wiederum den Organismus anfälliger für Infekte machen kann. Milchbubis eben. Wie nach dem Krieg, als es nur Milch zu trinken gab.

»Mama?«

»Was denn jetzt, Torben-Maik?«

»Mama! Hier fehlt ein Stück Putzel«, sagt der plötzlich sehr blasse Junge.

Wir entschließen uns also doch zu einer Blutabnahme, drei Tage später. Nun erscheinen Herr und Frau Fritsche blasser als ihr Junge, der erwartungsvoll und etwas ängstlich in die Runde blickt. Ich bitte die Eltern, ihren Sohn auf die Untersuchungsliege zu legen. Ab einem gewissen Alter mache ich das selbst, aber bei einem Vierjährigen kann jede verfrühte Berührung mit dem Arzt ungünstig sein.

»Geht's auch im Sitzen?«, fragt Frau Fritsche und zieht Torben-Maik auf ihren Schoß, ohne meine Antwort abzuwarten. Spitze. Wie meine zwölfjährige Tochter. Die fragt auch immer, ob sie meine T-Shirts zum Schlafen anziehen kann. Leider erst am Morgen danach, wenn ich sie damit im Bad erwische.

»Nein, leider nicht«, ich schüttele den Kopf. »Zu wenig Chance zum Festhalten.«

»Gelt, Torben-Maik, du hältst ganz still?«, fragt Frau Fritsche, und ohne sein irritiertes Gesicht zu deuten: »Macht er.«

»Seine Fingernägel schneiden wir auch immer so«, lässt sich ihr Ehemann aus dem Hintergrund vernehmen. Er hat sich neben die Untersuchungsliege, noch hinter den Wickeltisch zurückgezogen.

»Ja, das glaube ich«, sage ich. »Wunderbar. Aber heute nehmen wir Blut ab.«

Als ob das eine ganz neue Information sei, schaut mich Frau Fritsche erschrocken an. »Müssen Sie das so direkt sagen?«

»Wieso? Das haben Sie doch mit ihm besprochen, oder?«

»Ja, schon, dass es wehtut und so. Aber von Blut war nicht die Rede.«

Na gut, wenn es darum geht. Torben-Maik wird sich mehr an der Spritze stören als an dem fließenden Blut. Das stört nur die Eltern. Herr Fritsche ist blass um die Nase.

»Können denn hier alle Blut sehen?«, frage ich locker in die Runde. Katja trägt gerade das Blutabnahmegedöns herein und grinst in sich hinein.

»Ja, sicher«, sagt Frau Fritsche und ihr Mann brummt ein »Wird schon gehen.«

Torben-Maik schaut ungerührt von seinen Eltern zu mir und zurück, schätzt die Gefahr des Tabletts ein, das da nun auf dem kleinen Tischchen neben der Untersuchungsliege steht, die durchsichtigen Röhrchen mit den farbigen Kappen, die ominösen Stifte und Wattetupferchen. Im Zweifelsfall bedeuten solche Dinge beim Arzt nichts Gutes. Denn was kennt er? Die seltsamen Pikse in den Arm, da hat auch immer jemand, meist seine Mutter, etwas erzählt von »geht ganz schnell« und »alles halb so schlimm«. Die Erinnerungen produzieren ein paar Schwimmseen um die Augen. Die Impfungen sind schon ein wenig her, vielleicht bekam er nochmals eine Auffrischung zwischenrein, vielleicht. Wenn ich Glück habe, hat er bei seiner Oma schon mal ein Insulinspritzchen gesehen, wenn ich Pech habe, wurde er von seinen Eltern nicht einmal richtig informiert. Aber die Diskussion, dass Kinder vor einer Blutabnahme oder Impfung oder sonst einem schmerzhaften Eingriff ausreichend vorbereitet werden, führe ich jetzt nicht. Dazu ist alles schon zu weit fortgeschritten. Katja rettet mich.

»So, du Held, jetzt legst du dich mal hierher.«

Sie greift Torben-Maik unter die Schultern, ehe er überhaupt Pieps sagen kann, und hebt ihn vom Schoß seiner Mutter herunter.

Legt ihn auf die Liege. Seine Beine schiebt sie zurück auf Mamas Schoß, die sich nicht bewegt hat. Für Entrüstung ist keine Zeit.

»Da kann dich deine Mama ein bisschen festhalten oder streicheln.« Sie nimmt Frau Fritsches Hände, nickt ihr aufmunternd zu, legt die Hände auf den Beinen des Sohnes ab und macht eine kosende Beruhigungsgeste vor. »So, okay?« Frau Fritsche sagt gar nichts mehr, sondern lässt geschehen. Ich lasse mir nichts anmerken, sondern richte derweil meine Utensilien, breche vorsichtig die Kanüle ab, da ich dem Vierjährigen am Handrücken Blut abnehmen werde: sichere Venenverhältnisse, gute Festhaltebedingungen, eine maximale Blutausbeute und eine riesige Sauerei sind gesichert.

Torben-Maik liegt inzwischen ganz entspannt auf der Liege, seine Mutter hält wie verordnet die Beine fest, Katja hat sich ans Kopfteil gesetzt und hält seinen linken Arm und staut dabei die Venen. Ich greife mir die Hand und desinfiziere kurz den Handrücken mit einem Alkoholtupfer – mehr Ritual als effektiv bei Blutabnahmen, wer wartet schon die halbe Minute Einwirkzeit ab? Da hat jedes halbwegs aktive Kleinkind zehnmal hingegriffen.

Dann nicke ich Katja wissend zu und greife mir die abgebrochene Nadel. Die Röhrchen habe ich mir bereits präpariert, geöffnet in einer Halterung platziert.

»Jetzt geht's los, Torben …«, sage ich laut und deutlich und entscheide mich für die oberflächliche Handrückenvene, die mir freundlicherweise dank Katjas Stauungsmanöver entgegenspringt.

»Ich heiße Torben-Maaaiik, Aua!«, kreischt der Vierjährige los.

Meine Ablenkung war eigentlich völlig unbeabsichtigt, aber so ist die Kraft, die er jetzt in seinen linken Unterarm schickt, nur halb so stark, wie ich befürchtet habe. Dank der erfahrenen Arzthelferin an meiner Seite schaffe ich es, seine Hand mit meiner Linken ruhig zu fixieren. Die Nadel hat die Vene getroffen und das Rote schießt in einem guten Strahl auf den Praxisboden und hinterlässt die erste Blutpfütze (Industrieparkett, speziell imprägniert, problemlos abwischbar).

Ich schnappe mir mit der rechten Hand das erste Röhrchen,

während die linke zum einen gegen Torben-Maiks Kraft anhält, zum anderen mit dem Zeigefinger versucht, mit sanftem Druck auf die Vene oberhalb der Einstichstelle den Blutfluss zu kontrollieren. Erfolglos. Also fülle ich das Röhrchen mit dem roten Verschluss, das Blutbild zuerst, immer das Wichtigste. Wenn das Blut plötzlich versiegen sollte, und damit muss man immer rechnen, kann man den Eltern wenigstens ein Blutbild präsentieren, das reicht aus.

»Oh, oh, oh mein Schatzi«, ertönt es zu meiner Linken. Ich riskiere einen Blick, ohne die Kontrolle über die Blutabnahme zu verlieren, ein schwieriges Unterfangen.

»Alles klar, Frau Fritsche?«, frage ich kurz.

Aber sie interessiert sich gar nicht für meine heroische Blutabnahme oder ihren weinenden Sohn. Sie hält ihre Hand vor den offenen Mund, die Augen weit geöffnet. Ihr Blick ist auf einen Punkt hinter mir gerichtet, und ich ahne, warum. Ein lautes Krachen ertönt, eine dumpfe … ja, nennen wir sie … Masse geht geräuschvoll zu Boden.

Torben-Maik verstummt abrupt, schaut in dieselbe Richtung wie seine Mutter, was ihm leider nur dann erfolgreich gelingt, wenn er den Oberkörper halb erhebt. Das wiederum erschwert meine Blutabnahme. Seine verweinten Augen sind nun genauso weit geöffnet wie die seiner Mutter, er versucht an mir vorbei nach hinten zu schielen. Katja drückt ihn sanft zurück auf die Liege, ich spüre ihren fragenden Blick. Leider kann ich nicht hinsehen, sondern konzentriere mich weiter auf die Blutfontäne aus der Hand des Jungen. Ich wechsle schnell das Röhrchen Nummer zwei in das letzte Serumröhrchen um. Das wird das größte sein und mir ein wenig Zeit verschaffen.

Ich werfe einen Blick über meine linke Schulter, und klar: Herr Fritsche ist, so blass wie sein Sohn und seine Großtante zusammen, in der Ecke neben dem Wickeltisch zu Boden gegangen. Genau da steht zu seinem Glück ein kleiner roter Kinderstuhl mit kitschigen Kätzchenaufklebern. Sein schwerer Körper findet darin verblüffend, aber ausreichend Halt, das Stühlchen knarzt nur ein wenig. Herrn Fritsches Augen haben sich bereits wieder einen Spaltbreit geöffnet, sein irritierter Blick signalisiert, wie weggetreten er eben war.

»Alles klar dahinten?«, rufe ich ihm zu. Die Reaktion des Vaters kann ich nicht sehen, aber seine Frau schaut stattdessen entrüstet zu mir hin.

»Machen Sie da jetzt nichts?«

Ich halte die Hand ihres Sohnes, der still vor sich hin weint. Das letzte Röhrchen ist voll. Während ich es vorsichtig in die Halterung zurückschiebe und zu den trockenen Tupfern greife, sage ich: »Ich glaub, Ihr Mann ist schon wieder bei uns …« Und lauter über die Schulter: »Oder, Herr Fritsche?«

Ich ziehe den Kanülenrest aus der Vene und drücke mit dem Tupfer auf den Handrücken. Gleichzeitig übernimmt Katja die Hand und zieht den Arm zu sich ran. Torben-Maik registriert, dass ich fertig bin, und setzt noch einmal lauter zum Weinen an.

»Ich glaube, hier braucht eher jemand Trost«, sage ich zu Frau Fritsche und deute mit einem Kopfnicken auf ihren Sohn, denn sie ist immer noch vereinnahmt von dem Niedergang ihres Mannes. Dann nehme ich mir das Blutabnahmetablett und stelle es auf den Tisch hinter mir, weg von den Eltern und ihrem Sohn. Nichts wäre jetzt katastrophaler, als wenn die kostbaren Blutröhrchen am Ende umfallen würden. Alles schon passiert.

»Alles super gemacht«, sagt Katja und meint ihren Patienten, klopft ihm anerkennend auf die Schulter, was ihr ein trauriges Kopfnicken einbringt.

»Möchtest du ein Käpt'n-Sharky-Pflaster oder lieber Micky Maus?« Sie kramt von irgendwoher eine Auswahl an bunten Pflastern hervor. »Sh… Sharky«, schluchzt Torben-Maik und zeigt auf ein blaues. Seine Mutter hat ihn inzwischen in die Arme genommen und spricht ein paar beruhigende Worte. Wenigstens hier funktioniert die Rettung. Ich drehe mich endlich pflichtbewusst zu Herrn Fritsche und rolle mit meinem Untersuchungsstuhl an seine Seite. Er sitzt schwer atmend noch immer auf dem Katzenstühlchen, eine Haarsträhne klebt ihm auf der Stirn, seine Brille ist etwas verrutscht. Mit dem Daumen knibbelt er an einem der Aufkleber herum.

»… ist mir noch nie passiert«, murmelt er vor sich hin.
»… noch nie. Wirklich.«

Ich lege ihm eine Hand auf die Schulter und schaue ihm in die Augen.

»Aber jetzt wieder alles gut?«

»Jajaja …«, er winkt ab. »Noch nie passiert. Ist mir noch nie passiert.«

»Mir schon. Da sind Sie nicht der erste Papa …«, ich schaue auf seine Frau, »oder die erste Mama, die hier schwächelt. Das ist schon in Ordnung. Beim nächsten Mal sind Sie schlauer und warten wohl besser draußen.«

Er nickt und erhebt sich vorsichtig. Er setzt schwankend einen Fuß vor den anderen und lässt sich neben seinen Sohn auf der Liege nieder. Ein Bild fürs Familienalbum: der blasse Vater neben seinem erhitzten, jetzt gut geröteten Sohn, der bereits die ganze Blutabnahme vergessen hat und lieber seinen Käpt'n Sharky genauestens inspiziert.

Als Nächstes hält Katja Torben-Maik die Praxisschatzkiste unter die Nase mit ausreichend Tand zur Belohnung tapferer Patienten: Tattoos, Aufkleber, kleine Autos und Murmeln, Pixibücher und undefinierbare Stofftiere mit kleinen Schlüsselringen am Rücken. Ich grinse, nicke der noch ansprechbaren Mutter zu und verkünde: »Die Werte haben wir bestimmt in ein oder zwei Tagen, vielleicht rufen Sie dann kurz an? Oder wir melden uns.«

Frau Fritsche schaut betreten auf ihre beiden Männer und nickt zurück. »Alles klar, ich rufe dann an.«

Dann klopft sie ihrem Sohn auf die Knie, strubbelt ihm liebevoll durch die Haare und sagt: »Und du hast dir auf jeden Fall eine großes Eis verdient. Erdbeere? Zitrone oder Schlumpfeis?«

»Schlumpfeis!«, kräht Torben-Maik und streckt ein Hot-Wheels-Polizeiauto als Trophäe in die Höhe. »Zwei Kugeln!«

Der Vater bekommt sicher nur eine.

Dann Blutabnahme zwei und drei: Butterfly-System, schlankes Mädchen, gute Venen, alles prima. Der Säugling ist eine größere Herausforderung, aber auch bei Jasmin, der viermonatigen

Schönheit mit den blonden Löckchen konnte ich an der rechten Hand einen Treffer setzen und die Blutröhrchen füllen.

Jasmin ist ein Frühchen, acht Wochen vor der Zeit aus dem Nest gefallen. Wir kontrollieren am heutigen Tag den Hämoglobinwert, da viele Frühchen einen latenten Eisenmangel haben, den man mit Tropfen substituiert, bis die Reserven wieder aufgefüllt sind. Ihre Handrücken sind noch vernarbt von den vielen Einstichen während des Krankenhausaufenthaltes. Obwohl »nur« acht Wochen zu früh (für hartgesottene Neonatologen eher problemlos), musste sie vier Tage ans Beatmungsgerät und hatte in der ersten Zeit mit einer Neugeboreneninfektion zu kämpfen.

Nach zwei oder drei Wochen intensiver Behandlung auf der Frühchenstation gehen die Kinder in die Päppelphase über, in der sie nur noch das Gewicht erreichen müssen, was ihnen am Ende die Entlassung sichert. Und jede Klinik hat dabei ihre eigene magische Grenze, früher lag sie bei 2500 Gramm, inzwischen hat sie zwei Kilo erreicht, letztens ist mir gar ein Frühchen vorgestellt worden, das mit 1850 Gramm nach Hause gelassen wurde – in der rechnerisch 35. Woche, für die meisten Kinder herrscht da noch eine Unbeständigkeit in der Wärmeregulation und Nahrungsaufnahme und für die Eltern und den Kinderarzt bleibt das Risiko.

Jasmin hingegen ist propere vier Kilo schwer, sie ist in die meist effektivere Muttermilchphase eingetreten, Futter satt, wann immer Tochter und Mutter das wollen, Genügsamkeit im Alltag. Auch wenn die Kinderkrankenschwestern in den Kliniken alles dafür tun, dass es den Kindern an nichts mangelt, ist es kein Geheimnis, dass das Erholen und damit Gedeihen zu Hause stets besser funktioniert. Eine vereinzelte Blutabnahme beim Kinderarzt kann diese Mutter nicht mehr aus der Ruhe bringen.

»Nicht wahr, vielleicht ist es das letzte Mal, dass wir dich heute ärgern müssen«, sagt sie halb zu ihrer Tochter, halb zu mir gewandt.

»Ja, ich denke auch. Sie macht einen Supereindruck.«

Wie zur Antwort lächelt Jasmin ihr schönstes Vier-Monats-Kontaktlächeln und gurrt aus dem Hals heraus ihrer Mama zu und vielleicht auch ein wenig mir.

»Na, du bist aber freundlich heute Morgen«, sage ich zu ihr. »Leider muss ich dich trotzdem ärgern.«

»Das klappt schon«, sagt ihre Mutter. »Nicht wahr, meine Süße?« Sie beugt sich zu Jasmin herunter und hält ihre linke Hand, während ich mich an der rechten Hand zu schaffen mache und in die Vene steche. Jasmin, die noch ganz im Turteln mit ihrer Mutter vertieft war, hält kurz inne, aber als sie die Mundwinkel nach unten zu ziehen beginnt, reagiert ihre Mutter sofort und redet leise auf sie ein und geht dann in einen leise summenden Singsang über, der sogar mich beruhigt.

Erwartungsgemäß kommen bei einem Säugling nur wenige Blutstropfen, ich fange sie einen nach dem anderen mit den Röhrchen auf. Bei den Kleinen kann die MFA normalerweise noch viel besser assistieren, meist hat sie noch eine Hand frei, mit der sie die Röhrchen oder Tupfer anreicht.

Auch wenn das Suchen nach optimalen Blutgefäßen bei Säuglingen schwieriger ist als bei großen Kindern, zu viel Babyspeck, nehme ich daher viel lieber bei den Kleinen Blut ab als bei den anderen. Die Röhrchen sind voll, sicher abgestellt in ihrer Halterung, und die Kanüle entfernt. Das ist immer der Moment, wo die Kinder nochmals unruhig werden, sei es, weil die Anspannung bei allen Beteiligten abfällt, sei es, weil der sichere Griff von zwei Erwachsenen wegfällt und die Kinder sich wieder frei bewegen können. Die Mutter von Jasmin übergeht den Moment souverän, indem sie die Hand, an der ich vorher Blut abgenommen habe, mit dem trockenen Tupfer über der Einstichstelle übernimmt, und sich gleichzeitig ihre Tochter auf den Arm hebt. Dabei setzt sie ihren leisen einlullenden Singsang fort.

Ich möchte irgendwas sagen, aber die Mutter drückt ihr Kind nur sanft an sich, die jetzt doch anfängt, vor sich hin zu weinen, und schaut mich mit freundlich dankbaren Augen an.

»Gut gemacht, Doktor Kinderdok«, sagt sie leise.

Ich lächle.

»Danke.« Schließlich wird der Doktor danach beurteilt, wie gut er Blut abnehmen kann, oder? »Mei oh mei, der hat mir aber wieder im Arm rumgestochert. Gucken Sie mal, die Armbeuge, alles ganz blau …« So höre ich immer noch unsere Nachbarin über den Gartenzaun sich beschweren. »Der kann ja gar nichts.«

Beim letzten Säugling, ein Neugeborenes von wenigen Tagen, gelingt die Blutabnahme auch auf Anhieb. Es ist »gelb« um die Nase, das heißt, es zeigt die Symptome der Neugeborenengelbsucht, bei der das Abbauprodukt des roten Blutfarbstoffes Hämoglobin, das Bilirubin, in der Haut sichtbar wird. Ein Vorgang, der bei vielen neugeborenen Kindern vorkommt. Es gibt zu viel Hämoglobin im Blut, das abgebaut werden muss, aber die Leber arbeitet noch nicht so gut, es kommt zu einem Überangebot. Das Kind wird gelb. Das Einzige, was dagegen hilft, ist blauwelliges Licht, das den Abbau fördert. Steigt der Bilirubinspiegel über ein definiertes Maß, kann es sogar zu Schädigungen des Organismus kommen. Das ist der Grund, warum bei manchen Kindern dieser Gelbsuchtwert kontrolliert wird.

»Herr Dokter, die Hebamme hat gesagt, der Patrick-Joe sei so gelb, das kann dann wirklich gefährlich werden«, sagt die Mutter des Säuglings. Sie redet breites Fränkisch mit viel rollenden Rs. Den Namen ihres Sohnes spricht sie »Pätrick-Dscho-ho«, mit Betonung auf der englischen Aussprache.

»Wissense, sie hat auch gesagt, wenn ich weniger stillen tu und lieber mal mit der Flasch befüttern tu, dann wär's auch gar nicht so schlimm.«

Ich zucke mit den Schultern. Es gibt tatsächlich so etwas wie einen Muttermilchikterus, aber weniger zu stillen, sollte schon längst nicht mehr empfohlen werden, gerade nicht von einer Hebamme.

»Das ist nicht wirklich nötig«, sage ich daher. »Aber es stimmt schon: Gestillte Kinder sind oft gelber als andere.«

»Ich hab ja auch genug«, sagt die Mutter und … tatsächlich: sie schiebt ihre Hände unter ihre schweren Brüste und hebt sie hoch, als wolle sie ihr Gewicht abschätzen. Dazu lacht sie, ein wenig zu vulgär. Ich hebe die Augenbrauen und murmele etwas wie »die Menge alleine macht es nicht« und wende mich wieder den kleinen Blutröhrchen zu, um sie sicher zu verschließen. Bei Pätrick-Dschoho habe ich nur ein einzelnes lichtgeschütztes

Gefäß gefüllt, für den Bilirubinwert muss das reichen. Bei den ganz kleinen Kindern mache ich die Blutabnahme ganz alleine, da reicht die Hand des Arztes zum Stauen, zum Halten, zum Führen der Kinderhand.

»Jetzt warten wir mal den Wert ab«, sage ich zu der Mutter. »Wahrscheinlich krieg ich das Ergebnis schon heute Nachmittag. Ich ruf dann an.«

»Dürfen mir denn nausgehen, Herr Dokter?«

»Ja, klar, kein Problem. Ein bisschen Sonnenlicht ist bei der Neugeborenengelbsucht gar nicht schlecht.«

»Wunderbar, Herr Dokter, wunderbar. Dann kann ich mich endlich mal wieder ein wenig in die Sonne legen.«

Jetzt setzt sie die Hände oberhalb ihrer Brüste am Aufschlag der Bluse an und zieht den Stoff herunter, sodass das Dekolleté überaus sichtbar wird.

»Die Sonne darf aber ruhig ihr Patrick abbekommen«, sage ich und betone das offene A in seinem Namen. »Ist ja noch nicht sehr warm draußen, jetzt im Frühling. Da darf so ein Kleiner mit Gelbsucht schon einmal ein wenig ins Sonnenlicht.«

»Ach so … der Patrick-Joe.« Pätrick-Dschoho.

Sie erinnert sich wieder ihrer Mutterrolle.

»Dann gehen wir ein wenig spazieren, nicht wahr, mein Spreißelchen?« Sie drückt den kleinen Mann an die wogende Brust. Er war wirklich sehr tapfer bei der Blutabnahme, kaum ein Muckser. Die Neugeborenen sind dabei so überrascht, dass sie davon vielleicht gar nichts mitbekommen. Doch das ist nur eine Hoffnung der Unwissenden, denn alle, die mit Frühchen gearbeitet haben, wissen sehr wohl, wie sehr die Kleinen Schmerzen verarbeiten müssen, auch Überraschungen schützen da nicht.

Meine Aufgabe ist das Blutabnehmen, so sicher und schnell, wie ich es vermag, und die Aufgabe der Eltern: Ehrlichsein vorneweg, Ablenken und Nahesein währenddessen und das Trösten danach. Alles nicht so schwer.

Aber – hat sie gerade wirklich Spreißelchen gesagt?

»Jeder anständige heilpraktiker sagt: NICHT IMPFEN!!!!
aber wenn eine mutter kommt, die schon geimpft hat und das
bereut, macht er eben ›schadensbegrenzung‹; aber impfen mit
dem wissen, nachher wieder was ausleiten zu wollen ... ist ja
wie essen und danach auskotzen ... also entscheid dich, was du
machen willst, und steh dazu ...«

Eintrag bei den netmoms *vom 11.11.2010*

»Diese Erfolge dürfen aber nicht darüber hinwegtäuschen, dass
die oft unzureichende Wertschätzung von Impfstoffen – gerade
weil durch die Impferfolge die entsprechenden Erkrankungen
ihren Schrecken verloren haben! – sowie ungerechtfertigte
Sicherheitsbedenken bei Laien und Ärzten den bestmöglichen
Schutz aller Kinder, Jugendlichen und Erwachsenen in unserer
Bevölkerung verhindern.«

Ulrich Heininger

Von Seelenbalance und Kinderschutz: Impfungen

Impfungen beschäftigen einen Kinderarzt ab dem ersten Tag. Es
ist wichtig, eine klare Position zu beziehen, die Eltern wünschen
sich das, zu Recht, denn niemandem ist gedient, wenn der Arzt
des Vertrauens mal so oder mal so argumentiert.

Dabei sind Impfungen ein heikles Thema, nicht nur für Eltern und Kinderarzt, sondern auch für die Hebamme und die allwissende Nachbarsfrau, für Internetforen, für Berufene und weniger Berufene, Esoteriker und knallharte Schulmediziner, sogar
für A- und B-Promis (in den USA macht sich zum Beispiel Jim

Carrey stark gegen Impfungen), und nicht zuletzt sind sie ein Thema für das Kind, oder? Aber im Grunde und in letzter Konsequenz ist es eine Sache zwischen mir und den Eltern, denn sie liegt alleine in unserer Verantwortung: Arzt und Eltern müssen über das Wohl des Kindes entscheiden.

Frau Malte ist Lehrerin für Deutsch und Geschichte und auch mit ihrem ersten Kind kam sie schon zu mir. Der ist inzwischen ein netter und lieber Erstklässler. Sein kleiner Bruder Tobias ist da eher der Rabauke, aber die Mutter hat sie beide gut im Griff. Nach der Elternzeit unterrichtet sie jetzt wieder Deutsch und Geschichte am hiesigen Gymnasium, unter anderem bei meiner Tochter.

»Jetzt ist Ihr Sohn schon bald zweieinhalb«, sage ich. »Wie ist denn das mit den restlichen Impfungen? Es fehlen noch die letzten drei. Nach den Empfehlungen hätten wir die schon im zweiten Lebensjahr beenden können.«

Bei der U7 vor einem halben Jahr hatte ich die Mutter bereits an die ausstehenden Impfungen erinnert, damals war Tobias krank, Winter, Schnupfenzeit, häufig werden da Impfungen verschoben. Wahrscheinlich wird auch jetzt keine andere Erklärung kommen, aber die Mutter strahlt mich siegessicher an.

»Ja, also, da haben wir uns entschieden, nicht mehr zu impfen.«

Ich bin überrascht. »Oh. Schade. Aber bei Ihrem ersten Sohn lief doch alles problemlos ab, und der war mit fünfzehn Monaten komplett geimpft, wie es empfohlen wird. Inzwischen ist der sechs oder sieben, oder?«

»Sieben, er ist grad in die Schule gekommen«, sagt Frau Malte.

»Ja ... und: kerngesund, keine Allergien ...«, ich hake kurz die üblichen Bedenken ab, »... keine Infektanfälligkeit, super Entwicklung, alles prima. Was bringt Sie jetzt auf den Gedanken, bei Ihrem zweiten nicht weiter zu impfen?«

»Wir sind da jetzt in Heilpraktikerbetreuung ...«, sagt Frau Malte.

Oh je, warum bloß?

»... und der hat auch gemeint, das ist nicht nötig.«

In mir regt sich der erste Widerstand. Die Geschütze bringen sich in Stellung, erinnern sich an die sachlichen Argumente, die irrealen möchte ich dem Heilpraktiker überlassen.

»Die vielen Umweltgifte und so. Und außerdem ist das für die Psyche auch nicht so gut, sagt der, für die Seelenbalance, wissen Sie?«

Doch, sie benutzt das Wort tatsächlich, vielmehr ihr Heilpraktiker, denn das ist Esoterik-Sprech.

»Nee, weiß ich nicht«, gebe ich ein wenig zu trotzig zurück, und um den medizinischen Background und damit die Berechtigung der Urteilsfähigkeit zu Impfungen zurechtzurücken: »Was hat denn Ihr Heilpraktiker ursprünglich gelernt?«

Es soll Heilpraktiker geben, die tatsächlich Medizin studiert haben.

»… ja, also. Der ist eben Heilpraktiker«, sagt die Mutter. Ach ja. Genau. Was ihn zum Experten für Infektionskrankheiten und Impfungen im Speziellen macht.

»Empfehlungen für Impfungen werden von Kinderärzten ausgesprochen, und den Infektiologen, die sich mit den Krankheiten gut auskennen«, bemerke ich etwas saftlos.

»Schon. Aber man muss das doch auch ganzheitlich sehen«, sagt die Mutter. »Die Kinder müssen schließlich auch mal Krankheiten durchmachen.« Ich erinnere mich noch gut an zwei oder drei Termine des großen Bruders, bei denen Frau Malte noch ganz die ängstliche Erstgeborenenmutter war, als dieser mit hohem Fieber gegen diese oder jene Grippe kämpfte.

»War Ihnen Ihr erstes Kind zu gesund?«

Das rutscht mir jetzt raus. Ich kann nicht anders.

»Nein, das nicht«, sagt Frau Malte und lacht tatsächlich. »Sicher, der hat auch mal Erkältungen gehabt. Aber vielleicht hätte er sich anders entwickelt, wenn er mal richtig krank gewesen wäre.«

Oh je.

»Ist es nicht schade«, entgegne ich, »dass wir in den Impfdiskussionen jetzt schon so weit sind, dass wir uns wünschen, unsere Kinder mögen doch kränker werden, damit sie sich angeblich besser entwickeln?«

»Ich meine ja nur«, sagt Frau Malte.

»Ich bitte Sie, sich das noch mal zu überlegen. Sie haben gute Erfahrungen mit ihrem ersten Sohn gemacht, ich mache die gleichen mit vielen Kindern tagtäglich in der Praxis – ich möchte Sie wirklich bestärken, Ihre Kinder impfen zu lassen.«

Ich mache eine kurze Pause.

»Das ist die richtige Entscheidung, glauben Sie mir«, sage ich.

»Ja, aber der Heilpraktiker …«

»… wird Ihnen auch nicht helfen können, wenn Ihr Kind die Masern bekommt.«

»Na ja. Vielleicht ja doch. Und Sie doch auch nicht.«

»Richtig. Das gebe ich auch zu. Aber der Heilpraktiker wahrscheinlich auch nicht. Bei Masern gibt es kein Gegenmittel.« Auch keine Globuli. »Und deswegen sollte man präventiv arbeiten, um sie zu verhindern.«

Frau Malte kommt nun doch ins Grübeln. »Mmmh. Na ja. Ich werde das noch mal besprechen.«

»Ja, gute Idee«, sage ich, »besprechen Sie sich noch einmal mit Ihrem Mann.«

»Nein, nein, wieso mit meinem Mann«, sagt Frau Malte, »mit dem Heilpraktiker.«

Manchmal nehmen die Diskussionen beinahe sektenhafte Züge an, wenn man die Entscheidungen von Leuten treffen lässt, die von der Materie keine Ahnung haben. Sicher sind auch die Impfbefürworter dogmatisch, aber wenn es um den Schutz von Kindern geht und um den Schutz der Allgemeinheit, muss man genau so sein. Bei der Anschnallpflicht ist das nicht anders. Es soll auch Leute geben, die ihre Kinder nicht anschnallen, weil das deren Freiheit rauben würde oder weil sie sich im Gurt verheddern könnten, wenn es zu einem Unfall kommt. Dasselbe gilt für Fahrradhelme.

Es waren übrigens zuerst Unfallchirurgen und Neurologen, die das Tragen von Fahrradhelmen empfohlen haben: Sie haben in der Notaufnahme genug Kopfverletzungen mit schweren Folgen gesehen, sodass sie sich und ihren Kindern Helme verpassten. Schließlich rangen sich auch die Profi-Radfahrer zum Helmtragen durch, da galten sie lange als uncool, genau wie das Click-and-Safe bei Taxifahrern. Aber während das die Erwachsenen noch locker sehen, radeln die Kleinen beim Sonntagsausflug wenigstens mit Benjamin-Blümchen- oder Lillyfee-Helmen durch die Wiesen. Beim Autofahren ist es häufig genau umgekehrt, da schnallen wir uns automatisch an, während die Kleinen auf dem Rücksitz fleißig Fangen spielen. Man linse einmal in einer überfüllten Stadt in jedes Auto hinein. Es ist schlimm, mit welcher Nonchalance Eltern mit der Sicherheit ihrer Kinder spielen.

Früher waren wir alle nicht angeschnallt und Helme trugen nur die Bauarbeiter und man kann sich nicht gegen alle Unbill dieser Welt schützen. Aber – wie mein Chefarzt immer sagte – früher waren die Straßen auch geschottert und die Strippe kostete einen Groschen. Der medizinische Fortschritt ist wertvoll, das ist kein sinnloser, überflüssiger Luxus unserer westlichen Gesellschaften, und wir riskieren die Errungenschaften leichtfertig, für die man in armen Ländern noch immer kämpft und für die auch unsere Gesellschaft aus guten Gründen gekämpft hat. Früher hatten Masern-Hirnhautentzündungen viel zu oft schwere Folgen, bis hin zu geistiger Behinderung, an der – dem Krupphusten ähnlichen – Epiglottitis erstickten die Kinder (heute erkranken dank der HiB-Impfung nur noch wenige daran), und dramatische Szenen im Kreißsaal spielten sich ab, wenn ein rötelngeschädigtes Kind auf die Welt kam, so es die Infektion im Mutterleib überhaupt überlebt hatte.

Vielleicht gibt es noch ein paar ältere Menschen, die Keuchhustenepidemien, Geschädigte durch Kinderlähmung oder womöglich Tote durch eine Tetanus-Infektion gekannt haben. In unserer Profession haben alle im Krankenhaus gearbeitet, das ist Teil der Ausbildung, und jeder kann sich an einen keuchhustengeplagten Säugling erinnern, bestimmt an eine schwere Masern- oder Mumpsinfektion und ganz sicher an Leberentzündungen und schwere Windpockenverläufe. Das sind alles keine einfachen, sondern lebensgefährliche Erkrankungen.

Bei Viruserkrankungen gibt es keine kausale Heilung, also keine Medikamente, die nach Ausbruch der Krankheit die Viren bekämpfen können. Das muss der nicht geimpfte Körper alleine mit sich ausmachen, man kann sich also nicht vorerst gegen eine Impfung entscheiden und dann im Nachhinein je nach Schwere der Krankheit doch noch schnell ein paar Mittelchen verabreichen, hier müssen die Ärzte die Waffen strecken, sie können die Krankheit tatsächlich ursächlich nicht mehr bekämpfen. Ist das allen Kritikern so bewusst? Aber ach, da bezweifeln sogar argwöhnische Stimmen, dass es Viren überhaupt gibt, und damit die Erkrankungen und in logischer Konsequenz die Sinnhaftigkeit von Impfungen.

Die Entscheidung für oder wider eine Impfung treffen alleine die Eltern, idealerweise mit Unterstützung des Kinderarztes, dem das Wohl des anvertrauten Kindes am Herzen liegt ebenso wie das Wohl anderer Kinder, denn wir wachsen im Schutz der Gesellschaft auf und unsere Gesundheit ist die Gesundheit der mit uns Lebenden. In der Diskussion um das Passivrauchen ist das für alle ersichtlich, in der Diskussion ums Impfen noch lange nicht. Bringe ich dieses Argument – Kinder sollten auch geimpft werden, um andere Kinder zu schützen, die man vielleicht nicht impfen kann, weil sie sich zum Beispiel einer Krebstherapie unterziehen müssen –, stoße ich stets auf taube Ohren. Da werden die Eltern zu egoistischen Löweneltern, die alleine das Überleben ihrer Brut sichern wollen. Was aus der Sicht der Impfgegner bedeutet, dass sie ihre Brut vor den Schrecken der Impfstoffe schützen wollen. Die anderen Gefahren ignorieren sie dabei bewusst oder unbewusst, nehmen sie billigend in Kauf: Vielleicht ist das der eigentliche Luxus einer dekadenten westlichen Gesellschaft.

Wenn es Fachärzte gibt, die sich mit Impfungen auskennen, dann sind es Kinderärzte. Sie beginnen jedes neue Menschenleben mit den Impfungen, sie kontrollieren das korrekte Einhalten der Impfabstände, der Impfzeiten und des richtigen Impfstoffes. Und vor allem, sie überzeugen die Eltern davon, dass Impfungen wirklich wichtig sind. Das dürfte von allen Impfaufgaben die schwierigste sein, denn von allen Themen, die junge Eltern beschäftigen, ist das Impfen seit Jahren ungeschlagen an erster Stelle, selbst das Stillen kommt erst an zweiter.

Wer sich heute via Internet über das Impfen informieren möchte, stößt auf etliche wissenschaftlich einwandfreie Seiten, die das Pro- und Contra der Impfungen abwägen, aber schon auf Platz acht einer Google-Recherche findet sich die Homepage von Impfgegnern, deren Argumente auf keiner wissenschaftlichen Nachweisbarkeit beruhen. Vor ein paar Jahren waren die Treffer wesentlich höher und erweckten den Anschein, als gäbe es nur Impfgegner. Dank der Medienpräsenz der »Bundeszentrale für Gesundheitliche Aufklärung« und der Aktivität des »Berufsverbandes der Kinder- und Jugendärzte« hat sich das Bild heute gewandelt.

Als überzeugter Impfbefürworter bin ich vielleicht eingeschränkt in meinem Urteil, aber meine jahrelange Erfahrung spricht für das Impfen, es birgt kaum Risiken und ist dem Erleben und Erleiden der Krankheiten weit überlegen. Es sind nur wenige Impfreaktionen, die ein Kinder- und Jugendarzt in seiner Praxis erlebt, mäßiges Fieber, Hautreaktionen an der Impfstelle, Unruhe des Impflings, alles, was in keinem Verhältnis steht zu den Aus- und Folgewirkungen der impfpräventablen Krankheiten.

Impfgegner sagen, dass ein wirklich Geschädigter der Impfpraxis den Rücken kehrt, der behandelnde Arzt also überhaupt keine Ahnung hat, weil er den Patienten gar nicht mehr wiedersieht und dementsprechend die Risiken und Schäden einer Impfung leicht ignorieren kann. Das mag sein. Aber die Erfahrung lehrt, dass Patienten, die mit der Behandlung in einer Praxis unzufrieden sind, nach dem Wechsel durchaus ihr Unbehagen äußern und mit ihrer Kritik nicht hinterm Berg halten, sicher nicht alle, aber doch einige: dann wird auch mal ein Brief an die Ärztekammer geschrieben oder wir erhalten Beschwerden via E-Mail oder am Telefon und der eine oder andere tritt auch gerne lautstark in der Praxis auf.

Solche Briefe, Beschwerden oder Telefonate wegen eines Impfschadens konnte ich in meiner Praxis bisher jedoch nicht erleben, vielleicht mag das daran liegen, dass die langfristigen Impfschäden so unterschwellig und perfide verlaufen, dass sie von den Ärzten gar nicht als solche wahrgenommen werden – nach Meinung der Impfgegner sind schließlich Allergien, Aufmerksamkeitsdefizitsyndrom oder später dann auch schlechte Schulnoten stets auf Impfungen zurückzuführen. Aber müsste man für all die Symptome einer Impfschädigung konsequenterweise dann nicht auch die verfrühte Beikost verantwortlich machen oder den Besuch bei der Tante in Amerika vor dem ersten Geburtstag des Kindes oder den Tod des Nachbarhundes, den das Kind nur schwer und nur über Wochen verkraften konnte? Nein, sicher nicht, die Beispiele sollten auch nur verdeutlichen, dass zwei zeitlich zusammenfallende Ereignisse nicht notwendigerweise in einem Kausalitätsverhältnis zueinander stehen müssen. So sind Kinder in den ersten zwei Jahren anfälliger für Erkältungen, just in der Zeit, in der nach den Empfehlungen der Ständigen Impfkommission zahlreiche Impfungen anstehen. Zugleich ist es die Zeit des Zahnens, die Zeit des Beifütterns, die Zeit der ersten Kontakte mit anderen Kindern und damit und in erster Linie die Zeit der ersten Konfrontation des Immunsystems mit Viren und Bakterien.

Das System wappnet sich jetzt für die kommenden acht oder neun Jahrzehnte des Lebens, und wer nicht in frühen Jahren schon seine ersten banalen Infekte durchläuft, wird sie später viel schwerer zu verkraften haben.

Impfungen helfen dem Immunsystem und schwächen es nicht, wie es die Gegner suggerieren wollen. Impfungen bringen das Kind mit Bruchstücken von Erregern in Kontakt, die es sonst so früh nicht kennenlernen würde, und stärken das Immunsystem gegen die Erkrankungen, wenn sie in voller Härte ausbrechen wollen.

Leider sind die Diskussionen über die Impfungen inzwischen so ideologisch überfrachtet, dass niemand mehr die Argumente hören möchte. Als Befürworter steht man unter dem Generalverdacht, gemeinsame Sache mit der Pharmaindustrie zu machen; es sind aber nicht die ökonomischen Überlegungen, die uns zu diesem Beruf geführt haben, nein, wir sind angetreten, um die Gesundheit der uns Anvertrauten wiederherzustellen oder zu erhalten, diese kleinen Menschen vor lebensbedrohlichen Krankheiten zu schützen.

Freitagmittag, U4, die Kinder sind drei bis vier Monate alt, sie beginnen, ihre Umgebung zu entdecken, sie sehen deutlich weiter, sie greifen und erforschen mit dem Mund, sie erzählen die ersten Geschichten mit den unverwechselbaren Gurr- und Jauchzlauten. Sie lachen noch alle an, ein tolles Alter, die Fremdelphase wartet erst in zwei bis drei Monaten auf sie. Die Eltern sind glücklich, weil die ersten Entwicklungsschritte sichtbar sind, der Stress der ersten Wochen ist verflogen und, am wichtigsten, die verbale und visuelle Kommunikation mit dem Kind beginnt. Also ein denkbar schlechter Zeitpunkt für einen Eingriff wie das Impfen, entsprechend viel Redebedarf existiert: »Ich möchte mein Kind jetzt noch nicht impfen lassen.«

»Oh nein, nicht noch eine«, denke ich, sage aber: »Okay. Was macht Ihnen denn an den Impfungen so Sorge?«

»Ich finde Impfungen einfach blöde«, denkt sie, aber, ach nein, sie sagt: »Das ist doch einfach viel zu früh, mein armes Kind kann diese Dinge doch gar nicht verarbeiten.«

Ich seufze, ein wenig zu laut, dann müsste sie ihr Kind tagtäglich in Sagrotan tauchen und unter der Käseglocke schlafen lassen. Sie selbst dürfte das Kind gar nicht anfassen, und sage: »Ein Kind setzt sich tagtäglich mit zig mehr Erregern auseinander, als wir bei dieser Impfung verabreichen.«

»Mein Kind bekommt solche Krankheiten doch gar nicht«, denkt die Mutter, sagt aber: »Ich muss ihm ja nicht gerade die Bazillen in die Blutbahn jagen.«

»Hui«, denke ich, »jetzt wird es martialisch. Oh ja. Und später wird das Kind nie mit Antibiotika vollgepumpt«, auch so eine Floskel, »aber auf Masernpartys geschickt«, und sage: »Wir impfen gar keine Krankheitserreger, sondern nur Bruchstücke der Viren und Bakterien. Ihr Kind wird damit die Krankheiten gar nicht durchlaufen, sondern dem Körper wird nur eine Infektion vorgegaukelt, sodass er Antikörper bilden kann, die Ihr Kind dann bei einer möglichen echten Infektion schützen.«

»Außerdem sollen Kinder ja Erkrankungen durchmachen, sonst entwickeln sie sich nicht richtig.« Tatsächlich denkt sie, Impfungen sind nur gesponserte Erziehungsmaßnahmen, um

Eltern zu reglementieren. Sie hat sich mir zugedreht, das Kind ist fertig angezogen, ihre Hände stützt sie in die Seiten. Ich denke »Internetgebabbel«, sage aber wieder: »Ihr Kind wird sich noch mit genug Krankheiten auseinandersetzen, da braucht es Tetanus, Keuchhusten oder eine Epiglottitis ganz sicher nicht.«

»Eine was? Das Wort kenne ich ja nicht einmal. Meine Freundin hat ihre Kinder auch nicht impfen lasse, und denen geht es auch gut«, aber sie sagt ganz geduldig ihrem unwissenden Arzt: »Geimpfte Kinder sind viel häufiger krank, haben mehr Allergien und ADHS.«

»Das stimmt schlichtweg nicht«, sage ich. »Zumindest nicht in meiner Praxis. Und seien Sie sicher, wenn das so wäre, würden wir die Kinder nicht impfen. Denken Sie wirklich, wir würden Kinder diesen Gefahren aussetzen?«

Die Mutter wird etwas stiller.

»Jetzt kommt das Verhandeln«, denke ich mir.

»Dann impfe ich wenigstens später einzeln«, sagt sie und denkt: »Jetzt verschieben wir hier mal die Diskussion, später hat sie der Dokter eh vergessen.«

»Genau«, denke ich, »und machen damit aus dem Kind ein Nadelkissen.«

»Das werde ich nicht mittragen«, erwidere ich. »Zum einen bastelt man sich damit einen eigenen Impfplan, der so nicht empfohlen und auch nicht in seiner Wirkungsweise untersucht ist, und zum anderen steigt damit dann auch das Risiko von Nebenwirkungen bei jeder einzelnen Impfung im Vergleich zu den Kombipräparaten.«

Die Mutter verzieht den Mund zu einem Strich, nimmt ihr Kind auf den Arm und drückt es beschützend an sich. »Geh ich eben woanders hin. Der Doktor Wunderknecht in der Siegesgasse impft so, wie ich das will. Das ist mal ein guter Arzt, der macht, was ich will.« Und sagt: »Vielleicht können wir das beim nächsten Mal noch mal besprechen.«

Ich nicke und möchte am liebsten sagen: »Vielleicht suchen Sie sich besser einen Arzt, der diese Impfentscheidung mittragen will, ich kann das aus Sicht der modernen Medizin nämlich nicht«, beschränke mich aber auf ein »Ja, gut, denken Sie noch mal in Ruhe darüber nach. Und wenn Sie noch Fragen haben, sprechen Sie mich bitte an.«

»Dann mache ich die Impfungen eben beim Wunderknecht. Und für die anderen Sachen gehe ich eben zum Kinderdok. Das merkt der doch gar nicht. Aber eins ist klar: Antibiotika gebe ich auch keine. Die Ärzte wollen eh nur die Pharmaindustrie reich machen«, denkt sie, murmelt aber mit einem siegessicheren Lächeln: »Auf Wiedersehen.«

Bei der nächsten U4 am gleichen Tag – ich bin so richtig drin im Diskussionsmodus – erreicht mich die Mahnung der Arzthelferin, dass Frau Gmeiner, die Mutter des Säuglings, »noch ein paar Fragen zu Impfungen habe«. Ein untrügliches Zeichen für eine neuerliche Auseinandersetzung mit dem Thema. An manchen Tagen kommt es eben dicke. Aber da bleibe ich wenigstens in der Übung.

Ich betrete das Zimmer und stutze.

Am Wickeltisch steht eine junge Frau mit blondem Pferdeschwanz, die Haare mit Rastalocken durchsetzt, darin Perlen eingeflochten, in der Nase ein violetter Stecker, an den Ohren zwei große Creolen, dazu ein weinrotes, bereits ausgewaschen wirkendes Kleid, sicher aus einem Hess-Natur- oder Waschbär-Versand. Barfüßig ist sie in Ledersandalen. Das Wickeltuch hat sie gar nicht abgelegt, um die komplizierte Flechttechnik nicht immer wieder aufs Neue zu üben.

Der Säugling – sein Name ist Marten, wie ich vorher schon am Computer gespickt habe – liegt feist und grinsend unter der Wärmelampe, die Baumwollwindel nur noch locker um die Lenden geschnürt. Mutter und Kind erscheinen als personifizierte Natur.

Frau Gmeiner und ich tauschen die üblichen Höflichkeitsrituale am Beginn einer Vorsorge aus, die allerdings wichtige Informationen enthalten können, denn sie berichtet von den Entwicklungsschritten ihres Sohnes und dass nun alles ein wenig leichter von der Hand geht, nachdem der Trubel der ersten Tage vorbei ist. Ich spreche in dieser Einleitung bereits die Impfung an, die am Ende erfolgt.

»Gut. Gut!«, sagt Frau Gmeiner. »Die erste Impfung. Alles klar. Da habe ich aber noch so ein paar Fragen.«

»Sicher«, sage ich. »Kein Problem. Jetzt schaue ich mir Marten erst mal an, er muss ja schließlich auch gesund sein für die Impfung, und am Ende besprechen wir alles Nötige.«

Ich verschiebe die Impfbesprechung lieber aufs Ende, so muss das Kind trotz Wärmelampe nicht frieren. Und es bleibt während meiner Untersuchung genug Zeit für die Eltern, sich Fragen zurechtzulegen. Und, ganz ehrlich: Ich kann mich innerlich sammeln für das Impfgespräch, das zwar immer so heißt, aber meist zur Diskussion wird.

Nachdem ich Marten angeschaut, abgehorcht und durchgeschwenkt habe, bitte ich Frau Gmeiner, ihn wieder anzuziehen, zumindest Windel, Body und das Leibchen, in der Hoffnung, am Ende doch noch in die frei bleibenden Oberschenkel impfen zu dürfen.

Wir unterhalten uns über das Tagesritual, die Fütterzeiten und die Nachtruhe, spaßen etwas über die Väter, die das Weinen der Kleinen in der Nacht nicht hören (»auf der Frequenz ist meiner taub«, sagt Frau Gmeiner) und freuen uns die ganze Zeit am Quietschen und Lallen von Marten.

»Also die Impfungen …«, beginne ich.

»Ja genau«, unterbricht sie mich sofort. »Da muss ich noch mal ein paar Dingen fragen … na ja, eigentlich besser um Klarstellung bitten.«

Ich schaue sie erwartungsvoll an.

»Jetzt erklären Sie mir doch bitte mal genau, Herr Dr. Kinderdok«, sie stützt sich auf den Wickeltisch und legt ihren linken Arm schützend über Marten, ähnlich wie die Mutter am Morgen, »warum so viele Eltern ihre Kinder nicht impfen lassen?«

Sie hebt die Augenbrauen, schüttelt energisch den Kopf.

»Seitdem ich mich mit diesem Thema beschäftige, also im Grunde schon, seitdem ich schwanger bin«, sie grinst, »stolpere ich immer wieder über Einträge im Internet oder gerate an

Leute, die Impfungen einfach so ablehnen. Wissen Sie, Herr Dokter, denen geht es oft gar nicht um ihr eigenes Kind, um Impfschäden oder so ein Zeugs, sondern denen geht es einfach nur ums Dagegensein. Die sind auch gegen Stuttgart 21, gegen alles Etablierte, immer gegen dies und gegen das. Das sind einfach nur Dagegen-Menschen, die haben gar keine echten Argumente.«

Ich sage gar nichts. Ich schaue nur.

»Die denken doch gar nicht an andere. Die denken gar nicht an die Erkrankungen, an die Gefahren. Die denken alle, ihnen wird schon nichts passieren. Oder? Wie soll ich das sonst verstehen?«

Ich zucke mit den Schultern.

»Oder haben die alle nur Angst vor den Spritzen? Vielleicht, was, Herr Doktor? Aber das sind doch nur zwei Pikser, davon geht doch die Welt nicht unter. Da werden die sich aber alle ganz schön umschauen, wenn sich ihre Kinder mal die Knie aufschlagen oder so. Zwei Pikser!«

Sie hat inzwischen Marten auf den Arm genommen, er schaut sie etwas verunsichert an, vielleicht hat er seine Mutter noch nie so in Rage gesehen.

»Die leben doch nicht alleine auf der Welt. Ich habe mich letztens mit einer Mutter unterhalten, deren Sohn bekommt seit zwei Jahren Chemotherapie. Sie hat mir tatsächlich erzählt, er dürfe nach Abschluss der Therapie nicht einfach so in den Kindergarten, weil die Erzieherinnen Angst haben, er könne sich dort anstecken. Da habe ich gesagt, dann sollen sich doch die anderen für ihn impfen lassen, das sind wir diesen Kindern doch schuldig, oder? Wir leben doch in einer Gemeinschaft und nicht jeder für sich. Wenn man den Kleinen doch nicht impfen kann, wegen seiner Chemo und so. Stellen Sie sich mal vor, der würde nachher an Keuchhusten sterben, nachdem er den Krebs und all das hinter sich gebracht hat. Und dann so was. Wer wollte denn das verantworten?«

Jetzt grinse ich. Ich freue mich immer, wenn sich Eltern genauso über Impfgegner aufregen können wie ich.

»Oder die Nachbarn meiner Freundin: Da hat der Kleine Masern bekommen, als er sieben Monate alt war. Hat sich angesteckt bei einem Freund seines großen Bruders. Da wollten die Eltern keine Masernimpfung. Der Kleine war zwei Wochen im Krankenhaus, hat noch eine Lungenentzündung bekommen. Und die Eltern haben jetzt immer noch Angst, weil, wenn die Kleinen so früh schon Masern durchlaufen, dann können die doch später diese Krankheit da bekommen.«

»SSPE«, sage ich, »eine schwere Erkrankung des Nervensystems.«

»Ja, genau.« Sie nickt heftig. »Da gab es doch auch diesen Bericht im Fernsehen. Von dem Kind, dass dann mit sechs Jahren die SSPE bekommen hat, und das dann innerhalb von einem halben Jahr immer weiter abgebaut hat. Sitzt inzwischen nur noch im Rollstuhl, der arme Junge.«

Sie schüttelt den Kopf. Man sieht ihr die Bestürzung deutlich an.

»Liebe Frau Gmeiner«, sage ich, »darf ich Sie mal einladen, wenn ich hier wieder mit jemandem über die Impfungen diskutiere?«

»Wie? Wer diskutiert mit Ihnen über die Impfungen?«

»Na, manche Eltern, die das nicht wollen.«

»Was, Eltern, hier in der Praxis?«

»Ja, sicher mehrmals pro Monat, aber es spricht sich unter den Eltern meist schnell herum, welcher Kinderarzt von Impfungen überzeugt ist, und wer nicht. Deshalb wissen die meisten Eltern schon, zu welchem Kinderarzt sie gehen müssen.«

»Ach, da gibt es auch noch Unterschiede?«

»Natürlich, das macht es ja so schwierig. Es gibt genug Kollegen, die leider die Impfungen rundweg ablehnen, und andere, die so impfen, wie sich das die Eltern für ihr Kind ausgedacht haben. Eine Art Selbstbedienungsimpfung.«

»Unglaublich«, sie schüttelt den Kopf, »aber dafür gibt es doch eine Impfkommission, da kann man doch nicht einfach so von abweichen, das bringt doch den ganzen Impfgedanken durcheinander. Was soll denn der Quatsch?«

Ich kann es ihr auch nicht sagen, beglückwünsche sie aber zu ihrer Einstellung, und bitte sie, mit ihrer Meinung nicht hinter dem Berg zu halten, sondern das Gespräch mit anderen Eltern in der Krabbelgruppe oder im Kindergarten zu suchen, auch in der Pekip-Gruppe oder gegenüber der Hebamme. Denn die Peergroup ist der wichtigste Einflussfaktor. Vielleicht lässt sich auf diese Weise der Impfgedanke neu beleben.

Als Marten seine Impfungen erhält, in jeden Oberschenkel eine, schön außen, oberes Drittel, 45 Grad, zerdrücken wir trotzdem am Ende gemeinsam ein paar Tränen.

»Das Normale ist etwas ganz Besonderes.«

Deutscher Hebammenverband e. V.

Kleopatra badet in Milch: Hebammen

Hebammen sind für Mütter so wichtig wie der Kinderarzt für das Kind. Kinderkriegen ist schließlich kein Lehrstück und Bücher können nicht das vermitteln, was eine Hebamme kann. Sie steht den Müttern bei, manchmal auch den Vätern, führt das Paar an die Geburt heran und an das Familiesein in der Zukunft. Kaum ein Beruf ist älter, und kaum einer ist essenzieller.

Ich danke allen Hebammen für ihre Arbeit, für ihr Vertrauen in das Leben, in die Zukunft, für ihren innigen Kontakt mit den Müttern, den Vätern, ihre liebevolle Zuwendung zu den Neugeborenen, für ihre Gespräche mit uns Kinder- und Jugendärzten, in der Hoffnung, dass das Vorurteil des ewigen Streits aus der Welt zu schaffen sei.

Hebammen haben einen tollen Beruf, mögen sie ihren Hebammeninstinkt behalten und ihn nicht durch zu viel esoterischen Krimskrams verlieren. Sie sollten an ihre eigene Kraft glauben, den Müttern beizustehen, an ihr uraltes Wissen, das besser ist als all der Kokolores, der über sie hereinbricht. Eltern suchen mehr und mehr nach Alternativmethoden in der Medizin, sie sind von der modernen Medizin enttäuscht, die durch ökonomische Zwänge immer unpersönlicher und zeitknapper wird. Sie wünschen sich Gespräche, Berührungen, schlichtes Zuhören. Das bieten ihnen Heilpraktiker, auch Homöopathen, neuerdings die Osteopathen – aber diese sind, weil privat bezahlt, auch in der Lage, sich diesen Mehraufwand bezahlen zu lassen.

Alles wird mit einem Mal alternativ, da anders als die etablierte Medizin.

Aber Hebammen müssen doch diesen Wünschen nicht folgen, indem sie ihr altes Wissen, die bewährte Tradition ihrer Zunft missachten und jeder Modewelle folgen. Die beliebtesten Hebammen unseres Umkreises sind die älteren und erfahrenen, die nicht auf den Zug der Waldweiblein mit Kräuterkunst und Zuckerkügelchen aufspringen. Sie kennen die einfachen Griffe und die einfachen Worte, die jede Mutter durch die Schwangerschaft und über die Geburt begleiten. Und sie grenzen sich klar ab von den Kinderärzten und den Frauenärzten, sie definieren sich aus ihren Fähigkeiten und nicht aus der Beratung in anderen Fachgebieten. Das zeichnet sie aus.

Fragt mich eine Mutter: »Herr Dokter, ich mache mir doch große Sorgen um meinen Sohn.«

»Ja, wieso?«, frage ich. »Der ist doch fit und gesund.«

»Genau das macht mir doch Sorgen. Der ist jetzt achtzehn Monate und war noch nie richtig krank.«

Das scheint wirklich ein Problem zu sein, wenn alle anderen stundenlang am Krankenlager wachen oder wenigstens zwei oder drei Nachmittage in der Notaufnahme.

Ich lächele. »Und? Ist doch toll!«, und weiter mit demonstrativ vorgehaltener Hand: »Keine Angst, mit dem Kindergarten wird sich das noch ändern.«

Die Mutter bleibt skeptisch. »Aber meine Hebamme hat gesagt, der hat bestimmt ganz viele Allergien, weil er noch nie krank war ...«

Sie hebt die Augenbrauen und nickt vielwissend, als spreche sie eine Lehrbuchweisheit aus. Ich muss reichlich irritiert aussehen, denn sie wirft sofort hinterher: »Könnten wir das nicht mal testen?«

Nicht einmal das Gesundsein bedeutet Normalität, sondern muss auch noch zum Pathologischen erhoben werden. Wie irritiert müssen die Eltern sein, wenn sie offen sind für derart unlogische Schlüsse, wenn gesunde Kinder nicht einfach gesund sein dürfen? Berufe erlernt man, wie Autofahren oder Schwimmen, mit einem Ausbilder oder Lehrer. Nur Elternsein, das bringt einem niemand bei. Geburtsvorbereitungskurse versuchen zwar, dieses Wissen zu vermitteln, auch zig Ratgeber in Buchform und in Elternforen, aber am Ende steht jeder alleine vor dem schreienden Säugling, der getröstet sein will. Schwangerschaft, Geburt, der erste Zahn, das Beifüttern, die Impfungen, der richtige Kindersitz, die Trotzphasen, die Pubertät – wer soll das alles instinktiv bewältigen? Also beginnt die automatische Suche nach Hilfe. Wer Glück hat, bekommt sie durch eine allwissende Oma, noch besser Uroma, oder hat eine Freundin, die bereits drei Kinder großgezogen hat. Wer niemanden in seiner Nähe hat, der greift zu Büchern. Da lesen wir in GU-Ratgebern und bei internationalen Koryphäen wie Remo H. Largo, Jesper Juul und Anna Wahlgren, wie man Kinder zu erziehen hat, denn Erziehen ist das eigentliche Problem. Erziehen beginnt für die Eltern schon beim Schreien des Neugeborenen, man könne das Kleine doch jetzt schon verwöhnen. Aber lesen ist nicht gleich verstehen. Zu individuell ist das Kind, noch viel individueller die Eltern dazu. Und praktisch übertragbar ist das Gelesene noch lange nicht.

Suchen wir im Internet, ist die Informationsflut perfekt, es wird noch komplizierter, denn statt Rat bekommen wir nur Meinungen, wir werden nicht an Weggabelungen geführt, sondern uns werden Wege vorgeschrieben.

Also verlassen wir uns besser auf die Experten, auf Hebamme und Kinderarzt, Erstere bringt das Leben auf die Welt, der Kinderarzt ist für den Erhalt zuständig.

Ich würde mir nicht zutrauen, ein Kind auf die Welt zu holen. Nach dem Untersuchungs- und Seminarkurs »Gynäkologie und Geburtshilfe« hat jeder Medizinstudent die eher beängstigende Vision, eine Geburt verantwortlich leiten zu müssen. Die Geschichten von der Entbindung auf einer lebhaft befahrenen Kreuzung oder auf dem Rücksitz eines Taxis oder gar im Flugzeug über dem Ozean – »Ist ein Arzt anwesend, diese Frau bekommt ein Kind?« – verfolgen jeden, der die Komplexität der ersten Schritte in diese Welt in seiner ganzen Natürlichkeit kennengelernt hat.

Der Kopf des Säuglings muss zuerst, klar, weil, wenn der mal durchgeht, geht auch alles andere. Aber wenn die Frau da in der Businessclass nun ihr Baby in Beckenendlage trägt und bisher keinen Akupunkteur gefunden hat, der es drehen konnte? Dann die Schultern, wieder in die andere Richtung, da muss man was drehen, oder? Und wenn jetzt der Arm vorfällt? Die Schulterdystokie, kennen wir als Kinderärzte und Neugeborenenmediziner, kann zu geburtsbedingten Armlähmungen führen (eine davon ist nach Wilhelm Erb benannt, übrigens dem gleichen, der auch den sogenannten Hauptauskultationspunkt des Herzens beschrieben hat) – was nun? Wieder rein oder ziehen? Ich habe das zwar mal im Studium gelernt, aber jetzt doch keine Ahnung mehr davon.

Aber so, wie wir Kinderärzte den Geburtsverlauf den Hebammen im Krankenhaus überlassen, so sollte auch die Hebamme das weitere Wohl des Kindes uns Kinderärzten überlassen, auch im Falle der Impfungen. Ich als Kinder- und Jugendarzt würde keinen Säugling aus Beckenendlage auf einer befahrenen Kreuzung über dem Atlantischen Ozean entbinden.

Ich bin nicht per Du mit den meisten Müttern in der Praxis. Die Hebammen grundsätzlich schon. Ich erlebe auch die Eltern nicht in einer existenziellen Situation, voller Gefühle, Schreie, Schmerzen, nackt, was sicher eine gewisse Intimität bedeutet. Vielleicht schwächt das meine Verhandlungsposition, es stärkt auf jeden Fall die der Hebammen. Die Hebammen sind umgeben von jener Aura der Ganzheitlichen Medizin, der Naturmedizin, oder moderner, aber leider nicht besser, der esoterischen Alternativmedizin. Das scheint sie zur besseren Behandlerin zu machen. Besser, weil anders. Anders, weil abgesetzt zur etablierten Lehrmeinung der Herren in Weiß.

Aber meine Patienten sind in diesem Fall nicht die Eltern, sondern es sind die Kinder, die ich zum Beispiel vor Rachitis und Zahnproblemen schützen muss (Gabe von Vitamin D und Fluor während des Kleinkindalters), die ich vor Hirnblutungen bewahre (Gabe von Vitamin K bei den ersten Vorsorgen), und die ich grundsätzlich vor Erkrankungen schützen möchte (Impfempfehlungen).

»Und? Wie oft baden Sie denn die Kleine?«, frage ich die Mutter der knapp drei Wochen alten Silvia.

»Ach, na ja, man soll ja nicht so oft, so ein- oder zweimal die Woche vielleicht?«

»Das ist doch okay. Bitte machen Sie auch immer ein wenig Babyshampoo oder Öl ins Badewasser, ja?«

Silvias Mutter runzelt die Stirn. »Wirklich? Meine Hebamme hat gesagt, an das Kind sollte nur Wasser.«

»Ja, gut, das hat man früher gelehrt, weil man dachte, das sei sanfter für die Haut. Aber der Mensch ist kein Fisch, hat mein Chefarzt in der Klinik immer gesagt.«

Sie lacht.

»Dann hat die Hebamme noch gesagt …«, sie zögert aus Sorge, nochmals die Hebamme zu verraten, »Muttermilch sei auch ganz gut.«

Aber klar. Muttermilch ins Badewasser, Muttermilch zum Einschmieren, Muttermilch für die verklebten Augen.

»Das ist völlig in Ordnung. Muttermilch hat einen hohen Fettanteil. Nur ganz ohne Zusatz tut der Haut nicht gut.«

Die Mutter nickt beruhigt. »Alles klar.«

Sie zieht Silvia weiter an. Eine kleine Pause entsteht, in der jeder mit seiner Arbeit beschäftigt ist, ich tippe meinen Bericht in den PC, die Mutter kämpft mit den vielen Schnürchen des Leibchens.

»Ich bade sie übrigens auch jede zweite Woche in Sahne.«

Aha. Hoffentlich diesmal kein Tipp der Hebamme.

»Das hat meine Mutter so empfohlen. Soll gut für die Haut sein.«

»Nicht schlecht, Ihre Mutter«, gebe ich zurück. »Auch das ist wieder viel Fett für die Haut. Wegen mir dürfen Sie das ruhig machen.« Das mögliche Risiko einer Sensibilisierung mit Kuhmilch über die Haut verkneife ich mir in dem Zusammenhang: Vom späten Beifüttern mit Kuhmilch ist man in den letzten Jahren schließlich auch abgekommen, hat aber auch keine entscheidenden Änderungen der Allergiehäufung gegeben. »Wissen Sie, wer auch immer in Stutenmilch gebadet hat?«, frage ich sie noch und gehe damit in den allgemeinen, aber wichtigen Smalltalk-Bereich am Ende jeder Vorsorge über. »Kleopatra!«

Die Mama hält im Anziehen ihrer Tochter inne, runzelt die Stirn und denkt angestrengt nach.

»Wirklich?«, sagt sie dann. »Die kenne ich jetzt nicht. Ist das eine Hebamme aus der Frauenklinik?«

Herbert Renz-Polster

Meine Frau hat gesagt:
Väter in der Praxis

»Es kommt noch jemand in Vertretung, Herr Doktor«, ruft Katja im Vorbeigehen durch die Besprechungstür.

Ich krame gerade durch den vierten Kurantrag des heutigen Tages, kein Wunder, es ist noch die erste Jahreshälfte, da will der Sommerurlaub geplant sein. Momentan geht es um Zwillinge, deren Husten in den letzten zwei Jahren stetig besser wurde, sie haben das späte Kindergartenalter erreicht, da sind die Infekte in der Summe am Abklingen. Aber die ersten drei Jahre waren heftig gewesen. Der eine war zweimal stationär, der andere kratzte stets daran vorbei. Nun also der Kurantrag, es soll ans Meer gehen, wohin auch sonst, wenn schon, denn schon. Ich bemühe mich also um einen besorgten Stil, lasse auch die Krankenhausaufenthalte nicht unerwähnt, alleine bei der Frage nach der sogenannten Teilhabe am Arbeitsleben stocke ich. Was bedeutet das für ein Kindergartenkind? Dass es ab und an nicht da hingehen konnte? Ja. Dass er deshalb anders gespielt hat als die anderen? Nein. Eigentlich war er genauso oft krank wie andere auch. Also schreiben wir infektanfällig, wer definiert das schon, und in den Siebzigern war das die Modediagnose, mit der man alle Kinder in die Kuren schicken konnte, oder? Und das obligatorische »das minderjährige Kind kann nicht getrennt von seiner Mutter kuren, dies ist nicht zumutbar«, setze ich noch darunter. Ein wenig Psychologie kommt immer gut und schließlich sind die Zeiten vorbei, in denen Kinder im Krankenhaus alleine bleiben mussten, ohne Vater oder Mutter. Dennoch halte ich nicht jeden Kurantrag medizinisch für unabdingbar, aber schaden kann's halt auch nicht.

Kurz schaue ich auf, als Katja hereinruft, ich habe das gar nicht richtig wahrgenommen.

»Kommt wer?«, frage ich durch die Tür.

»Vertretung!«, ruft es inzwischen aus dem Labor. Katja räumt noch auf.

Wer »fertig macht«, der muss klar Schiff machen für den nächsten Tag, das gehört sich so. Ich darf mich raushalten, ich bin der Chef. Jeder macht das ein wenig anders, auch anders ordentlich. Da ich mir angewöhnt habe, stets der Letzte zu sein, der von Bord geht, weiß ich das genau und räume auch mal nach. Da steht noch eine Kaffeetasse für den nächsten Tag, aus der man dann den Kaffeesatz kratzen darf, oder ich entziehe den Ameisen die Nahrungsgrundlage, indem ich den Kuchen vom Geburtstag in den Kühlschrank stelle. Ich kann nicht anders, da bin ich Kontrolleur. Das habe ich von meinem ausbildenden Chefarzt gelernt, der genauso war und stets darauf hingewiesen hat, dass alle Kinderärzte so pedantisch seien. Was ich während meiner Ausbildung so gar nicht glauben konnte. Da drehte sich schließlich alles um die Medizin, das nächste Rätsel, die nächste Blutuntersuchung, die es zu interpretieren galt, oder das nächste Frühchen, das zu retten war. Für den Chef war das auch wichtig. Aber beinahe gleichwertig mit der Ordentlichkeit der Patientenkurve oder des Sprechzimmers.

»Herr Doktor Kinderdok«, sagte er stets, immer mit Titel, auch wenn man das unter Doktortitelträgern üblicherweise nonchalant übergeht, »Herr Doktor Kinderdok, wenn Sie so freundlich wären und mir ein Bügeleisen besorgten?« Ohne Scherz. Währenddessen knickte er umständlich an dem Eselsohr in der Patientenkurve herum, als wolle er den Hinknick wieder zurückknicken.

Die Stationsschwestern kannten diese Allüren, hatten ein Einsehen mit uns Jungassistenten und raunten ein »das machen wir dann schon, Herr Chefarzt« augenzwinkernd zu uns jungen

Ärzten hinüber, die völlig konsterniert waren, dass der Knick in der Kurve so viel wichtiger war als die soeben geschilderte Osteomyelitis, die Knochenmarkentzündung.

Ich stehe auf und schaue aus der Tür. »Was denn, wirklich jetzt noch?«

»Ja«, ruft Katja aus dem Labor. »Haben erst vorhin angerufen, wollten aber gleich kommen.« Sie kommt aus dem Labor und wirft einen Blick auf die Wanduhr mit den rennenden Comic-Hunden. »Oh, das war aber auch schon vor einer halben Stunde.« Sie grinst. »Vielleicht kommen sie dann auch nicht.«

Prima. So ist es recht: Schnell noch die Vertretung am freien Nachmittag des eigenen Arztes anrufen, das bedeutet, dass es nicht zum nächsten Tag warten kann. Dann aber erst zum Ende der Sprechstunde – als ob wir nicht den ganzen Tag erreichbar wären.

»Ich freu mich schon«, sage ich und gehe zurück in mein Zimmer, lasse mich in meinen Sessel fallen, der, obwohl gasgedämpft, gefährlich nach hinten kippt. Es zischt unter mir. Bin ich das, mein Gewicht, die Feder oder die Polster? Ich will es gar nicht wissen. Also wieder die Kuranträge. Die Zwillinge sind fertig, ich widme mich der dreizehnjährigen mit einem Body-Mass-Index von 29 kg pro Quadratmeter Körpergröße, holala (das sind mindestens 74 kg bei 160 cm Körpergröße). Jennifer hatte ich schon wiederholt in einer ambulanten Adipositas-Schulung, dank ihrer schwerfälligen Eltern gab es bisher noch keinen Erfolg. Jetzt soll eine Kur her. Manchmal ist das für die ›Big Girls‹ die Initialzündung. Raus von Zuhaus, umgeben von Leidensgenossinnen, vielleicht mit einem Kurschatten aus der Asthma-Abteilung und mit vielen neuen Ideen, neuen Rezepten und vielleicht dem Einstieg in eine neue Sportart. Möge es nur nicht Nordic Walking sein. Das ist zwar meist recht chic in einer Kurumgebung, wo sie alle walken, spätestens zu Hause zwischen den Plattenbauten der Siedlung wirkt es aber nur noch komisch und uncool, die lästernden Kommentare der Peergroup sind vorprogrammiert, und dann ist es schnell wieder vorbei mit der Bewegung. Dann lieber Hip-Hop.

Unsere Türklingel rasselt.

»Hurra«, ruft es aus dem Labor.

Katja geht zur Anmeldetheke und drückt auf den Summer für die Haustür im Erdgeschoss. Es vergeht eine Weile, dann klingelt es noch lauter, jetzt an der oberen Praxistür.

»Ich mache auf«, ruft Katja.

Schon recht. Die Empfangsreihenfolge muss eingehalten werden. Wenn der Arzt die Tür öffnet, könnten die Patienten auf den Gedanken kommen, ich habe zu wenig zu tun.

Ich bleibe in meinem Zimmer. Erst gibt es das Administrative zu tun, das ist Katjas Aufgabe, sie wird nach dem Grund der Vorstellung fragen und das Kind und seine Eltern ins Untersuchungszimmer bitten. Um diese Uhrzeit ist es immer das kleinste Zimmer, die Nummer vier, hat sich so eingebürgert, es lässt sich vermeintlich schneller aufräumen.

Viel höre ich erst einmal nicht von der Anmeldung, dann ein paar Begrüßungsworte, ein Vater, vom Kind hört man nichts, und Katja.

»Ja, guten Abend, hallo, ich habe übrigens einen Termin.«

»Hallo, ja, sicher«, sagt Katja. »Herr Meister, oder?«

»Ja, meine Frau hat angerufen, ich soll hier mal vorbeischauen.«

»… mit Ihrer Tochter«, sagt Katja. Ich lächele in mich hinein.

»Ja, klar. Das ist Michelle-Sandra.«

Man hört nicht viel. Katja sagt auch nichts, es wird ein Säugling sein.

Geklapper vom Computer. »Ich brauche die Versichertenkarte«, sagt Katja. »Sie sind in Vertretung bei uns?«

»Ja, Moment, hier«, sagt der Vater. »Vertretung? Äh, ja, also, wir sind gerade erst hergezogen.«

»Wer ist denn der eigentliche Kinderarzt?«, fragt Katja.

»Kinderarzt? Wieso? Für wen? Ach so …« Er erinnert sich seines Kindes. »Wir haben hier noch keinen, die erste Vorsorge hat noch der Kinderarzt in Mülheim gemacht, und hier … das heißt, meine Frau war schon mal beim Kinderarzt, da im Nachbarort.«

»Doktor Walther?«

»Nein, ich glaube nicht.«

»Doktor Gundrich und Hammersheim, das ist eine Gemeinschaftspraxis. Am Bahnhof.«

»Nein …«

»Vielleicht Frau Lunde?«

»Frau Lunde, das könnte jetzt sein. Eine Frau war es auf jeden Fall.«

»… das ist Frau Doktor Walther aber auch«, sagt Katja.

»Vielleicht rufe ich kurz meine Frau an«, sagt der Vater.

»So wichtig ist das nun auch nicht«, gesteht Katja.

»Doch doch«, sagt der Vater. »Moment …«, und Sekunden später:

»Schatz? Ja …, ich bin jetzt beim Doktor mit der Kleinen …, ja …, nein …, hab ihn noch nicht gesehen …, nein …, Moment …«, er wendet sich wieder an Katja: »Wie lange dauert es denn noch, bis ich den Doktor sehen kann?«

»Nicht lange, Herr Meister, Sie sind die Letzten …«

»… die Letzten, Schatz«, sagt er wieder ins Telefon. »Ja, doch …, ja, sicher …, wenn du meinst …«, und dann wieder zu Katja: »Wissen Sie denn, ob der Doktor auch was Homöopathisches aufschreibt?«

»Keine Ahnung, Herr Meister, das kann ich nicht sagen, er hat Ihre Tochter ja noch nicht einmal gesehen«, sagt Katja. »Ich glaube aber eher nicht.« Wie gut sie mich kennt. Schließlich habe ich es wirklich nicht sehr mit den Kügelchen.

Ich lausche weiter. Wie gerne ich das hinter halb verschlossener Bürotür mache, wie soll ich auch anders. Schließlich habe ich hier noch so viel Arbeit auf dem Schreibtisch liegen, sollte ich mich etwa absichtlich entfernen und meine Schreibarbeit im Labor machen, nur um der Versuchung nicht zu erliegen?

»Eher nicht, sagt die Sprechstundenhilfe«, sagt Herr Meister in sein Telefon, »ja, klar …, ja, das hat sie auch gesagt.«

»Sie wollten noch nach dem Arzt fragen«, raunt Katja ihm zu.

»Bitte?« Etwas verärgert wegen der Unterbrechung wendet er sich wieder Katja zu. »Arzt? Ah! Ach ja …, du Schatz«, sagt er dann ins Telefon, »bei welchem Arzt warst du denn letztens in der Stadt? … ah, okay …, ja …, ach so …, na gut.«

Ich stelle mir vor, wie Katja geduldig dem einseitigen Telefonat lauscht und hofft, dass sich ihr Feierabend nicht noch länger nach hinten verschiebt.

»… ja, sicher …, doch …, Schatz, ich mach, so schnell ich kann …, aber der Arzt ist noch gar nicht da …«

Katja wird die Augenbrauen heben, den Zeigefinger erheben, gleichzeitig innerlich den Kopf schütteln, die Schultern zucken und drei Kreuze schlagen.

»… ja, bis später …, ja, dann …, ja, Tschüssi«, sagt er und klickt schließlich das Telefon aus.

Katja schaut ihn erwartungsvoll an.

»Ja?«, fragt der Vater.

»Wer war jetzt der Kinderarzt in der Stadt?«

»Ach so …, ja, doch diese Frau Walther, aber da will Michelle-Sarah nicht mehr hin, also …, meine Frau …, das war wohl nichts so Richtiges, sagt sie.«

Wahrscheinlich keine Homöopathie, denke ich, und bin jetzt schon froh, dass wir hier im Vertretungsverhältnis arbeiten.

»Dann lassen wir das hier einfach mal offen, Herr Meister, ist das in Ordnung?«, fragt Katja und tippt wieder in den PC.

»Ja, gut. Machen wir dann so.«

»Und um was geht's jetzt genau bei Ihrer Tochter?«

»Hat das meine Frau am Telefon denn nicht schon gesagt, als sie den Termin ausgemacht hat?«, fragt Herr Meister.

»Nicht so wirklich. Sie habe Fieber, oder? Und einen roten Po? Und auch mal gespuckt?«

»Ja, so irgendwie«, sagt Herr Meister. »Weiß jetzt auch nicht so genau, ob ich noch mal meine Frau …?«

»Nein, ist schon okay«, sagt Katja. »Können Sie nachher mit dem Herrn Kinderdok besprechen. Wenn Sie jetzt erst einmal mitkommen?«

»Ja, soll ich? Und meine Tochter auch?«

»Sicher, Herr Meister«, sagt Katja. »Sicher.«

Ich darf zehn Minuten später ins Zimmer.

Die Arzthelferinnen bitten die Eltern, kleine Säuglinge komplett unter der Wärmelampe auszuziehen. Das spart Zeit für mich, denn Säuglinge müssen immer komplett untersucht werden, und es erübrigen sich unangenehme Gesprächspausen, denn die wichtigste Anamnese wird in der ersten Minute nach der Frage »Hallo, um was geht's denn bei Ihnen?« abgehandelt. Wichtigster Effekt: Das Kind ist nach dem Stress des Ausziehens in einer unbekannten Umgebung und dem kurzen Kältereiz ohne Kleider wieder beruhigt und hat sich akklimatisiert. Die Kleider sind zusammengelegt, die Wärmelampe hat ihre behagliche Atmosphäre verbreitet, die ersten Utzi-Dutzi-Spielchen beginnen.

Als ich ins Zimmer vier komme, immerhin zehn Minuten später, denn ein junger Vater bekommt ein wenig mehr Zeit zum Ausziehen des Kindes, kämpft Herr Meister noch mit den kleinen Knötchen am Leibchen der Tochter.

Es gibt noch ein Bändelchen am Revers, eines unter der linken Achsel (oder war es die rechte?), dann bestimmt noch drei versteckte, meine Tochter hatte ganz sicher auch einmal ein Leibchen, das wie ein Body geschnitten war und drei Bändelchen im Schritt hatte, da, wo sonst die drei praktischen Druckknöpfchen sitzen, die man mit einem Ratsch aufreißen kann und die beim dritten Mal final aus dem Stoff ausreißen. Nachdem ich die Schere benutzt hatte, kamen die Leibchen endgültig weg aus der Wäscheschublade.

»Die Dinger sind nur für Frauen erfunden worden«, sage ich zur Begrüßung.

Er wirft mir einen kurzen Blick unter einer verschwitzten Haartolle zu und murmelt etwas Unverständliches.

»Guten Abend, Kinderdok heiße ich«, ich strecke ihm meine Hand entgegen.

Er richtet sich auf, als nehme er mich erst jetzt wirklich wahr, und schafft es, meine Hand zu ergreifen. Seine schwitzt.

»Meister, 'n Abend«, sagt er.

»Blöd, die Bändel, oder?«, frage ich und zeige auf sein Kind im Strampler. »Lassen Sie's ruhig einfach so, das geht schon beim Untersuchen.«

Weiter ist er auch noch gar nicht gekommen, Michelle-Sarah hat noch ihr Mützchen auf dem Kopf, ihr stehen die Schweißperlen auf der Stirn, dazu hat sie noch irgendwelche überdimensionierte Pumphosen an, großflächiges Blütenmuster, dicke Socken in Baumwollschühchen. Eine Strickjacke trägt sie auch noch.

Die Wärmelampe bullert. Natürlich hat sie der treusorgende Vater auf zwei gestellt. Da kann es einem sogar warm werden, wenn man zwei Meter neben dem Wickeltisch steht.

»Ich schalte hier mal eine Stufe runter, ja?« Ich ziehe an der Schnur, den vorwurfsvollen Blick ignoriere ich. Bei Jungeltern muss es schließlich immer heiß hergehen.

»Was gibt's denn bei Ihnen und Ihrer Tochter, Herr Meister?«

Die Eröffnungsfrage, die alles ins Rollen bringt. Erste Lektion Medizinstudium, Anamneseerhebung – und erste wichtige Botschaft der erfahrenen Kollegen: die Anamnese lostreten, jetzt wird erst einmal erzählt. Problem: Die Mehrzahl der Eltern hört auf, ihre Kinder auszuziehen oder zu beschäftigen. Effekt: Das Kind bleibt angezogen, das bedeutet Zeitverlust. Folge: Das Kind wird unruhig, weil ihm zu warm ist oder weil es Aufmerksamkeit will. Noch so ein Faktor, der für das Ausziehen und Akklimatisieren vor dem Auftritt des Doktors spricht. Herr Meister zählt zur Mehrzahl. Er seufzt tief, weil er endlich die Bändelchen liegen lassen kann, stützt die Fäuste auf der Wickelauflage auf und schaut mich von der Seite an.

»Ganz viele Sachen, Herr Dokter. Da ist einmal der rote Po, dann hat sie gespuckt und Fieber auch. Sagt meine Frau.«

»Wie viel Fieber?« Das wäre das Problematischste. Der Säugling ist gerade mal zwei Monate alt, da kann Fieber schnelle Handlung bedeuten. Im Übrigen war das auch der Grund, warum Katja den Säugling einbestellt hatte. Rote Popos und ein wenig Spucken hätte auch Zeit bis zum nächsten Morgen gehabt. Aber Fieber ist eine klassische *red flag*, die die Arzthelferinnen auch ohne große Rücksprache handeln lässt. Dabei ist Fieber und Fieber nicht immer das Gleiche. Für die meisten Eltern ist alles Fieber, was über 37 Grad liegt, für andere erst, wenn das Thermometer 42 zeigt. Viele aber messen nicht einmal die Temperatur, sondern schließen durch Handauflegen auf Fieber.

»Keine Ahnung … Meine Frau sagte, die Kleine sei so heiß gewesen.«

»Haben Sie denn zu Hause gemessen?«

»Gemessen, wie jetzt, wie gemessen?«

»Mit dem Thermometer? Im Po?«, frage ich.

Er schüttelt den Kopf. »Weiß ich nicht, ich könnte aber mal meine Frau …« Er hebt das Handy hoch, das er neben seine Tochter auf der Wickelkommode abgelegt hat.

»Lassen Sie mal, ich mess nachher selbst«, sage ich. »Und das Spucken?«

»Spucken. Ja. Also, die Michelle-Sarah spuckt ja, seit sie auf der Welt ist, immer wieder, so nach dem Essen, also Stillen, meine Frau stillt sie komplett, und dann muss sie immer spucken, ganz viel, da bleibt gar nichts mehr drin.«

Michelle-Sarah quengelt.

»Oh, was denn, mein Schatz«, sagt ihr Vater und unterbricht seine Ausführungen, um sich ihr zuzuwenden. Sie greint. Sie verzieht das Gesicht. Gleich kommt es. Michelle-Sarah lässt einen Schwapps Milch aus dem Mundwinkel laufen, gefolgt von einem leisen Jammern, dann lauterem Weinen. Herr Meister zieht seine Tochter nach oben, das heißt, er greift ihr unter die Schultern und hebt sie senkrecht nach oben, dass der Kopf nach hinten kippt. Das Weinen verstärkt sich und geht in eher schrilles Kreischen über.

Wie hebe ich einen jungen Säugling hoch? Wie die kinästhetisch tätigen Kinderkrankenschwestern immer sagen: »über die Schulter«, das bedeutet, man legt die große Erwachsenenhand auf den Brustkorb des Säuglings und rollt das Kind auf diese Hand, dabei macht diese eine Drehbewegung, sodass am Ende das Kind wie auf einem Teller liegt, Kopf nach unten. Das sorgt dafür, dass der Hals nicht nach hinten abknickt, sehr unangenehm für die kleinen Kinder. Säuglinge haben in diesem frühen Alter immer eher das Bedürfnis nach Beugung – Beugung der Arme, der Beine, des Rumpfes, des Kopfes, zurück in die

Embryohaltung. So fühlen sie sich wohl. Wenn sich Säuglinge zu sehr nach hinten überstrecken, ist manchmal etwas nicht in Ordnung, vielleicht nur eine unangenehme volle Windel, vielleicht auch etwas Neurologisches. Das Überstrecken gilt als Vorzeichen einer Fehlentwicklung der Motorik. Man kann dieses Überstrecken aber auch regelrecht provozieren, wenn man die Kinder oft in die Streckposition des Rumpfes bringt durch zu häufiges Aufsetzen, zu häufiges Halten in der Senkrechten, Hochziehen an den Armen oder eben das Hochnehmen, ohne den Kopf zu stützen, wie es Herr Meister gerade macht. Handling nennt man das. Ein beliebtes Thema bei Krankengymnastinnen, die mit jungen Säuglingen turnen.

Ich zeige Herrn Meister, wie er am besten sein Kind hochhebt. Er ist beeindruckt, vor allem aber über das prompte Verstummen von Michelle-Sarah. Sie liegt ganz ruhig auf meinem Unterarm und schaut sich die Welt von oben an.

»Aber sehen Sie, sehen Sie, wie sie spuckt, das macht sie so den ganzen Tag.«

Ich erkläre ihm, dass das Ruminieren, das Aufstoßen von Milch, ein ganz normaler Vorgang bei Säuglingen ist, mal mehr, mal weniger, eine komplizierte Interaktion zwischen Insuffizienz des Mageneingangs, des erhöhten abdominellen Druckes durch den vollen Bauch und dem daraus resultierenden Reflux, dem Sodbrennen des Neugeborenen.

Ich lege Michelle-Sarah vorsichtig zurück auf den Wickeltisch – über die Schulter, langsames Abrollen, bis zum Schluss das Köpfchen zurücksinkt und ich die Hand vom Brustkorb hebe – und beginne, sie von ihren Kleidern zu befreien. Mützchen, Leibchen, Body, Söckchen und sicher noch drei Schichten mehr, so kommt es mir vor. Wie durch ein Wunder lösen sich auch die weißen Bändelchen. Zum Schluss die Windel, glücklicherweise nur feucht gefüllt, dann messe ich Temperatur. Das dauert nicht lange, denn das Thermometer steigt nur auf 37,7 Grad. Neben mir erklingt ein Schmerzenslaut, Herr Meister hat auf die Anzeige des Thermometers geschielt.

»Sehen Sie, sehen Sie, wie meine Frau sagte, sie hat Fieber.«

»Kein Grund zur Sorge, das ist noch kein Fieber«, gebe ich zurück.

»Doch, doch, Herr Dokter«, sagt er. »Ab 37 ist es erhöhte Temperatur. Sagt meine Frau. Und die Hebamme.«

Genau.

»Richtig, Papa«, das sage ich nur, wenn es etwas mehr Kumpelei zwischen zwei Vätern benötigt. »Nur erhöhte Temperatur. Bis 38,5 Grad. Das kann bei Säuglingen schon einmal schnell gehen, dass sie bis 38 Temperatur haben.«

Zum Beispiel, wenn sie zu warm angezogen sind.

»Ach ja?«, fragt Herr Meister. Er zweifelt und sieht sich bereits beim zweiten Krankheitsbild unbestätigt. Als ich das Thermometer ziehe, sehe ich die vereinzelten roten Pickelchen am Gesäß des Säuglings.

»Ist das hier der rote Po?«, frage ich und zeige auf die offene Windel.

Herr Meister schaut mich an, als zeige ich ihm einen seltenen Schmetterling unter Glas, den man sonst nicht zu Gesicht bekommt.

»Ja?«, fragt er mich.

»Keine Ahnung, ist es das, was Sie beunruhigt?« Ich sehe nur vier oder fünf vereinzelte Pickel, die an einen Windelpilz erinnern lassen. Aus sehr weiter Entfernung. Oder aus ganze naher, wenn man eine Lupe dazunimmt.

»Aber sicher, sagt meine Frau, so rot war der Popo noch nie. Sie hat auch schon das da draufgeschmiert.« Er kramt in der riesigen Wickeltasche, die neben dem Säugling auf dem Wickeltisch steht und diesen sicherlich erschlagen würde, wenn sie umfiele.

Er zieht eine große Tube Clotrimazol aus der Tasche.

»Und wo ist das her?«, frage ich. Wenn man bereits eine Salbe gegen Pilzinfektionen benutzt, war man schon bei einem Arzt.

»Hat sie draufgeschmiert«, sagt Herr Meister und meint seine Frau und »Keine Ahnung …« in Beantwortung meiner Frage.

Vormedikamente sind wichtig: Wann verordnet, wie oft und warum benutzt, welche Wirkung und dergleichen mehr.

»Ich ruf jetzt mal meine Frau an«, sagt Herr Meister und hat schon sein Handy betippt, bevor ich ihn abhalten kann. So dringend wäre es dann doch nicht gewesen.

»Hallo, Schatz …?«, ruft er ins Telefon. »Ja, ich bin es noch einmal …«

Es folgen mehrere Begrüßungs- und Klärungsfloskeln, die ich nur mit halbem Ohr höre, weil ich mich derweil mit Michelle-Sarah beschäftige, die über meine Blödeleien freundlich lächelt, ganz der zweimonatige Säugling. Ein tolles Alter mit einem wunderschönen Kontaktlächeln, sobald die Kleinen ein lachendes Gesicht sehen.

»… immer noch beim Arzt, ja …, nein, habe ich noch nicht …, wegen der Salbe, ja, die in der weißgrünen Tube, du weißt schon …, der Arzt will wissen, woher die ist«, er hält den unteren Teil des Handys zu, und sagt zu mir: »Ich stelle mal laut …«

Ich winke ab, schüttele den Kopf, ist doch alles nicht so wichtig. Aber schon erklingt die Ehefrau:

»… will er das denn wissen, Himmelherrgott …«

»Äh, Schatz, ich habe dich jetzt mal lauter gestellt.«

Stille an der anderen Seite der Leitung.

»… ja. Gut. Und was ist jetzt mit der Salbe?«

»Der Dok will wissen, wo die her ist.« Er sagt tatsächlich »Dok«, bin ich hier in einer amerikanischen Soap?

Es entsteht eine Pause. »Von dem Arzt in Remscheid letzten Monat«, sagt die Mutter mit blecherner Stimme aus dem iPhone.

»Hat Ihre Tochter da auch schon so einen roten Po gehabt?«, frage ich und beuge mich überflüssigerweise zu dem Telefon herunter. Ich erlebe eine surreale Kommunikation mit jemand Abwesendem, dem ich eigentlich zurufen möchte, dass es sinnvoller wäre, wenn genau sie jetzt hier wäre.

Wieder diese Pause. Vielleicht schüttelt sie auch die ganze Zeit den Kopf über meine Fragerei und fühlt sich ebenso surreal.

»Nein, das hat der mir für den Urlaub aufgeschrieben, für eine Allergie oder so.«

»… am Po?«, frage ich ungläubig.

Pause im Äther.

»Ja?«, sagt sie.

»Okay, alles klar. Und einen Pilz hat sie da noch nicht gehabt?«

»Wer?«

»Na, Ihre Tochter«, sage ich.

»Nein, da war alles okay.«

Ich glaube, mehr Informationen bekomme ich hier nicht mehr.

»Na, dann danke mal, Frau Meister«, sage ich.

Keine Antwort. Ob sie mich nicht gehört hat? Ihr Mann nimmt das Handy wieder in die Hand und sagt: »Dann alles klar, bis später dann, ich ruf dich an, ja?«

Es kommt keine Antwort aus dem Telefonblech, und ich denke schon, er hat die Lautsprechfunktion abgestellt. Herr Meister hält mir das Handy hin, als sei ich verantwortlich: »Sie hat aufgelegt.«

Ich zucke mit den Schultern.

»Wie auch immer«, sage ich. »Also jedenfalls: Für eine Allergie taugt die Salbe nicht wirklich.«

»Aber meine Frau …«, hat gesagt, jaja.

»… klar«, unterbreche ich ihn, plötzlich erinnere ich mich meines nahenden Feierabends und ärgere mich über drei Diagnosen, die keine sind, und die heute Abend nicht so dringend geklärt werden mussten.

»Jedenfalls ist das ein Pilzmittel, und zwar eher der dritten Wahl. Ein Reservemittel. Was Ihre Tochter da am Po hat, ist vielleicht ein Pilz, und man kann das damit behandeln.«

»Oh je, ein Pilz.« Er bekommt ein entsetztes Gesicht. »So schlimm? Geht denn das auch wieder weg? Oh je, meine Arme.«

Er beugt sich über Michelle-Sarah, die die ganze Konversation mit Handy und Mama und Doktor still ohne Weinen auf dem Wickeltisch verbracht hat. Jetzt schaut sie ihren Vater mit großen Augen an. Sie kann auch nicht verstehen, was gerade passiert.

»Wo bekommt man das denn nur her?«

Er hat eindeutig die Sorgenrolle in der Familie, und die Frau zu Hause gibt den »Jetzt geh eben mal zum Arzt«-Auftrag.

»Das ist wirklich nicht so schlimm, Papa«, sage ich noch einmal mit einem Anflug von Kumpelei, die ich im gleichen Moment als deplatziert empfinde. »Einen Windelpilz bekommen Säuglinge immer mal wieder – da ist es schön warm und feucht, perfekt für Pilze. Kriegt man alles in den Griff. Clotrimazol, völlig okay, kann man benutzen.«

»Die Salbe gegen die Allergie?« Er schwenkt die grün-weiße Tube vor meinem Gesicht hin und her, als sei sie eigentlich Abfall.

»Ja, diese Salbe. Nicht gegen Allergie, aber gegen Pilz. Dreimal täglich, dazwischen Luft dranlassen, zwischenrein eine andere Pflegecreme …«

»… auf den Po?«

»Ja, genau, auf den Po.«

»Da hat meine Frau immer noch so was von Weleda.«

»Wegen mir. Es tut auch jede andere Windelpflegecreme.«

»Aha. Und was ist mit was Natürlichem? Meine Frau fragt immer nach was Natürlichem, also so Homöopathisches oder so.«

Soll ich wirklich jetzt mit ihm den Diskurs beginnen, dass Homöopathie weiß Gott nichts mit Natürlichem oder Naturheilkunde zu tun hat, sondern genauso kommerziell in einer Fabrik am Fließband produziert wird wie jedes andere Medikament auch? Und wenn dabei die Mitarbeiter die Verdünnungen vom Herzen zum Erdmittelpunkt verschütteln, dann nur für die Galerie. Ich lasse es besser.

»Der Pilz am Po ist im Grunde auch was sehr Natürliches. Der sucht sich auch nur seinen Lebensraum«, versuche ich mich in Sarkasmus und bereue es im nächsten Moment auch schon.

»Na ja, das kann man so nicht stehen lassen, oder?«, fragt Herr Meister auch prompt entrüstet und streichelt seiner Tochter zur Bestätigung über das Köpfchen.

»Nein, kann man auch nicht. Deshalb geben Sie nun auch das Pilzmittel, aber nicht nur ein bisschen, sondern eine Woche lang, dann werden die Pickelchen auch bald verschwinden.«

»Und dann ist sie wieder gesund?«

»So gesund wie zuvor …«, sage ich und denke, »und wie jetzt auch.«

»Gut, Herr Doktor, gut. Da haben Sie mich jetzt aber beruhigt. Kein Fieber, auch wenn die Hebamme das sagt, auch das Gespucke ist normal, und den Pilz bekommen wir auch hin.«

»Ja, wunderbar«, sage ich. »Sie können die Kleine übrigens wieder anziehen.«

Er zögert. Sein Multitasking muss noch geformt werden, beim zweiten oder dritten Kind kann man zuversichtlicher in die Welt blicken. Er denkt noch nach, und so lange kann er nicht zu den Kleidern greifen.

»Wissen Sie, Herr Doktor, so am Anfang ist man ganz schön unsicher«, sagt er dann und schaut mich staunend an über diese Einsicht.

»Ich weiß, Herr Meister, ich weiß. Das ging mir am Anfang auch so, auch wenn ich von Berufs wegen sogar mehr mit Kindern zu tun habe.«

»Sehen Sie, das dachte ich eigentlich auch«, sagt er dann.

»Ja? Warum? Was machen Sie denn sonst, wenn Sie keine Kinder in die Welt setzen?«

Er lacht. Beinahe entschuldigend sagt er: »Ich bin Sozialpädagoge. Bei der Jugendhilfe.«

»Sehen Sie, alles nicht so, wie man es sich vorher vorstellt.«

»Allerdings«, sagt er. »Und inzwischen verstehe ich die Familien, die wir immer so abfällig als ›schwierig‹ bezeichnen. Wie schwer die es haben, wenn sie dazu noch drei oder mehr Kinder haben. Ich verzweifle ja schon beim ersten …«, und mit einem gespielten Blick nach links und rechts, um mögliche Mithörer auszuloten: »… und bei der Jungmutter zu Hause.«

>Die Autoren folgern, dass die vorliegenden Ergebnisse die Hypothese stützen, dass die klinischen Effekte der Homöopathie im Gegensatz zu den Effekten der konventionellen Medizin unspezifische Placebo- oder Kontexteffekte seien.«

Aus dem Schweizer Programm Evaluation Komplementärmedizin

Von Homöopathen und Heilpraktikern

»Haben Sie da nicht auch was Homöopathisches?«, fragt mich die Mutter eindringlich. Es sind immer die Mütter, die fragen. Die Väter verdrehen bestenfalls die Augen, schlechtestenfalls sagen sie gar nichts zu dem Thema. Väter haben offenbar keine Zeit für so etwas wie Globuli, Schüsslersalze oder Rescue-Tropfen. Es reicht, wenn sie die Familie ernähren. Wenn die Mutter diejenige ist, die die Familie ernährt, in meinem Sprengel meist Alleinerziehende, dann gibt sie das dringend benötigte Geld trotzdem für Esoterik aus, sie vereint dann beide *role models*. Kulturgeschichtlich interessant ist das allemal, hat es doch vielleicht mit dem Überbringen jahrtausendealter Geheimkünste zu tun, von den Hexen zu den Kräuterweiblein, von den Hausmittelomas zu den Heilpraktikern. Schließlich gab es Hildegard von Bingen. Und Veronica Carstens. Männer waren Magier mit einem handfesten Zauberstab in der Hand, mystisch, aber bodenständig. Okay, bis auf Herrn Kneipp und Herrn Hahnemann.

Frau Gerhard muss ich enttäuschen:

»Nein, ich fürchte, damit kann ich nicht dienen, Homöopathie ist nicht so meins.« Ich habe ihre 18 Monate alte Tochter gründlich untersucht, sie kam in meine Praxis mit bis dahin unklarem Fieber seit zwei Tagen, zwei durchgeweinten Nächten und sehr wenig Zahnfleisch bei den Eltern. Jetzt am Vormittag ist sie ganz munter, die Mama hat ihr vor einer Stunde endlich das ersehnte Paracetamol-Zäpfchen gegeben (»ich möchte sie nicht immer mit so viel Medikamenten vollpumpen, Herr Dokter«), nun ist sie das erste Mal seit 48 Stunden schmerzfrei. Denn es ist eine eitrige Ohrenentzündung, im rechten Gehörgang steht der sämige Eiter. Schon mal im Flugzeug gesessen und während des Startens nicht geschafft, einen gescheiten Druckausgleich hinzubekommen? Das ist nur ein leichter Unterdruck im Ohr, der das Trommelfell nach innen zieht, im Vergleich zu dem Druck, der in einem Ohr herrscht, wenn das Mittelohr mit einer dicken Flüssigkeit gefüllt ist, die gegen die dünne Membran drückt, wie das bei einer Entzündung der Fall ist. Und falls Sie schon mal mit einem Wattestäbchen bis zum Trommelfell vorgedrungen sind, dann wissen Sie, wie gut dieses mit Nerven versorgt ist.

Bei Lara-Gerda ist das Trommelfell bereits perforiert. Die Sauce ist von alleine abgelaufen, was immerhin schmerzstillend, weil druckentlastend ist.

»Ihre Tochter hatte hohes Fieber und die Nächte waren sehr anstrengend, wie sie geschildert haben, oder?« Die Mutter nickt mit dunklen Augenringen.

»Dazu der Eiter, spricht doch sehr für ein bakterielles Geschehen.«

»Kommen Sie jetzt schon wieder mit einem Antibiotika?«

Ich zucke zusammen, medizinisch und sprachlich.

»Ich fürchte schon.«

»Aber war ja grad erst …«

»… vor zwei Monaten«, erwidere ich mit einem Seitenblick auf den Computerbildschirm, »und da ging's um eine Halsentzündung. War nicht der Abstrich positiv?« Auf Streptokokken. Eine Mandelentzündung, Tonsillitis.

»Da hatte sie Scharlach …«, sagt Frau Gerhard.

Nicht ganz. Eine Streptokokkentonsillitis ist erst mal nur eine lokale Entzündung des Rachens und kann ohne Behandlung systemisch werden, das heißt, sie wird zur Infektion des ganzen Körpers, dem Scharlach: mit Himbeer- oder Erdbeerzunge, klassischem Ausschlag am ganzen Körper und entsprechend schwerkrankem Kind.

»Die Ohren und der Rachen haben leider erst einmal nichts miteinander zu tun, das hier ist eine andere, eine neue Infektion, aber eben auch bakteriell, und die Empfehlung ist hier eindeutig zugunsten eines Antibiotikums.«

»Wohl eher zugunsten der Pharmaindustrie …«, murmelt Frau Gerhard.

»Oh, ich bitte Sie. Damit hat das doch wirklich nichts zu tun«, gebe ich zurück.

»Also, ich möchte da jetzt erst mal ein paar Globuli geben, meine Freundin hat ganz gute Erfahrungen mit Ferrum phosphoricum gemacht.«

»Bei wem? Und mit wem? Wer hat das empfohlen?«

»Na, meine Freundin.«

»Schon. Aber das wird doch als Medikament verkauft, also sollte doch wenigstens ein Arzt sich darum kümmern.« Da stelle ich mich immer ganz dumm. Natürlich weiß ich, dass die meisten Glaubuli von der besten Freundin, der Friseurin oder vom Heilpraktikanten um die Ecke verordnet werden. Aber ich hoffe immer, dass meinem Nachfragen Einsicht folgt.

»Die hat das im Internet bestellt.« Auch eine Variante.

»Die echten Homöopathen würden sich schütteln, Frau Gerhard, wissen Sie das? Wenn man schon Homöopathie betreibt, dann sollte man das wenigstens seriös tun – also eine genaue Krankengeschichte erheben, individuell nach dem richtigen Medikament und der richtigen Dosierung suchen …«

Frau Gerhard hebt die Augenbrauen. »Ach so. Na egal. Solange es wirkt.«

»Muss es noch lange nicht richtig sein.«

»Aber falsch machen kann man ja auch nichts. Kann ja nicht schaden.«

»Ja, ist das so?«, frage ich. »Ein Mittel, das keine Nebenwirkung hat, kann das dann auch eine Wirkung haben? Dann sollte es immerhin genau passen. Sonst wirkt es vielleicht doch falsch.«

Die theoretischen Konstrukte hinter der Homöopathie interessieren die wenigsten, für sie zählt, dass man dazugehört, immer naturheilkundlich arbeitet, und dass es nichts kostet. Also müssen auch die Glaubuli auf das rosa Rezept.

»Verschreiben Sie mir da jetzt etwas?«

»Sicher keine Globuli. Ich gebe zu, ich habe das nicht gelernt und werde das auch nicht lernen, weil ich daran schlichtweg nicht glaube.«

»Aha«, sagt sie und legt in dieses Wort ihre ganze Missbilligung, dass ich als Kinderarzt keine Ahnung von Homöopathie habe.

Aber wenigstens um die Chemie weiß ich. »Welche Verdünnung empfiehlt denn Ihre Freundin da so?« Der nächste Argumentationsweg.

»Verdünnung, wieso?«

»Globuli arbeiten nach dem Verdünnungsprinzip, also bei jeder Potenzierung D6, D8, D60 und dergleichen wird das Mittel mehr verdünnt.«

»Ach, D60 stand da drauf, glaube ich.«

»Wissen Sie, was das bedeutet?«

»Nö. Hauptsache, es wirkt.«

»D60 bedeutet, Sie nehmen einen Tropfen des Urstoffes, also eben Eisenphosphat …«

»Was?«

»Ferrum phosphoricum …«

»Ach so …«

»… und werfen diesen Tropfen, sagen wir, ins Mittelmeer.« Jetzt lauscht sie mir doch gebannt.

»Das wäre eine Verdünnung D20, oder so. Ich weiß das nur von D24, das entspricht ungefähr einem Tropfen im ganzen Atlantik. Ihre D60, die können Sie dann im gesamten Wasser der Erde suchen.« Ich nehme einen imaginären Wassertropfen und werfe ihn in die Luft des Untersuchungszimmers. Auch wenn das bei Weitem nicht dem Verhältnis von D60 entspricht.

»Üblich sind bei uns eher Potenzierungen um D6, wie Sie sie meist in den Apotheken bekommen. Das ist immerhin ein Tropfen Ursubstanz in einer Badewanne Lösungsmittel. Vielleicht wirkt da noch was …«

»Ganz bestimmt«, ereifert sich Frau Gerhard. »Die Kinder meiner Freundin kommen damit immer ganz prima zurecht.«

»Ja, aber nach Hahnemann …«

»Wem?«

»Dem Erfinder der Homöopathie …«

»Ach so …«

»… und den Anhängern der Homöopathie kann ein Mittel nur wirken, wenn es speziell ausgesucht wurde. Homöopathie funktioniert so eben nicht, dass man nach einem Schema das Mittel aussucht, hier Fieber, da Ferrum und dergleichen. Da kann man dann auch wieder auf die Schulmedizin zurückgreifen. Die macht es angeblich genauso.«

»Eben. Die Schulmedizin. Immer gleich Hammermittel in die Kinder schütten.« Sie wiegt den Kopf.

»Ich verstehe Ihre Sorge. Aber das möchte ich doch gar nicht tun. Im Gegenteil: Ich glaube, dass viele Dinge bei Kindern sich auch alleine regeln, man gibt ein paar Nasentropfen, ein paar Wickel und Umschläge, viel frische Luft und Zeit und Ruhe, dann werden die schon wieder gesund. Aber die Globuli – da möchte man immer irgendetwas geben, das ist doch genau die Verdrehung des Systems.«

»Das unterstützt doch nur die Selbstheilungskräfte eines Kindes.«

»Aber vielleicht muss man das gar nicht. Selbstheilung heißt doch sich selbst heilen. Eben ohne Hilfe.« Ich rede mich in Begeisterung. »Aber das ewige Globuligeben signalisiert und übt, dass man immer etwas gegen irgendetwas geben muss. Statt dass man gar nichts tut. Außer vielleicht dem Kind beizustehen und ein wenig die Symptome zu mildern.«

Frau Gerhard geht ganz auf meine Argumentation ein: »Also dann lassen wir das hier jetzt alleine auskurieren. Ich kann ja trotzdem ein wenig mit Ferrum …«

Ich lache. »Moment«, sage ich. »Jetzt sind wir etwas abgekommen. Bei Ihrer Tochter handelt es sich um eine eitrige Ohrenentzündung, die lässt sich nicht so einfach alleine auskurieren. Ich kann Ihnen nur ein Antibiotikum empfehlen.«

»Oh nein, also doch vollpumpen …«

»Ich steh nicht so auf militärische Begriffe. Antibiotika helfen in diesem Fall dem überforderten Immunsystem, den aktuellen Infekt abzuwehren. Eiter im Ohr ist nicht ohne, und das noch in diesem Alter.« Und ganz gemein: »Außerdem möchten Sie sicher, dass Laras Schmerzen zügig nachlassen.«

»Lara-Gerda … Sag mal, möchtest du wieder so einen Saft trinken, Schatz?«

Die Kleine schaut sie mit großen Augen an.

»Sie werden sehen, das hilft ihr schnell«, sage ich und schreibe das Rezept.

»Na, wenn Sie meinen.«

Und erstaunlicherweise nimmt sie tatsächlich das rosa Rezept mit dem »Amoxicillin 3 x 5ml tgl.« in Empfang.

Frau Gerhard hat studiert, sie war bis zur Geburt ihrer Tochter als Anwältin am Landgericht tätig. Wir hatten uns während der früheren Vorsorgen immer wieder auch über das Vertrauen zu mir als behandelndem Kinderarzt und Ärzten überhaupt unterhalten, sogar über Kunstfehler und unterlassene Hilfeleistung. Und trotzdem: Bei vielen Eltern, egal, ob studiert oder nicht, nüchtern wissenschaftlich gebildet oder aus einem Ausbildungsberuf, drängt der Zeitgeist inzwischen zum unerklärlichen Esoterischen.

Zum Glück kennen mich meine Patienten inzwischen gut, und die neu Hinzukommenden haben schnell davon gehört: Globuli kommen bei mir nicht auf Rosa daher. Nein, ich habe keine neuen Argumente, denn letztendlich ist Homöopathie eine Glaubensfrage, da nicht durch naturwissenschaftliche Studien beweisbar. Und für den Glauben sind Priester zuständig und nicht Ärzte.

Seit Neuestem kreist die Diskussion um den Sparaspekt, der von vielen Gesundheitspolitikern ins Spiel gebracht wird. Angeblich soll eine homöopathische Behandlung eine teure schulmedizinische ersetzen. Das sei der Grund, warum manche Kassen die Globuli bezahlen, aber sollte nicht die Gesundheit im Vordergrund stehen?

Sparen kann man mit oder ohne Homöopathie rein gar nichts. Das Zeug kaufen die meisten Leute trotzdem selbst, egal, ob es die Kasse zahlt oder nicht, und auch wenn die Krankenkassen es nicht mehr übernehmen würden, bedeutete das noch lange keinen Zugewinn für die Solidarkasse der Gesundheit. Wer Geld für nichts ausgibt, zahlt immer drauf. Nicht die besseren und einwandfrei nachgewiesenen Heilungschancen treiben die Krankenkassen in die esoterische Ecke, sondern der Wettbewerbsvorteil. Wenn der Mitanbieter A Homöopathika übernimmt, dann muss die Krankenkasse B das ebenso tun. Hier wird der Bückling vor dem Wunsch des Patienten gemacht. Gleiches erlebt die Gesundheitsindustrie bei Angeboten wie der Osteopathie, die immer mehr Krankenkassen bezahlen.

Fatal an diesen Entwicklungen ist, dass die Kostenübernahme alleine die Globuli adelt, ohne dass deren Wirksamkeit bewiesen wäre. »Wenn es sogar die Krankenkasse bezahlt, dann muss es doch wirken.« Bald werden auch noch Hippotherapie oder Hornhautabknabbern durch Putzerfischchen bezahlt. »Wenn Sie ein Rezept haben und der Dokter Ihnen das aufschreibt, dann erstatten wir das auch.« Als ob Krankenkassen schon je alles erstattet hätten, was wir Ärzte so aufschreiben. Alle Eltern chronisch kranker Kinder wissen ein Lied davon zu singen: Briefwechsel und Diskussionen mit Schreibtischtätern, die nur nach Aktenlage entscheiden. Für diese Eltern ist es ein Hohn, wenn unwirksame Mittel vom Solidarsystem in Gießkannenmanier unters Volk gebracht werden, aber das Geld für die weitere Betreuung durch die Mobile Kinderkrankenpflege, das dringend benötigte Therapiefahrrad oder die neue Sitzschale abgelehnt wird.

Noch ein wenig konsequenter gedacht: Wer Patienten dazu erzieht, bei jedem Wehwehchen ein Mittelchen zu nehmen, wer sich zur Aufgabe gemacht hat, dass jeder Patient mit einem rosa Zettel aus der Tür geht, damit der Patient auch wiederkehrt – der produziert ganz sicher unnötige Kosten im Gesundheitswesen. Der sorgt für das Bedürfnis, bei jedem Leiden zum Arzt zu gehen.

Darf man nicht mehr sagen: »Das geht von alleine weg« oder »Ein bisschen Pusten, dann fühlt sich das Bobele besser«? Aber dann müsste man mehr mit dem Patienten reden, klarmachen, dass dieses oder jenes Schüsslersalz und die Globuli nicht wirken. Und Diskussionen führen und riskieren, dass man sich die Eltern vergrätzt. Diese Zeit bekommt der Arzt nicht bezahlt. Sprechende Medizin wird in unserem System nicht honoriert, es gibt für Gespräche keine Abrechnungsziffer. Außer bei der Erstanamnese durch den Homöopathen, der seinen Placebo-Effekt vor allem aus diesem Gespräch zieht. Das ist die Pervertierung des Systems: Der geschulte Mediziner bekommt den Gesprächsbedarf nicht vergütet, der esoterische Kollege aber schon, wenn er Unwirksames in die Familie gibt. Es bleibt der Wunsch der Eltern nach einem Rezept. Immer und jedes Mal. Bei jedem Krankheitsgeschehen, sei es noch so trivial.

»Krieg ich jetzt nichts mit?« – »Und aufschreiben tun Sie nichts?«

Eltern sind nur mit einem Rezept glücklich. Viele Kollegen gestehen das ein: Sie gehen den Diskussionen aus dem Weg, indem sie Dinge verordnen, die gar keine nachgewiesene Wirkung haben. Aber da man nicht für alle Erkrankungen unwirksame Hustensäfte aufschreiben kann oder Entschäumungsmittel bei Blähungen des Neugeborenen oder immer Antibiotika bei den meisten (viralen) Erkältungserkrankungen – gibt man wenigstens einen rosa Zettel Globuli auf den Weg.

Schöner Nebeneffekt: Der Schulmediziner mutiert zum Naturheilkundler. »Der Dokter Radebrech, der schreibt nicht immer gleich die Hammer auf, nein, nein, da gibt's erst mal Kügelchen. Das find ich richtig gut.«

Doktor Radebrech täte gut daran, den Mut zu haben, gar nichts aufzuschreiben, sondern die Selbstheilungskräfte des Kindes durch körperliche Zuwendung der Eltern, Zeit für die Genesung, frische Luft und Verwöhnen des Patienten zu stärken. Ich schreibe manchmal auf ein Rezept: »Zwei Stunden Spaziergang im Obereichener Forst« oder »Ein Vanilleeis bei Halsweh«. Das wirkt genauso.

Bleiben die Grenzen der Homöopathie. Ehrenwerte homöopathisch tätige ärztliche Kollegen werden diese hoffentlich kennen und doch geschult medizinisch behandeln. Viele Heilpraktiker verteufeln die Schulmedizin – und laufen Gefahr, den entscheidenden Punkt der gesundmachenden Behandlung zu verpassen. Wenn etwas so ernst ist, dass man zu wirklich wirksamen Medikamenten wie Antibiotika greifen muss, dann hilft auch der Zucker nicht mehr.

Unterhalten sich zwei Mütter an der Anmeldung, während die dritte einen Termin ausmacht. Derweil drücke ich mich am Kaffeeautomaten herum, der steht ein wenig versteckt um die Ecke, sein Brummen beim Herstellen des Latte macchiato verbirgt meine Mithörerschaft:

Mutti No. 1: »Weißte, wenn sich meine Madeleine-Jocelyn mal die Knie aufhaut, bekommt sie Arnica D6, habe ich immer dabei, und dann ist es auch gleich wieder gut. Die wartet schon richtig da drauf.«

Mutti No. 2: »Echt? Wenn ich Luca-Jamie in den Arm nehme und puste, klappt das genauso. Und wenn's blutet, gibt's ein Pflaster.«

Mutti No. 1: »… so? Na ja, ich möchte die Madeleine-Jocelyn da nicht zu sehr verhätscheln, bei so einem bisschen Sturz …«

Ich schlürfe an meinem Kaffee und verlasse mein Versteck.

»Guten Tag, Herr Dokter«, sagt Mutti No. 1, sofort weggedreht von ihrer Freundin. »Sagen Sie mal, ich brauch da mal die ganzen Akten von der Madeleine-Jocelyn …«

»Oh, ja …«, zögere ich. »Wollen Sie die Praxis verlassen?«

»Nein, nein, Herr Dokter. Aber ich möchte mal zum Heilpraktiker gehen, wissen Sie, das mit den ewigen Erkältungen bei der Maddi, das kann doch nicht normal sein.«

»Ist das denn so schlimm?«, frage ich und Mutter No. 2 fügt hinzu: »Die geht eben in die Kita, da ist das ganz normal, war bei meinem Luca-Jamie genauso letztes Jahr.«

Sie erntet einen bösen Blick von Mutti No. 1. Ich versuche die Wogen zu glätten: »Ja, wäre doch ein guter Grund, oder?«

»Na ja. Aber auch so allgemein zur Stärkung, und weil mein Mann hat doch immer da so den Heuschnupfen, vielleicht hat ja auch die Maddi …«

»Was ist denn Ihr Heilpraktiker von Haus aus?«

»Den hat mir meine Nachbarin empfohlen, ihr Sohn hat dann da so Ausleitung bekommen wegen der Impfungen und so …«

»Was leitet man da aus?«, frage ich unschuldig.

»Weiß ich jetzt auch nicht so genau, aber es hat auf jeden Fall gewirkt, der Junge ist jetzt viel ausgeglichener und auch nicht mehr so oft krank.«

»Ah. Alles klar«, sage ich. »Und was der Heilpraktiker jetzt genau gelernt hat …?«

»Keine Ahnung, der soll so ganz gut sein«, sagt Mutti No. 1.

»Ach ja, und eine Überweisung brauch ich dann auch.«

»Überweisungen gehen nur von Arzt zu Arzt, deshalb frage ich …« – »Ach, ist das kein Arzt?«

»Nein, in der Regel nicht, und wenn er's mal war und sich jetzt Heilpraktiker nennt, wird er nicht mehr als Arzt praktizieren. Wenn er überhaupt je Medizin studiert hat. Überweisungen zu Heilpraktikern gibt es noch nicht.« Gott sei Dank.

»Aber die Kasse zahlt das schon …«, erwidert die Mutter.

»Mag ja sein, kann sie auch gerne tun, wenn sie das für richtig hält.« Vorsicht, bloß jetzt zwischen Tür und Angel keine Diskussion über das Gesundheitswesen lostreten, »aber ganz sicher nur über Kostenerstattung und nicht auf Karte.«

Die Mutter nickt. »Aber die Karteikarte brauch ich trotzdem, hat der Heilpraktiker gesagt.«

»Kann ich Ihnen gerne kopieren, wenn ihm das was hilft.«

»Ja, er möchte gucken, wie viele Impfungen die Maddi schon bekommen musste und wie oft ein Antibiotika.«

»… Antibiotikum«, rutscht es mir heraus. So viel Zeit muss sein.

Sie bekam ihre Kopien (»Was? Dafür muss ich auch noch zahlen?« – Ja, das bedeutet wenigstens zehn Minuten Arbeit für die Medizinische Fachangestellte, und trotzdem stellen wir nur die Ausdrucke in Rechnung. Schließlich ist auch das keine Leistung der Krankenkasse, sondern der Wunsch der Mutter. Oder des Heilpraktikanten), und der Heilpraktiker hat eine Ausleitung eingeleitet. Ich möchte gar nicht wissen, wie er das am Ende machte, vermutlich mit bioresonanz-induzierten Schüsslersalzen. Ob ich dann die Impfungen wiederholen muss?

Das erinnert an letztens in der U-Bahn. Es war abends und ich auf dem Weg zu dem lang ersehnten Bowlingabend mit zwei Kollegen. Es saßen mir gegenüber: zwei vermutlich Mittfünfzigerinnen, die erste etwas rund, im grünen Trachtenjanker, darüber ein erstaunlich buntes Batiktuch, kurze, grau-weiße Haare und eine halbrunde rotgefasste Brille. Die zweite war komplett in Jeansuniform, im Vergleich ein paar Rundungen dünner, Pferdeschwanz, Anti-AKW-Plakette.

Was sollte ich tun? Die zwei unterhielten sich so laut, als seien sie alleine in der Bahn. Und wer konnte von ihnen auch erwarten, in mir den potenziellen Feind zu erkennen?

»Und das ist jetzt dein neuer Flyer?«, fragte die Kräftige.

»Ja, nett, oder? Hat mir der Willi gemacht, am PC, das drucken die bei *Copyshopy* ganz günstig raus.«

»Doch, wirklich schön. Auch so die Farben und so. Und der Buddha.« Ich schielte und sah nur eine Menge Pastellfarben in einem Leporello mit einem überdimensionierten silbrigen Buddha, der mir von der Rückseite entgegenlächelte. Er hatte mich sofort erkannt. Ich lächelte verstohlen zurück.

Die Zweite faltete den Flyer auf und wieder zusammen, als begutachtete sie ihn das erste Mal. »Weißt, jetzt habe ich die Praxis schon ein halbes Jahr, da musste schon ein bisschen Marketing machen.« Sie zuckte mit den Schultern. »Musst dich doch erst einmal bekannt machen unter den Leuten.«

»Aber sonst läuft's?«, fragte die Erste, die Dicke.

»Jaja. Doch doch. Die Leute wollen ja zum Heilpraktiker. Die Ärzte machen doch nur ihr schulmedizinisches Zeugs. Aber seitdem ich auch das Reiki anbiete – ich sag dir: Spitze.«

Sie sprach Reiki mit einem rollenden R aus und so, dass es wie »Re-ikki« klang.

»Und die Homöopathie läuft eh alleine.«

»Gibt's denn auch was Schwieriges?«, fragte die Erste weiter.

»Naa, eigentlich nicht. Letztens war so 'ne Mutter mit 'm Kind da …«

Jetzt spitzte ich doch die Ohren.

»… War ganz pickelig die Kleine. Von Kopf bis Fuß. So richtig neurodermitismäßig, weißte? Ich hab dann erst mal eine Störfeldsuche gemacht – musst du einfach machen in so einem Fall –, und klar: Die hatte ja auch schon ihre Impfungen bekommen. Drei Stück in drei Monaten! Schlimm ist das. Was die Leute den Kindern so antun …«

Jetzt wurde es interessant. Doch leider: Sie standen auf und schickten sich an auszusteigen. Grad jetzt, wo es spannend wurde.

»Kann man da denn noch was machen?«, fragte noch die Erste.

Die Zweite drückte schon den Halteknopf: »Ha jaa! Ich habe da mal eine Ausleitung gemacht und Staphisagria und Sulfur in D12 mitgegeben. Wird schon. Ich denke, man kann dem Kind schon noch helfen …«

Da stiegen sie aus.

In einer mutigeren Welt der Fantasie sprang ich auf, ließ meinen Bowlingabend Bowlingabend sein und stieg mit ihnen aus. Ich gab mich zu erkennen und verbrachte den restlichen Abend mit unendlichen Diskussionen an der Bahnsteigkante über den Blödsinn, der hierzulande über Eltern und die armen Kinder ergossen wird. Aber nein. Ich ließ sie ziehen, der feige Schulmediziner. Ich hatte es in der Hand, den Sumpf der Esoterik in unserer Stadt trockenzulegen. Wieder war die Graswurzelrevolution gescheitert. Ich werde in meiner Praxis bleiben und weiterhin Aufklärungsarbeit direkt unter den Eltern betreiben. Und wie es der Zufall will, kommen am nächsten Tag Herr und Frau Richter in meine Praxis.

Die Eltern präsentieren ihren sechsmonatigen Vincent zur U5, der nächsten Vorsorge mit einem halben Jahr, er hat dazu eine einfache Erkältung, kein Drama, die Nase läuft, sonst alles in Ordnung. Ich untersuche das Kind, wir unterhalten uns, ich beurteile die Entwicklung und gebe Tipps zum Beifüttern, zur Fortbewegung und den damit verbundenen Unfallgefahren. Dann wenden wir uns der Erkältung zu. Ich verordne Nasentropfen, frische Luft, ein paar warme Worte und viel Liebe. Das wird dem Jungen am ehesten helfen. Bei der Verabschiedung, schon beim Händeschütteln sagt die Mutter: »Ach ja, ich war gestern noch beim Heilpraktiker.«

»Ah, alles klar«, sage ich.

»Na ja«, entschuldigt sich Frau Richter, »er hat die Erkältung schon seit letzter Woche, da wollte ich nicht gleich irgendwelche Hammer aus der Apotheke geben.«

Ich bin jetzt ganz interessiert. »Und was hat er bei Vincent nun gefunden?«

Sie kramt in ihrer Handtasche. »… hat das verschrieben.«

Sie reicht mir einen schicken weißen Zettel mit esoterischem Logo, Marke ›Privatrezept für Arme‹. Drei Mittel mit XYZ-Verdünnung, Globuli, und … handschriftlich ergänzt: Babix.

»Der Heilpraktiker hat außerdem gesagt, Vincent habe eine Leber- und Nierenschwäche.«

»Hat er ihn so genau untersucht?«, frage ich.

»Nein, nein«, Frau Richter winkt ab, »er hat ihm nur in die Augen geschaut.« Prima, das ist die Irisdiagnostik, die Beurteilung des Gesundheitszustandes und anderer wichtiger Dinge anhand der Struktur der Regenbogenhaut im Auge – ganz großes Kino.

»Aber sonst hat er nichts untersucht?«

»Nein, nein. So viel Zeit war ja gar nicht, nach einer Viertelstunde waren wir wieder draußen.«

Kurze Sammelpause meinerseits.

»Ganz ehrlich, Frau Richter?«, sage ich dann. »Ich halte das für Schindluder sondergleichen. Leber- und Nierenschwäche? So ein Quatsch. Das schürt doch nur Ihre Angst und investiert in den nächsten Besuch.«

»Ja, genau, ich soll nächste Woche wiederkommen.«

»Alles klar, möchten Sie meinen Rat hören?«, sie nickt heftig mit dem Kopf. »Sparen Sie besser das Geld für die Globuli, übers

Babix haben wir ja schon mal gesprochen, das brauchen Sie eigentlich auch nicht – und beschränken Sie sich zunächst mal auf die Nasentropfen.«

Herr Richter mischt sich ein: »Sparen ist gut.«

»Wieso?«, frage ich, »was hat der Heilpraktiker denn berechnet?«

»40 Euro für die fünfzehn Minuten.« Herr Richter hebt vier Finger seiner Hand.

Mir bleibt der Mund offen stehen und mein Großhirn beginnt zu rechnen – 40 Euro pro Viertelstunde, macht einen Stundenlohn von 160 Euro, macht einen Tagesverdienst von – sind wir brav – knapp tausend Euro bei sechs Stunden Arbeitszeit – macht einen Monatsverdienst von zwanzigtausend Euro. So darf man nicht rechnen, oder? Aber eigentlich schon. Irgendetwas mache ich falsch.

> »Ärztliche Betreuung besteht darin, so wenig wie möglich zu
> tun.«
>
> *Samuel Shem* House of God

In der Sprechstunde:
Erkältungen, Asthma und eine U6

Frau Schreiber stellt ihren achtjährigen Sohn Max vor, der hustet
und schnupft, seit einem Tag hat er auch Fieber. Der Junge wirkt
wirklich sehr erkältet. Sie schiebt ihren Sohn in meine Richtung.
»Der hat Erkältung, Husten, Schnupfen, gestern auch total hohes
Fieber. Jetzt brauchen wir was für die Erkältung.«

»Okay«, sage ich, »ich schau ihn mir erst mal an, okay?«

Ich untersuche Max von Kopf bis Fuß, er wirkt etwas an-
geschossen, aber sonst gut drauf, der Hals ist ein wenig gerötet, er
hat Schnupfen, okay, nichts Wildes.

»Nun, dich hat's schon etwas erwischt, oder, Max? Hast du
denn starkes Halsweh?«

Seine Stimme klingt etwas heiser. »Ja, schon.«

Die Mutter macht eine bestätigende Handbewegung, habe
sie ja gesagt.

»Okay, Frau Schreiber, er ist erkältet, bestimmt nichts Schlimmes, keine Bronchitis oder so. Geben Sie ihm mal Nasentropfen,
das wird reichen, und vielleicht bleibt er morgen noch mal zu
Hause.«

»Wieso noch mal? Der war schließlich heute in der Schule …« Sie schüttelt verständnislos mit dem Kopf.

Ich zögere. »Moment, das verstehe ich nicht, er hatte doch
gestern schon hohes Fieber, haben Sie gesagt, und heute müssen
Sie immerhin mit ihm zum Arzt – und da geht er in die Schule?«
Nach der Untersuchung hatte ich mir das eigentlich verkneifen

wollen, aber wirklich zum Arzt musste Max nun nicht. Aber mit Fieber ist er für die Schule krank genug.

»Na, er wollte doch.« Sie zuckt mit den Schultern.

»Das kann er aber nicht entscheiden«, gebe ich zurück. »Entweder ist er so krank, dass er zum Arzt muss, dann bleibt er aber zu Hause, oder eben nicht, dann brauchen Sie aber auch nicht zum Arzt.«

»Heut Morgen ging's ihm doch gut.«

»Ja schon, jetzt ja auch.«

»Na also«, sagt sie.

»Aber dann hätte er auch nicht unbedingt zum Arzt gemusst.«

»Na doch«, sagt Frau Schreiber, »ich brauch doch was für die Erkältung.«

»Aber das bekommen Sie doch auch so in der Apotheke.«

»Aber dann kostet's ja Geld.«

»Nasentropfen kosten vielleicht zwei Euro.«

»Aber so bekomme ich sie umsonst. Und ich zahl schon genug Krankenkasse.«

»Ihr Kind ist kostenlos mitversichert. Und die Untersuchung hier kostet Ihre Kasse schließlich auch etwas.«

»Schon, aber mich nicht.«

Alles klar.

»Mir geht's ja auch eher darum«, drehe ich mich mit meinen Worten im Kreis, »dass er gestern Fieber hatte, heute so krank ist, um zum Arzt zu gehen, und trotzdem heute Morgen in der Schule war.«

»Er wollte eben.«

»Wenn er morgen sagt, er hüpft in den Rhein, würden Sie ihn doch wohl auch nicht lassen. Okay, schlechtes Beispiel. Aber so hat er auf jeden Fall mit seiner Erkältung alle in der Schule angesteckt.«

Sie verschränkt ihre Arme vor der Brust und schiebt die Unterlippe vor: »Die sind doch eh alle krank in der Schule.«

»Ja, im Moment geht viel rum«, gestehe ich, »weil sich alle immer wieder anstecken, weil alle meinen, man muss Kinder krank in die Schule schicken.«

»Aber er ist immerhin schon in der zweiten Klasse, ab nächstem Jahr zieht es dann an.«

»Er ist erst in der zweiten Klasse, Frau Schreiber – ich halte das für kein gutes Vorbild für später.«

»Er wollte eben was lernen.«

»Find ich ja gut, freut mich auch, aber kranke Kinder gehören einfach nicht in die Schule.«

Jetzt murmelt sie nur noch leise vor sich hin. »Heute morgen war's ja nur noch wenig Fieber.«

Ich wende mich meinem PC und den Rezepten zu. »Vorschlag: Morgen lassen Sie ihn jetzt mal zu Hause, dann kann er sich auskurieren.«

»Aber wenn er morgen kein Fieber mehr hat?«

Ich schaue sie mit meinem bestlächelnden, aber verbindlichen Gesicht an. Das duldet keinen Widerspruch und beinhaltet keine Rückfragen mehr. Manchmal muss die sanfte Autorität des Arztes obsiegen. Ich reiche das Rezept herüber, Nasentropfen. Nein, Frau Schreiber, keinen Hustensaft, der bringt nichts.

»Und für den Husten?« Als hätte ich es nicht vorausgesehen.

»Glauben Sie mir, er braucht erst mal nur Nasentropfen. Die Lunge ist frei.«

Frau Schreiber setzt ein Lächeln auf.

»Also ist er doch gesund? Und kann dann morgen auch in die Schule.«

In diesem Moment habe ich aufgegeben. Ich wende mich dem jungen Mann mit der leichten Erkältung zu, wünsche ihm gute Besserung, appelliere an die Einsicht eines Achtjährigen und bitte, dass er sich morgen mal ausnahmsweise die Hausaufgaben vorbeibringen lasse.

Er nickt mit geröteten Augen und schenkt mir zum Abschied einen verrotzten Nieser.

Dann sind sie wieder da, meine Filofax-Eltern, auch wenn dieser Begriff nicht mehr stimmt, denn Papa speichert inzwischen alles im Kopf ab. Das macht er sehr souverän, fragt jede Information zweimal nach, was bekanntlich ein gutes Mittel ist, das Gedächtnis zu schärfen. Mama fragt weiter sehr auf der emotionalen Ebene, allerdings merklich kopflastiger – der Instinkt möge sich wieder Bahn brechen.

»Sie schreit ständig manchmal in der Nacht, wahrscheinlich träumt sie nur schlecht, aber ich denke mir immer, sie hat bestimmt was. So Zahnen, oder Bauchweh oder der Blinddarm.«

»Wie oft kommt das vor?«

»Beinahe jede Nacht, Herr Dokter, beinahe jede Nacht, pünktlich um zwei Uhr, ich weiß das so genau, weil, da gucke ich dann auf den Wecker, und weil, das war früher auch die Zeit, wo sie immer gestillt werden wollte.«

»Können Sie sich eine Krankheit vorstellen, die genau um zwei ihr Unheil treibt?«

»Ja. Nein. Vielleicht nicht. Vielleicht aber doch.«

»Wir schauen, was los ist, okay? Ich untersuche sie gleich.«

Bela-Maryke ist ein Jahr alt, ihre Eltern sind sicherer geworden in den Alltäglichkeiten, der Filofax-Eintrag anfangs mit dünnen Stillstühlen und dem seltsamen süßlichen Geruch wird sicher nicht mehr nachgelesen und auch die verschiedenen Rötungen und Pickelchen eines Säuglings können die zwei nicht mehr beeindrucken. Die haben wir zwischenrein begutachtet und ausgeschlossen, dass es sich um Windpocken, Scharlach oder die Krätze handelte. Dafür sind es jetzt das Zahnen, das Beifüttern, das Schlafen im eigenen Bettchen und vor allem das Thema Erziehung, was Filo und Fax umtreiben.

Bela-Maryke demonstriert bei der heutigen U6 gleich alle Register ihres fremdelnden Könnens: Sie klebt an der Mama, klettert an ihr hoch und möchte am liebsten am Rücken wieder runter. Erst als ich der Mama sage, sie soll ihr nur Schutz geben, wenn sie meint, das Kind brauche Schutz, entspannt sich die Situation und wird nicht die ganze Zeit von »Alles nicht so schlimm«, »Alles wird gut«, »Der Dokter ist ganz lieb« überlagert. Unsicherheit der Eltern bedeutet Unsicherheit beim Kind – und nur der nüchterne Halt der Eltern hält die Kinder in der Bahn.

»An der Hand kann sie sich gar nicht benehmen«, sagt der

Vater und weist mit einer vorwurfsvollen Geste auf seine Tochter. Immerhin läuft sie schon mit gerade erst einem Jahr, denke ich.

»Da muss ich sie manchmal ziehen, ziehen, ziehen. Und am Ende will sie doch in den Buggy rein. Das kann sie sich doch vorher überlegen, oder, Herr Dokter?«

»Kann sie das? Vielleicht will sie einfach nicht?«

»Na eben.«

Ich hebe die Kleine vom Wickeltisch – sie demonstriert ihre Abneigung, indem sie bei der kleinsten Verletzung ihrer Halbmeter-Intimzone hemmungslos anfängt zu weinen.

»Ohhh, du Arme«, sagt die Mutter und springt herbei. Ich drehe mich eine Nuance zur Seite und bringe mich zwischen die beiden, was die Tochter mit noch mehr Brüllen quittiert, die Mutter aber erfolgreich davon abhält, wie ein Magnet anzudocken.

»Ich schaue nur kurz, wie sie laufen kann.« Ich setze das zappelnde Etwas ein paar Meter von den Eltern entfernt ab und siehe da – es bewegt sich nichts. Bela-Maryke steht wie festgeklebt da, die Fäuste an der nicht vorhandenen Hosennaht. Sie fixiert ihre Mutter zwischen großen Tränen und schluchzt und weint.

»Oh, na komm, mein Schätzchen, komm zur Mama.«

Sie breitet die Arme weit aus, aber Schätzchen bleibt stocksteif neben mir stehen. »Schau mal, wie ängstlich sie ist«, sagt ihre Mutter zu ihrem Mann.

Der Vater macht ein paar Schritte auf Bela-Maryke zu, zeigt dann auf die Strecke zwischen Tochter und Mutter. »Na los, du sollst laufen, Belli, l-a-u-f-e-n, ja?«

Aber Belli bewegt sich keinen Schritt.

Ich knie mich neben sie, darf ihr jetzt ganz nah sein, das irritiert sie nicht, lege sogar meine Hände an ihren Rücken, damit sie den Kontakt zu dem spürt, der mit ihr spricht.

»Na komm, Belli, lauf zur Mama. Ganz schnell, ja?«

Aber Bela-Maryke bewegt sich keinen Schritt.

»Gott, hat die Angst«, wiederholt die Mama noch mal.

Bei ihrer Tochter ist das Weinen inzwischen zu einem triefnäsigen Flunschen verebbt, die Fäustchen weiterhin fest in die Seiten gepresst.

»Ja, die hat ganz schön Angst vor Ihnen«, nickt mir der Vater zu.

»Wirklich? Und warum kann ich dann so nah an sie ran, jetzt wo sie sich ein wenig runtergekühlt hat?«

»Quatsch«, sagt seine Frau plötzlich. »Die will einfach nicht. Schau doch mal.« Jetzt spricht wieder ihr Instinkt.

Wenn Einjährige beschließen, Dinge nicht zu tun, dann tun sie es nicht, die Trotzphase beginnt. Sie entsteht vor allem aus Frust über auf einmal ausbleibende, aber vorher gewohnte Reaktionen der Eltern. Das Kleinkind erhält nicht mehr alles, was es im ersten Jahr bekommen hat. Wenn etwas gestört hat – die Oma, die mich hochnahm, die volle Windel, die kratzige Mütze – wurde Signal gegeben und die Eltern haben prompt reagiert. Wenn jetzt etwas nicht passt – ich werde in der Arztpraxis ausgezogen, dann stellt mich eine komische Frau auf eine seltsame Waage und misst mich mit einem verdächtig kalten Messapparat an der Wand, schließlich noch der Typ mit dem Gummiding um den Hals, der mich untersuchen will – wird weiterhin mit dem erlernten Signal reagiert. Wenn jetzt die Eltern in ihrer eingeübten Rolle verharren und automatisch hinter allem Angst vermuten, verstärken sie die Trotzphase, da sie die Frustreaktion mit Beruhigungen abmildern wollen. Das hilft dem Kind aber nicht, da die Situation bestehen bleibt. Denn noch immer will der Doktor untersuchen. Beendet man die Situation, indem die Eltern das Kind ablenken, oder bricht man die Untersuchung ab, wie das von Eltern manchmal gewünscht wird – und was sich auch der Kinderarzt nicht selten wünscht –, lernt das Kind, dass es nur ausreichend frustweinen muss, um bei den Eltern den Reflex »mein Kind hat Angst« auszulösen, um dann die Situation entsprechend zu steuern.

Bela-Maryke bleibt auf ihrem Platz stehen, sie ist jetzt still geworden, beobachtet uns drei genau, manchmal entweicht ihr ein kleiner Seufzer. Wir Erwachsene haben uns zum Tisch zurückgezogen, ihre Eltern haben die Motivationsversuche aufgegeben,

Bela-Maryke zu locken. Sie bleibt da, wo sie ist. Ich erörtere währenddessen die weiteren Dinge, die im zweiten Jahr auf die Eltern zukommen: die folgenden Impfungen, die Komplettierung der Nahrungsumstellung zur normalen Familienkost, die Unfallgefahren des jetzt laufenden Kindes und immer wieder Erziehung, Erziehung, Erziehung.

Am liebsten wäre den Eltern ein Rezept für jede Situation, die sich ergibt. Das Kind macht dies, dann mache ich das, und wenn es dann wieder das macht, mache ich dies, und alles wird gelingen. Es gibt Eltern, die genau so erziehen, nach Rezept, und das gar nicht schlecht, denn die Kinder stellen sich auf diese Routinen ein. Nichts irritiert Kinder mehr, als wenn Mama und Papa anders reagieren als erwartet. In dieser instinktiven Routine sind die Filofax-Eltern noch nicht angekommen: Sie haben noch nicht alle neuen Situationen durchgespielt. Also diskutieren wir minutenlang, ob das Aufziehen von Schubladen nun sozial und global akzeptabel sei oder nicht, und ob man einem Kind in diesem Alter nicht schon den Unterschied zwischen gesicherten und ungesicherten Steckdosen erläutern kann – kann man nicht.

Aus den Augenwinkeln sehe ich Bela-Maryke.

Zuerst beschäftigt sie sich mit dem Verschluss ihrer Windel, dann macht sie einen Schritt zur Seite, und genau in dem Augenblick, wo ihr Vater eine Frage an mich richtet und seine Frau gebannt auf meine Antwort wartet, löst sich der Frustkleber am Boden und Bela-Maryke läuft zu ihrer Mutter und hängt sich an ihr Bein.

»Das war grad spannend, haben Sie das gesehen?«, frage ich die Eltern. Gerade hatte ihre Tochter kein Publikum mehr für ihre Wein- und Trotzversuche, und sich daher von alleine schneller beruhigt. Dass sie jetzt und nicht vorher zu ihrer Mutter läuft, ist auch eine Form des Trotzens, nämlich des Selbstbestimmens.

»Hab ich gar nicht gemerkt«, sagt der Vater.

»Na, meine Kleine, alles wieder gut? Schau mal, jetzt macht der Onkel Dokter auch nichts Schlimmes mehr«, versucht die Mama das längst besänftigte Kind weiter zu beruhigen. Und verfällt wieder in ihre Rolle der Angstbekämpferin. Vielleicht wäre ein »Na, hast du dich abgekühlt, mein Zornteufel« ein effektiveres Signal. Aber wer sagt das schon zu seinem Kind. Bela-Maryke wird alle Bandbreiten des Trotzens und Steuerns ihrer Eltern durchlaufen, auch die Zweijahresuntersuchung wird eine Freude werden, dann ist meist das Schlimmste vorbei, wenn die Eltern den richtigen, vor allem instinktiven Zugang zu ihrem Kind finden. Vielleicht kommt ein zweites Kind, das wäre ein Segen für die momentane Nummer eins, denn dann hätten die Eltern nicht mehr die Zeit, sich komplett in einem Orbit zu bewegen. Eltern müssen durchaus Energie aufbringen, die Anziehungskraft des Lebensmittelpunktes »Erstes Kind« zu verlassen und so viel Schubkraft entwickeln, dass sie wieder den eigenen Planeten erreichen können.

Die Nächste am heutigen Tag ist Andretta, U7a, sie ist ein zuckersüßer Fratz, und alle haben sie lieb. Mit ihren flaumblonden Strähnchen über den dunklen Kulleraugen kann sie alle in ihrer Umgebung um den Finger wickeln. Ob Papa, Oma, Opa – sogar die dicke Dame hinter der Wursttheke hat sie allerliebst – »Nein, wie goldig, nein, wie süß, nein, schau mal, wie sie nach der Lyoner greift. Nein, nein, lassen Sie mal ruhig, Danke sagen muss sie ja nicht, Gott, ist die nett!«
Nur Mama steht manchmal neben sich und fragt sich, ob alle sie so kennen, wie sie sie kennt.
Schau, wie neckisch die Kleine noch den Noni (auch Schnulli, Dulli, Dudu) im Mundwinkel balanciert und ihr trotzdem gelingt, die Wörter hervorzuschieben. Und wenn man sie fragt, ob sie das Gummi nicht mal herausnehmen möchte, grinst sie sich eins, schnappt ihn sich selbst, zieht ihn schnell heraus, macht eine Vierteldrehung und schwuppdiwupp ist er wieder drin. Alle lachen. Ist sie nicht ein zuckersüßer Fratz?
Sie spricht dazu noch allersüßt, mit feinem Lispeln hie und da, das S und das Z gehen noch gar nicht, aber das macht den Eindruck nur perfekt. Denn welche Dreijährige kann schon perfekt sprechen? Vor allem mit dieser netten vorgeschobenen Oberlippe vor den sich über den Unterkiefer schiebenden Schneidezähn-

chen. Die Zunge schaut diebisch hervor, traut sich wohl nicht, hinter den weißen Beißerchen zu bleiben. Und ganz ehrlich? So sprechen sie alle in der Post-Pekip-Nachwuchsgruppe. Das ist doch normal? Und schließlich auch so nett?

Klar spricht sie nicht mit jedem. Schüchternheit ist eine Zier und die Redewendung ein Euphemismus, denn entscheiden wird sie immer selbst, wem sie ihre glockenhelle Stimme schenkt. Der Rest wird mit Schweigen abgewatscht.

Okay, beim Kindergartenbeginn gab's kleine Probleme – halb so wild –, sie klebte mehr an Mama als an den Spielzeugen, versteckte sich gerne hinter den Beinen ihrer Mutter. Und die Tante da im Kindergarten hörte zuerst den Zornesschrei und nicht die Glöckchen. Aber die kennt dafür ihre blondgesträhnten Pappenheimer, ihre Fläumchenmädels. Und stößt auf Unverstand bei den Eltern, wenn sie bittet, jetzt zu gehen. Denn wie kann man dies ängstliche Mäuschen einfach so hier zurücklassen? Sie ist doch so schüchtern, so vorsichtig, und … was? Sprechen? Das tut sie eben nur mit denen, die sie kennt. Trotz ist doch was für Jungs, die nicht gehorchen.

Aber sonst ist sie ein zuckersüßer Fratz – stets geputzt und stets geschniegelt, und stolz darauf, die Kleidersachen selbst ausgesucht zu haben, auch wenn sie für den ausgehenden Winter etwas kalt erscheinen. Mama begnügt sich, nur stolz zu sein und zu betonen, wie selbstständig ihre Kleine ist. Konflikte umgeht man, Konflikte lenkt man ab. Sie ist ein zuckersüßer Fratz. Ungelogen. Ganz klar. Und doch …

Am Ende der Vorsorgeuntersuchung bemerkt die Mutter – nachdem Fläumchenmäuschen mit der Glockenstimme krebsrot und verschwitzt vor Brüllen in ihrem Arm langsam ausventiliert: »Herr Dokter, Herr Dokter, manchmal weiß ich auch nicht, was ich mit ihr machen soll.«

Dann eine Akutpatientin, ich komme gerade durch die Tür, als mir die Mutter bereits entgegenwirft: »Die hustet immer noch!« Sie spricht von ihrer dreizehnjährigen Tochter Yvonne. Die sitzt neben ihr. Und verdreht die Augen.

»Guten Morgen«, ich schüttele beiden die Hand. »Hast du denn weiter inhaliert?«

Die Tochter hat Asthma, hat zudem einen Body-Mass-Index von 28 kg/m², was dem letzten halben Prozent der Perzentilenkurve entsprechen dürfte, und ich hatte sie vor drei Wochen auf ein inhalatives Corticoid gesetzt: eine Standardtherapie bei Asthma.

»Naja, wir haben das weggelassen. Die hustet ja immer noch.«

»Interessant«, sage ich, »aber die Lunge war doch nachher frei. Und jetzt sollten Sie dauerhaft inhalieren, damit es nicht wieder zu einer Verschlechterung kommt.«

»Mmmh. Das hat ja nichts gebracht. Sie hustet ja immer noch.«

Ich wende mich an ihre Tochter, die ich seit der Einschulung kenne. »Diese Dauerinhalationen brauchen ein bisschen Zeit, weißt du? Unter ein bis zwei Monaten geht da erst mal nichts. Du darfst weiter inhalieren, das wird dir helfen. Hab nur etwas Geduld.« Die Tochter nickt verständnisvoll.

Mutter: »Hat ja nichts gebracht.«

»Okay«, weiterhin der Tochter zugewandt, »Vorschlag: Du inhalierst regelmäßig mit deinem Diskus, wenigstens bis Ende Juni, und dann treffen wir uns noch mal.«

»Ich muss auch immer schwer atmen«, sagt die Tochter, »wenn ich eine Treppe hochsteige oder beim Rennen.«

»Ja, ich verstehe.« Und stelle mir dabei die Kurve des BMI vor.

»Und der Husten?«, wirft wiederum die Mutter ein.

Ich hole etwas weiter aus: »Schauen Sie mal: die Lungenfunktionsprüfung war mit dem kurzwirksamen Medikament richtig gut. Und nun darf Ihre Tochter weiter inhalieren, damit es auch so bleibt. Das eine Medikament öffnet kurz die Bronchien der Lunge, das andere hilft dauerhaft. Mit etwas Durchhaltevermögen können wir das später wieder absetzen.«

Die Mutter scharrt weiter auf dem Boden. »Aber was soll ich mit einem Medikament, das nichts bringt? Da setze ich es lieber ab.«

»Noch mal deutlich: Wenn ich Ihnen empfehle, das Medikament dauerhaft zu benutzen, und Sie lassen es nach ein paar Tagen weg, kann es auch nichts bringen.«

»Also sind wir jetzt schuld?«

»Da geht es nicht um Schuld. Es geht darum, dem Medikament eine Chance zu geben. Sonst kann man nicht sehen, ob es wirkt.«

»Cortison soll ja auch dick machen.«

Nein, bitte nicht das auch noch.

»Und das Wachstum behindern.«

Oh Hilfe!

»Vielleicht schreiben Sie doch lieber einen Hustensaft auf?«

Aah!

Ich mache mir einen inneren Vermerk und einen realen auf der Karteikarte, dass ich Yvonne zu einem Asthmatraining anmelden werde. Leider ist sie in keiner der Krankenkassen, die diese Trainings bezahlen. Wir werden einen anderen Weg finden müssen. Yvonne hatte bereits kurz nach Einschulung Probleme mit dem Gewicht, zu viel Kernzeitbetreuung, zu viel Schlüsselkind und zu viele Stückchen beim Bäcker neben der Schule. Diverse Beratungen zur Ernährung und Motivationen zur Bewegungen verpufften in der Lethargie der ganzen Familie, Mutter und Vater unterbieten ihre Tochter im Body-Mass-Index nur unwesentlich. Seit einem halben Jahr versuchen wir, mit kurz wirksamen Medikamenten und einer Dauertherapie die Leistung der Lunge zu verbessern. Das war uns schließlich gelungen, und Yvonne fühlte sich viel besser. Aber leider ist der Dauererfolg abhängig von der Konsequenz der Medikamenteneinnahme.

»Ich habe eine tolle Idee«, sage ich zu den beiden. Die Mutter hebt skeptisch die Augenbrauen, Yvonne schaut erwartungsvoll.

»Für Asthmatiker gibt es ein spezielles Programm. Da wird in einer Gruppe mit anderen eingeübt, wie man am besten mit der Krankheit umgeht. Das findet regelmäßig statt, es gibt Elternberatungen, Übungen mit Sport und wie man mit den Inhalationshilfen umgeht. Wäre das nicht etwas?«

Yvonne schaut zu ihrer Mutter, lächelt, blickt wieder zu mir, lächelt, schaut wieder zu ihrer Mutter, die mich unverwandt anstarrt. Schweigen.

Ich blicke Yvonnes Mutter erwartungsvoll an und nicke aufmunternd. Verantwortung wandert von der Mutter zur Asthmagruppe, Yvonne bekommt Kontakt mit ebenfalls Betroffenen und wird ihre Krankheit besser verstehen. Für meine Arbeit springt am Ende eine Kontrolle der Medikamenteneinnahme und damit auch des Asthmas heraus. Immerhin ergeben Studien, dass drei Viertel der Patienten, die an einer Asthmaschulung teilnehmen, bereits nach einem halben Jahr weniger Medikamente brauchen als die ohne Schulung. Yvonnes Mutter blickt mich weiterhin unverändert an. Den Blick ihrer Tochter hat sie ignoriert.

»Sie wollen jetzt aber nicht sagen, dass meine Tochter Asthma hat?«

»Eine der verbreitetsten Störungen ist die Angst der Eltern vor dem eindeutigen Ausdruck ihrer eigenen negativen Gefühle. Diese *affektive Ambivalenz*, das unerträgliche ›Weder-Noch‹ treibt das Kind zur Ablehnung der Eltern und verhindert die notwendige Konfrontation.«

Jirina Prekop Der kleine Tyrann

Ich bin schon zwei: Vom Trotzen

Ich öffne die Tür des nächsten Untersuchungszimmers. Auf dem Wickeltisch mal wieder die gelockte Schönheit. Ein Blick zu mir, ein Blick zur Mama, erst einmal Sicherheit schaffen. Ich bin noch weit genug entfernt.

Sagt die Prinzessin: »Hallo, Dokker, Celina-Kea da. Kuckuck. Hallo!«

Wir lachen alle – die Mutter, der Doktor, auch Celina-Kea. Sie ist sich ihrer Wirkung bewusst und grinst sich eins, wirft Blicke hin und her, vor allem bedacht auf die Reaktion der Mutter. Dabei beobachtet sie jeden meiner Schritte.

Ich bin nun näher. Schleiche mich regelrecht an. Das soll Vertrauen schaffen, Gewöhnung an den neuen Typ im Raum. Das Kind weiß, dass es hier im Reich eines anderen ist, und trotzdem versucht es, das Reich zu ihrem zu machen.

Das Stethoskop sorgt für den ersten Schrei, und ab diesem Zeitpunkt besteht die weitere Unterhaltung mit der Mutter und die Untersuchung des Kindes nur noch aus Brüllen, Kreischen, Tobsuchtsanfällen, verschwitztem Schlagen, Weinen, Heulen.

Eine ganz normale U7.

Dann plötzlich ist alles fertig, die Mutter zieht ihr Kind an, ich schreibe meine Befunde. Stille. Der Schalter ist umgelegt, keiner weint mehr. Wieder nur die Blicke zwischen mir und der Mutter. Ein zartes Lächeln der Prinzessin, ein hochgewimperter Augenaufschlag. Und die Verabschiedung, ich habe die Klinke schon in der Hand, da ruft es laut vom Wickeltisch herüber: »Tschüssi, Dokker, Celina-Kea fettich jetzt, ja. Hab lieb Dokker. Bussi« ... und sie wirft mir einen Kuss hinterher. Sprachliche Fähigkeiten und Sozialverhalten: sehr gut entwickelt. Was braucht eine Prinzessin auch mehr?

U7 – jetzt beginnt das Reden, das Trällern, das Singen. Das Kind teilt sich mit, es spricht, es zeigt in seiner Sprache, wie sehr es *ist*. Es zeigt Präsenz. Manch einer freut sich darüber, manche wünschen sich den Säugling zurück. Es ist eine Übergangszeit, eine Zwischenphase, die Zeit der ersten Konflikte, der Trotzphasen, auch des Verwöhnens, je nach Naturell der Eltern und der Kinder und selten entspannend für alle Beteiligten. Die Kinder kennen bereits ihre Wirkung, sie wissen, dass sie etwas erreichen können, dass auch sie Macht haben, die meistens eine laute ist.

Das Bobele hat sich freigeschwommen, hat sich seiner Babystellung in der Familie entledigt, es darf am Tisch sitzen und mitessen, idealerweise mit Gabel und Löffel. Bobele ist sich noch nicht bewusst, dass er ein »Er« oder sie eine »Sie« ist, auch nicht, dass es ein »Ich« ist, und trotzdem beginnt Erkenntnis darüber jetzt zu reifen.

Trotzalter nennt man das dann böse. Der erste Widerstand. Das erste Aufeinanderprallen des Anspruchs der Eltern und der Bedürfnisse des Kindes. Bis jetzt bekam Klein-Bobele alles, was es erbrüllt hatte. Das Essen wurde gereicht, die Windel gewechselt, es wurde bespielt und betüttelt. Doch plötzlich haben Mami und Papi nicht mehr diese Zeit: Vielleicht gehen sie wieder arbeiten, vielleicht erkennen sie nach zwei Jahren, dass sie auch ein Leben führen wollen, vielleicht brauchen sie wieder mal Zeit für sich. Vielleicht sind sie es auch einfach leid, ihr Kind im Mittelpunkt des Lebens zu haben.

Doch im Kopf des Kindes bleibt alles naturgemäß so, wie es schon immer war. Der Mensch ist ein zwanghafter Routine-Typ.

Ritual ist das Zauberwort. Es kann den Alltag retten, es kann ihn aber auch empfindlich stören, wenn plötzlich alles anders sein soll. Seit der Geburt war der Tagesablauf ähnlich. Morgens, mittags, abends, nachts, Essen, Wickeln, Spazierengehen, Schlafen. Aber jetzt kommen die Veränderungen. Beispiel Essen: Immer häufiger schiebt jetzt Mami dem kleine Racker den Löffel in die eigene Hand und erwartet, dass das Bobele selbst das Essen zum Munde führt. Wohl dem, der ausreichend neugierig ist und das probiert. Er kann des Lobes seiner Eltern sicher sein.

Aber was, wenn Mami sagt: »Igitt, du isst aber nicht schön, hast jetzt die ganze Tischdecke und die Tapete verschmiert, i bäh!«, dann ist es vorbei mit dem Probieren, denn wenn's Bobele nur essen darf, wenn es schön isst, dann isst es am besten gar nicht. Kritisieren vertragen die Zweijährigen so wenig wie das Ändern altbewährter Routinen. Bisher war alles gut, jetzt ist manches plötzlich falsch.

»Jetzt komm, Schatzi, du bist doch schon groß, jetzt iss mal alleine, ich kann dich ja nicht immer füttern.«

Nein, wenn ich nicht matschen darf, dann lass ich es ganz. So.

»Na gut, aber nur den einen Löffel«, sagt die Mama rigoros. Das hat die Oma schon gesagt: Das Kind isst viel zu wenig. »Nun schau doch mal, da kann man das Vaterunser durch die Rippen blasen«, hört die Mutter die eigene Mutter klagen.

Ätsch, sagt der kleine Kasper, da lehne ich mich doch glatt zurück und lasse mich erst recht verwöhnen. Und aus dem strengen einen Löffel wird das ängstliche Komplettfüttern – »der isst sonst gar nichts, Herr Doktor«.

Doublebind nennt man diese Informationsvermittlung – egal, was das Kind macht, es ist falsch. Isst es alleine, ist das zwar gut, wenn es aber nicht sauber bleibt, ist es wieder schlecht. Konsequenz: Nicht essen. Das ist aber auch wieder nicht gut, das große Kind soll schließlich essen wie ein Großer. Dass es das vielleicht motorisch und ästhetisch noch nicht kann – oh welch Konflikt für die anspruchsvollen Eltern.

Das gilt auch für das Laufenlernen. Das erste Hochziehen, die ersten Schritte, das Zuklettern auf die Treppe, die kleine Leiter zum Hochbett (»haben wir schon mal aufgebaut, dann kann er sich schon dran gewöhnen«). Groß ist der Applaus, wenn das Bobele seine ersten Schritte tut. Und wie groß das Geschrei, wenn er das erste Mal der Länge nach auf die Unterlippe stürzt. Eine Narbe unter der Flucht des Kinns ziert alle, die ausprobieren dürfen. Wer dort kein Mal sein Eigen nennt, hat nicht genug gewagt.

Aber Mami bleibt in der unmittelbaren Nähe, auf Tuchfühlung. So viel hat sie schon gehört, dass Kinder in dem Alter leicht stürzen, und auch kleine Stürze können große Folgen haben, Gehirnerschütterung und dergleichen.

Treppengitter, Schubladenstopper und Steckdosensicherungen haben sie schon, das muss sein. Sicherheit geht vor. Was war die Welt gefährlich, bevor es das alles gab. Und trotzdem: Das Bobele möchte hinaus. Möchte in die Sonne, zur Freiheit, in die Höhe, in die Geschwindigkeit. Also schweben die schützenden Hände der Mutter stets eine Handbreit unter den Achseln oder führen mitsamt einem »Laufgeschirr« den kleinen runden Kekskörper. Wie hübsch, wenn er da watschelnd seine Schritte macht. Mami zieht noch etwas an den Gurten des Geschirrs, sonst bekommt er zu viel Fahrt, dann stolpert es sich wieder viel leichter. Wer führt noch seinen Hund am Halsband spazieren? Wie veraltet. Denn was für den Wauwau teuer, ist für den Nachwuchs billig: Umgürtet die Brust, zwei Seitenstreben am Rücken und um den Bauch und zwei lederne Führungsgurte nach oben – so hält es sich sehr gut.

Gejammert wird trotzdem. »Der will doch laufen«, aber er darf nicht. Nun wird er entgurtet, hingestellt, die Mama tritt beiseite – und Klein Bobele setzt sich hin. Streckt die Wattearme nach Mama aus und gibt vernehmlich Laut. Das kann kein Mensch ertragen. Also nimmt sie ihn lieber auf den Arm. Was sollen auch die Leute denken. Übrigens, der Egon-Vincent von nebenan, nicht wahr – da haben die Eltern so ein Geschirr glattweg gar nicht erst benutzt, wer hätte das gedacht. Der ist jetzt schon fünfzehn Monate alt und macht immer noch keine Schritte, wen wundert's. Er krabbelt nur. Jaja, schon recht schnell, den ganzen Garten wetzt er seine Knie durch, von vorne nach hinten, von rechts nach links, erreicht die Himbeerbüsche wie die Erdbeeren, buddelt im Sand und wirft mit Löwenzahnblüten. Und kreischen tut der! Ständig. Dass die den nicht im Zaume halten können. So, wie wir unseren.

Zwischen eins und zwei prägt sich alles. Die Furcht. Das Misstrauen. Das Schüchternsein. Auch das Offensein. Der Mut. Das Vertrauen in das Leben. Eltern vermitteln das auf diese oder jene Art und Weise. Kinder sind die Spiegel ihrer Eltern, in diesem Alter sind sie erst einmal der Spiegel des Verhaltens von Mutter und Vater auf die Taten ihrer Kinder. Wer immer angsterfüllt seinem Kind hinterherläuft, wer immer dem Verhungern vorbeugt, indem er weiter alles füttert, wer dem Kind nicht zutraut, seine eigene Sprache zu finden, der behindert es in seiner Entwicklung. »Die Kleine ist nun mal so schüchtern«, mag vielleicht einen Charakterzug beschreiben, aber ein legitimes Etikett ist das erst im späteren Alter. Zu dieser Zeit der Zweijährigen ist es die Unsicherheit des Kindes durch das Verhalten der Eltern. Kinder von Eltern, die klar sind in ihrer Meinung, klar und einig in ihrer Vorstellung von Erziehung, werden Halt empfinden, denn sie werden wissen, wie die Eltern reagieren. Diese Prinzen und Prinzessinnen trotzen weniger.

Zum zweiten Geburtstag ihres Kindes sind sie wieder da, die Filofax-Eltern. So werden sie bei mir immer heißen. Ich hatte nur gewettet, dass der Vater den heutigen Termin auf einem iPad notiert, so wie früher auf dem Filofax. Aber so hip sind sie dann doch nicht.

Die Mutter habe ich in den letzten zwei Jahren hin und wieder gesehen, sie begleitete stets ihre Tochter, wenn es um akute Erkrankungen ging. Bela-Maryke war nur selten krank, und wenn, dann nicht mehr als andere. So sieht es selbstverständlich nur der Kinderarzt. Das Kind sei ständig krank, sagen die Eltern. Alles eine Frage der Erfahrung der Eltern und der Statistik der Gleichaltrigen. Papa arbeitet und hat wenig Zeit, aber er kommt zu den Vorsorgeterminen. Da gilt es, die wichtigen Dinge mitzunehmen für die Zeit bis zur nächsten Vorsorge.

Bei den Akutterminen haben die Mutter und ich uns ausgetauscht über die Selbstheilungskräfte des kindlichen Organismus, die Entbehrlichkeit der meisten Medikamente, vor allem derer, die man Over-the-Counter in den Apotheken erhält. Wir hatten die erste Diskussion über das notwendige Antibiotikum bei der eitrig laufenden Ohrenentzündung. Genauso wie den abendlichen Anruf des Vaters auf meinem Notfall-Handy, ob man nun das Antibiotikum mit Milch geben dürfe oder nicht (darf man) und ob man nicht den Darm nach all den Strapazen wieder aufbauen müsse (muss man nicht). Man lese ja so viel im Internet darüber.

Nun also die U7. Das Trotzen bewegt sich im normalen Rahmen, die Untersuchung ist ein Wechsel zwischen Beschwichtigung der Mutter, verzweifelten Versuchen des Vaters, das Kind mit der Babyrassel abzulenken, und meinen Bemühungen, an beiden vorbei wenigstens sekundenweise das Stethoskop zum Einsatz zu bringen. Als wir uns auf eine Position einigen können – Mutter selbst auf dem Stuhl, die Tochter sitzt im Kuschelkreis an Mama geklammert auf ihrem Schoß, der Vater rasselt von der einen Seite und ich lausche von der anderen – wird Bela-Maryke kurzzeitig ruhig, um bei der geringsten unerwarteten Bewegung einer der drei Erwachsenen sofort wieder ins Brüllen zu verfallen. Irgendwie gelingt die körperliche Untersuchung trotzdem. Das Kind ist kerngesund.

Die Stellung der Zähne, den offenen Biss, schieben wir auf den Schnuller, der noch rund um die Uhr im Einsatz ist, den eingedrehten Gang auf die normalen Plattfüße einer Zweijährigen.

Zum Schnuller sagte der Zahnarzt vor einer Woche, das sei doch gar nicht so schlimm, aber vielleicht hat der auch andere Interessen. Ich gebe den Eltern noch Zeit bis zum Osterhasen oder dem Weihnachtsmann, dann muss der Schnuller komplett verschwunden sein.

Nach meinen obligatorischen Fragen zur Entwicklung und der wichtigen Frage nach wichtigen Fragen der Eltern zieht Vater Filofax doch tatsächlich sein … iPhone aus der Tasche und stellt die ultimative Frage: »Welche Zahlen muss sie denn jetzt schon können?«

Ich bin mir nicht sicher, was er damit meint. Zahlen, Mengen, Zahlensymbole, Zählen? Doch auf meine vorsichtige Antwort, dass immerhin manche Zweijährige schon sagen können, dass sie zwei sind, lässt er nicht locker. Schließlich sei es doch unumgänglich, dass Kinder bereits so früh mit den Aufgaben der Schule vertraut gemacht werden. Wiederholung sei doch die halbe Miete. Wenn er jetzt schon mit dem Zahlenbereich bis zehn beginne, dann bis zum dritten Geburtstag auf 20 aufstocke und dann auch schon die kleinen Einmaleins-Schritte übe, zahle sich das doch später aus?

Ich deute vorsichtig an, dass man gerade von dem Förderwahn bei Kindern eher abkomme und dass die moderne Hirnforschung eher die Grenzen frühkindlichen Lernens betone. Außerdem sei es inzwischen Allgemeingut, dass Kinder in diesem Alter spielerisch lernten, dass es besser sei, viel draußen zu spielen, das wäre eine altersgerechte Förderung. Aber ich war wohl zu unpräzise, denn es kam nur ein: »Und wie sieht es mit den Buchstaben aus? Also schreiben, meine ich? Das B aus ihrem Namen kann sie jetzt schon.«

Arme Bela-Maryke.

Wir verabschieden uns, von Bela-Maryke erhalte ich nur einen bösen Blick, sie dreht sich weg, zeigt mir die kalte Schulter.

»Na, mein süßes Schatzi, möchtest du dem Onkel Doktor nicht Auf Wiedersehen sagen?«, säuselt die Mama.

Nein, sagt der Blick des kleinen Trotzkopfs.

»Ach ja, sie ist eben schüchtern …«, sagt der Vater.

Soll ich dieses Fass nun wirklich aufmachen? Nein, nein, nein, das Wartezimmer lässt noch auf viel Arbeit hoffen, mein Zeitbudget ist schon überschritten, ich gehe auf diese Diskussion nicht ein.

»Finden Sie?«, sage ich. Ich kann eben doch nicht anders. »Für mich ist das eine Schauspielerin. Meine Oma nannte die immer Früchtchen.« Oder unerzogen.

Der Vater schaut in die Runde, betreten, blickt zu seiner Frau,

dann zu seiner Tochter, als wolle er tatsächlich das Verhalten seiner beiden Frauen vergleichen, beurteilen, dann das unvermeid-
liche: »Na ja, das ist nur hier so. Die geht eben nicht gerne zum
Doktor.«

Dachte ich mir schon.

»Wie klappt's denn so bei Oma und Opa, dem Metzger und
dem Bäcker?«

Die Mutter schaut irritiert.

»Spricht sie denn da etwas?«, frage ich.

»Schon …«, sagt der Vater.

»Das stimmt aber nicht«, korrigiert ihn die Mutter, »wie oft
habe ich sie schon gebeten, Guten Tag und Auf Wiedersehen zu
sagen.«

»Das mag sie eben nicht. Da hat sie ihren eigenen Kopf«, sagt
der Vater.

Und das ist genau das Problem. Kinder haben einen eigenen
Kopf, kein Mensch möchte sie zu Sklaven oder Hörigen ihrer
Eltern machen, aber ein gewisses Maß an sozialem Leben darf
man den Kinder bereits in diesem Alter vermitteln. Dass das geht,
sieht man bei vielen anderen.

Ich habe mich zu Bela-Maryke geschlichen, vor sie hingekniet
und mir ihre rechte Hand geschnappt. Irritiert schaut sie hastig
zu ihrer Mutter, die Untersuchung war doch schon vorbei! Ihren
Vater hält sie am Bein umklammert.

»Tschüss, Bela-Maryke«, sage ich und schüttele ihre Hand.

»Sagst du jetzt mal Tschüss?«, herrscht sie der Vater von oben
herab an.

»Nein!«, stampft die Tochter mit dem Fuß auf dem Boden auf.

Die Mutter lacht. Der Vater auch.

Ich schaue beide an und verziehe keine Miene, ganz der ge-
strenge Arzt, den ich hier spielen muss.

»Warum lachen Sie?«

»Sollen wir weinen?«, gibt der Vater zurück.

»Nein«, sage ich. »Bestimmt nicht. Aber lachen darf man,
wenn etwas sehr lustig ist oder Sie Ihre Freude darüber zeigen
wollen, wie toll sich Ihr Kind verhalten hat. Hat sie das?«

Beide schweigen.

»Sehen Sie«, sage ich. »Aber ohne dass Sie etwas sagen müssten, signalisieren Sie mit Ihrem Lachen, dass es akzeptabel ist, was Bela-Maryke tut.«

Diese hat sich inzwischen vollends hinter dem Bein ihres Vaters in Deckung gebracht. Sie tritt dabei auf seinem Fuß herum und sucht irgendetwas in seiner Hosentasche. Er kommt dabei ins Schwanken.

»Jetzt lass das mal«, sagt er kurz und knapp zu ihr und schiebt sie einen Schritt weiter von sich weg. Jetzt flunscht sie die Unterlippe vor, bleibt aber genau so neben ihm stehen.

»He, super, Herr Filofax ...« – habe ich natürlich nicht gesagt – »... jetzt waren Sie authentisch. Ihnen hat was nicht gepasst, Sie haben das klar gesagt, und sofort hat sie darauf reagiert. Und zwar so, wie Sie es eigentlich wollten, oder?«

Er nickt. »Und so muss man das wohl immer machen?«

»Vielleicht. Klar gibt es auch einmal Blödsinn und Quatsch. Aber in einer Situation, die schwierig ist und in der es darauf ankommt, sollten Sie Ihrer Tochter keine Entscheidungsfragen stellen, sondern genau das sagen, was Sie wollen, in einer kurzen knappen Form.«

Bela-Maryke steht immer noch wie angewurzelt und schiebt die Unterlippe vor. Es kämpft in ihr.

»Seien Sie dabei ernst. Die Hälfte der Botschaft senden Sie über Körpersprache. Wenn Ihnen was wehtut, sagen Sie das und zeigen Sie, dass Sie traurig sind, wenn Sie sauer sind, auch das. Nur dann versteht ein Kind Sie wirklich.«

Der Vater nickt etwas zögernd.

»An was man alles denken muss. Ich soll sie fördern, ich soll ihr was beibringen, ich soll achtgeben, dass nichts passiert, und jetzt soll ich auch noch aufpassen, was ich selbst sage.«

Ja, das ist schwierig. Manche Eltern verhalten sich instinktiv so, aber viele versuchen, mit ihren Kindern zu diskutieren. Als ob man mit Kindern Argumente austauschen oder sie um Erlaubnis fragen muss.

Bela-Maryke wendet sich jetzt ihrer Mutter zu, nachdem der

Vater sie deutlich links liegen gelassen hat. Inzwischen haben sich zur Flunschlippe noch Krokodilstränen eingestellt. Sie geht die zwei Schritte zu ihrer Mutter und streckt ihr die Arme entgegen.

»Alles nicht so schlimm, mein Schatz«, sagt die Mutter Filofax und hebt ihre Tochter auf den Arm. »Das hat der Papa nicht so gemeint.«

>Der Erwerb der Blasen- und Darmkontrolle ist ein Paradebeispiel sozialen Lernens.«

Remo H. Largo

An den Baum pinkeln und viel fernsehen: Die Kindergartenuntersuchung

Kurz nach dem Mittag steht eine U7a im Terminplan. Diese Vorsorge gibt es noch nicht so lange, sie schloss endlich die Lücke zwischen zweitem und viertem Lebensjahr, denn erst dann steht die U8 an. Keine Ahnung, was sich die Altvorderen dabei gedacht hatten. Es gab immer Probleme: Mit drei sollen die Kinder spätestens in den Kindergarten, es brauchte stets eine Vorabuntersuchung, die sogenannte »Kindergartenuntersuchung«, was aber keine Kassenleistung ist, sondern Privatvergnügen der Eltern, die allerdings im Kindergartengesetz gefordert wird.

Man konnte es sich einfach machen: Kind soll in den Kindergarten, Kind war zwei Wochen vorher mit Husten da, prima, Kind lebt, also Bescheinigung fertig machen. Wer vor dem Unterschreiben genauer liest, erkennt: »Gegen den Besuch des Kindergartens gibt es keine (bzw. gibt es) Bedenken.« Diesen Text setzt das Kindergartengesetz voraus. Was bedeutet das? Wann kann man Bedenken äußern, ob ein Kind in den Kindergarten darf? Vor zehn Jahren war das recht einfach: Wer eine Windel trug, war nicht kindergartenreif. Punkt. Pech. Erstaunlich, wie viele Kinder mit drei Jahren trocken sind.

Oder ist ein Kind reif für den Kindergarten, wenn es sich alleine an- und ausziehen kann? Schließlich muss es das auch nach dem Hinbringen und vor dem Abholen tun.

Oder ist ein Kind zum Kindergartenkind gereift, wenn es in der Lage ist, Kontakt mit Dritten aufzunehmen, die nicht aus dem Dunstkreis der Familie stammen? Reicht es für den Regel-kindergarten? Weil das Kind geistig behindert ist? Oder sonst entwicklungsretardiert?

Vor zehn Jahren wurde nur über Inklusion nachgedacht, geplant war sie nur bei fortschrittlich denkenden linksabgeordneten Frauen in SPD-regierten Bundesländern, an der Basis aber war sie überhaupt noch nicht angekommen. Bald soll sie Wirklichkeit werden, und dann ist die Bescheinigung überflüssig, denn bei keinem Kind gibt es mehr Bedenken, in den Kindergarten aller aufgenommen zu werden, es gibt ja keine Sonderwege mehr.

Aber es gibt noch andere Diskussionsfelder der Bildungspolitik, die »U3«-Phase, die Betreuung der »Unter-Dreijährigen«. Dass es überhaupt zu solchen Angeboten kam, war das Zugeständnis an die langjährige Lobbyarbeit der Frauengruppen, die deutlich machten, dass das Seelenheil der Kinder und ihrer Eltern nicht alleine im Kinderkriegen und Kindergroßziehen besteht. Das Arbeitsleben konnte nur attraktiv und überhaupt machbar sein, wenn der (Wieder-)Einstieg der Mütter so einfach wie möglich gestaltet war – und das bedeutete, dass die Kinder früher in die Kindertagesstätten durften als bisher. Die Öffnung der Elternzeit für Väter, die Gleichberechtigung, dass auch der maskuline Part der Familie seine Elternzeit ausleben durfte, hat leider nicht gefruchtet. Zu Hoch-Zeiten nahmen lediglich fünf Prozent der Väter an der Elternzeit teil – und nur ein kläglicher Rest von unter einem Prozent übernahm die alleinige Elternzeit.

Die Kleinstkindbetreuung kam. Diskussionen und Rufe nach DDR-Verhältnissen und die ewig konservative Wertschätzung von Kirche und Küche folgten, wie auch das leidige Gerede um das Betreuungsgeld. Konsequenterweise mussten sich aber die Kindertagesstätten weiter öffnen, der Gesetzgeber verlangte das schließlich. Die Kindergärten wurden größer, die Gruppen auch, die Schuhe an der Garderobe immer kleiner, die Sorgen nicht. Inzwischen braucht kein Kind mehr fürchten, ihm werde die Tür vor der Nase zugeschlagen, wenn es nicht trocken ist. Und interessanterweise scheinen immer weniger Kinder trocken zu sein, wenn sie in den Kindergarten kommen, auch wenn sie schon drei sind. Das wird nämlich nicht mehr geübt. Als Erklärung muss die Selbstbestimmung des Kindes herhalten, dass es schon selbst entscheidet, wann es die Pampers ablegen wird.

Zur heutigen U7a kommt auch der Vater. Ich bin begeistert. Denn spätestens nach der U4 haben sich die meisten Paare (die Filofax-Eltern ausgenommen) trotz Elternzeitdiskussion und Kleinkindbetreuung in die alten Rollenmuster begeben, sodass ich fast immer nur die Mütter zu Gesicht bekomme. Heute aber habe ich das Glück, meine Ansprachen an beide Elternteile zu richten.

Aber ich weiß ja: Wasilios wird nur deswegen von seinem Vater begleitet, weil mich seine Mutter mit großen schwarzen Augen ansieht und kein Wort Deutsch spricht. Sie nickt verlegen lächelnd, während sie meine Hand schüttelt. Eine ganz untypische griechische Mutter, denn Mütter spielen hier sonst die dominante Rolle. Heute aber behindert die Sprache ihre Autorität.

Der Vater hält seinen Sohn auf dem Arm, der nestelt an dem Silberkettchen mit Kreuzanhänger im dunklen Brusthaar seines Vaters. Wasilios schaut nur kurz auf, als ich allen Guten Tag sage und ignoriert mich lieber. Sicherheitsbedenken. Familie Papadakis ist schon lange in meiner Praxis, die größte Tochter ist von meinem Vorgänger betreut worden, die Töchter zwei und drei entstanden während meiner Zeit, und nun kam endlich der Sohn zur Welt.

Ich untersuche Wasilios, er lässt es geschehen. Er schenkt mir keine große Aufmerksamkeit, und ich rechne es ihm hoch an, dass er nicht das Untersuchungszimmer zusammenbrüllt, nur weil er drei große Schwestern hat und das alleinige Schicksal, im Hause Papadakis den Prinzen geben zu müssen. Bei den bunten Bildern zur Sprachentwicklung – er muss nur darauf zeigen und das Schwein als solches erkennen und nicht als Kuh – brilliert er im besten Griechisch. Seine Eltern übersetzen. In Deutsch überleben könnte er trotzdem: Das Bild mit dem Waffeleis erkennt er und auch den Fußball. Was will ich mehr? Hatte ich erwartet, dass sich Wasilios alleine an- oder ausziehen kann? Nicht wirklich. Dass er viel fernsieht? Schon eher. Und Dreirad fährt er – »mit Schiebstange«, wie Papa bemerkt. Das soll er ruhig. Er wird es zwar so nicht lernen, aber es beweist jedenfalls, dass die Familie einen Sinn für Spaziergänge hat.

Vater Papadakis hat sich mir gegenüber an den Schreibtisch gesetzt, seine Frau zieht Wasilios derweil an.

»Dokter?«

Der Vater beugt sich ein wenig über die Tischplatte und senkt die Stimme. Ich denke mir, dass seine Frau doch eh nicht versteht, was er mich jetzt fragen wird, beuge mich aber trotzdem ihm entgegen.

»Ja?«, frage ich mit gleichfalls leiser Stimme.

Er grinst kurz, dass ich seiner Konspiration folge, lehnt sich dann zurück und verschränkt die Arme vor der Brust.

Dann schaut er sehr ernst.

»Gibt noch Problem.«

Mit der rechten Hand hat er das Kettchen aus dem Hemd gezogen und betastet das kleine Kruzifix an dessen Ende.

»Ja?«

»Weißt, Dokter. Wasilios soll Kindergarten.«

»Ja, ich weiß. Hier ist noch die Bescheinigung.«

Ich halte sie hoch. Gestempelt, unterschrieben, ohne Bedenken für den Besuch des Kindergartens. Fünf Euro Gebühr. Zu bezahlen bei der freundlichen Medizinischen Fachangestellten beim Verlassen der Praxis.

»Ja, gut. Ach genau, Bescheinigung. Gut. Gut.«

Er versinkt für einen Moment.

»Gibt Problem, Dokter.«

Ich lächele ihm zu. »Immer raus damit.«

Wasilios hat mit seiner Mutter inzwischen ein griechisches Lied entdeckt, das beide leise im Wechsel intonieren. Keine Gefahr von Lauschangriffen. Wieder lehnt sich Vater Papadakis nach vorne.

»Weißt, Wasilios mache immer noch Pipi in Pampers.«

Nachdem der Satz gesprochen ist, schließt er kurz die Augen, legt den Kopf auf die Seite, seine Hände machen eine Bewegung mit den Handflächen nach oben. Er legt mir sein Problem zu Füßen, gleichzeitig scheint er erleichtert, seine Sorgen ausgesprochen zu haben.

Ich lehne mich erleichtert zurück.

»Oh. Okay. Alles klar.«

»Ja, Dokter. Wasilios immer noch Pampers. Tag und Nacht.«

Die Windel hatte ich bei der Untersuchung gesehen, bei Dreijährigen inzwischen keine Seltenheit. Und bei einem Viertgeborenen mit drei Schwestern vermutlich logische Konsequenz des kleinkindlichen Rollenspiels.

Aber was der Kinderarzt tagtäglich in der Praxis erlebt, bedeutet für die einzelnen Eltern noch lange keine Gewissheit, dass das alles so normal ist. Vielleicht hat Wasilios auch drei reinliche Schwestern, die das Auffangplastik schon mit zwei Jahren abgelegt hatten.

»Ja«, sage ich daher, »das gibt's schon mal. Haben Sie ihn denn schon mal auf die Toilette oder das Töpfchen gesetzt?«

»Ist Problem«, sagt Herr Papadakis. »Weißt, er sagt, Toilette ist nur für Frauen.«

Seine Frau lacht laut und macht – auf Griechisch – eine eindeutig anzügliche Bemerkung, auch für mich, ohne des Griechischen mächtig zu sein, klar erkennbar. Dabei hält sie Wasilios die Ohren zu. Herr Papadakis verzieht keine Miene und schaut seine Frau sehr ernst an.

»Vielleicht sieht er auch immer nur seine Schwestern und seine Mutter auf Toilette gehen«, versuche ich zu erklären.

»Ja, kann sein, Dokter.« Er zuckt mit den Schultern. »Ich nix viel zu Hause, weißt?«

»Wie oft war er denn schon mit Ihnen als Vater auf der Toilette? Hat zugesehen?«

Herr Papadakis blickt mich schweigend an. Die Stirn in Falten, die Augen verengt. Entweder denkt er angestrengt nach oder plant bereits den Arztwechsel.

»Hä? Wie? Nicht verstehe.«

Dann aber, und seine Miene hellt sich sofort auf: »Ach so! Nein, gar nicht.«

»Verstehen Sie das Problem?«, sage ich. »Er sieht nur die Schwestern und die Mama zur Toilette gehen, den Vater aber nie, also ist die Toilette nur für die Frauen.«

Zufrieden über diese Schlussfolgerung lasse ich mich in meinen Stuhl zurückfallen.

»Aaah!« Jetzt denkt er noch mehr nach.

Seine Frau redet auf ihn ein. Wasilios beschäftigt sich derweil mit einer sogenannten Motorikschleife, wie sie in allen Arztpraxen stehen und der er beibringen möchte, dass sie ihre bunten Ringe auch außerhalb der Metallstangen bewegt. Der Vater ist nicht überzeugt. Ich winke ihn zu mir heran und wieder stecken wir die Köpfe über dem Tisch zusammen.

»Jetzt gehen Sie mal am Wochenende mit Ihrem Wasilios in die Natur«, sage ich und zeige vage aus dem Fenster. »So als Vater und Sohn. Nur Sie zwei.«

Er nickt eifrig.

»Dann stellen sich irgendwo an den Wegrand, von mir aus an einen Baum, und zeigen ihm mal, wie man das als Mann so macht beim Pinkeln.«

Ich zwinkere ihm zu und kann nicht glauben, dass ich das wirklich gesagt habe.

Vater Papadakis entzieht sich der Intimität des Tisches und lehnt sich wieder zurück. Er hält die Nase etwas höher und mustert mich von Kopf bis Fuß.

»So? Meinen Sie? Aha.«

Wieder greift er nach seinem Kruzifix an der Kette.

Dann spricht er in Griechisch auf seine Frau ein. Eine lange Rede, ich höre »Wasilios« heraus und »Baba«. Seine Frau mustert mich nun genauso von Kopf bis Fuß, lacht dann aber und macht wieder eine Bemerkung eindeutig anzüglicher Art. Das Familienoberhaupt scheint zufrieden.

»Gut«, sagt es. »Doktor? Machen wir. Weißt: Wasili und ich heute Nachmittag gehen Wald. Baum pinkeln.«

Er grinst über beide Ohren. Das ist doch wunderbar. Ratschläge in praktischer Lebensführung von Arzt zu Familie, von Vater zu Vater. Innerlich schlage ich mir vor die Stirn, denn mich würde nicht wundern, wenn morgen der hiesige Förster oder Dorfpolizist oder das Ordnungsamt oder auch nur der Nachbar bei mir vorbeikommt und erzählt, ich habe einem Vater geraten, mit seinem Sohn in den Wald pinkeln zu gehen.

Die U7a hat im Übrigen die U7 als beliebteste Vorsorge beim Kinderarzt abgelöst. Mit zwei Jahren, also bei der U7, habe ich zwei Möglichkeiten: Ein kooperatives Kleinkind, das im Bindungsverhalten bereits den beschützenden Fängen der Mutter entronnen ist, oder ein Kleinkind, das noch jede Veränderung seiner natürlichen Umgebung als Weltuntergang erlebt. Leider gibt es für Zweijährige nur die Mutter und sich selbst, diese gut gekleisterte Union ist das einzige Habitat, das sie kennen, und das lässt sich leicht in den Grundmauern erschüttern. Dafür reicht schon der Familienvater. Und dann erst der Kinderarzt. Viel lässt sich da also nicht untersuchen, und was sein muss, ist kompliziert. Da läuft die neue Vorsorge mit drei doch ganz anders ab: Zumindest nach der Theorie der kleinkindlichen Entwicklung sollte das Trotzalter verlassen sein und die Ära der Fremdbestimmung eingeläutet. Wir sehen jetzt brave, freundliche, wohlerzogenen Kinder, deren einziger Wunsch es ist, dem Kinderarzt zu demonstrieren, was bereits gelernt wurde. Das Kind kleidet sich alleine an und aus, die Mutter hat nur noch distanzierte Steuerungsfunktion, das Kind spricht frei mit dem Arzt und antwortet in einem losen Zusammenspiel auf alle Fragen, geschlossene wie offene.

Und so freue ich mich auf Justin-Robin.

Er wartet sicherlich schon sehnsüchtig auf meine Ankunft im Untersuchungszimmer, frisch vermessen und gewogen durch die Arzthelferin sitzt er auf der Untersuchungsliege, wird seine Ärmchen in meine Richtung strecken und »Hallo, Onkel Doktor« brüllen, wenn ich die Tür durchschreite.

Er ist gar nicht anwesend.

Ich vermute ihn mehr, als dass ich ihn sehe, hinter den kräftigen Oberschenkeln seiner Mutter.

»Guten Morgen«, ich gebe ihr die Hand.

»Ja, hallo, Herr Dokter.« Sie schiebt Justin-Robin mit der Linken nach vorne. »So, sagst du auch mal Guten Tag zu dem Onkel?«

Er lässt sich nicht schieben. Aus seinem Versteck kommt nur ein ablehnendes, leise quietschendes Geräusch. Seine Füße stemmen sich gegen die Schiebeversuche der Mutter, sein Gesicht versteckt er irgendwo in ihrer Gesäßregion.

Ich umlaufe das Hindernis.

Die Mutter – besten Dank – dreht sich in gleichem Maße mit, sodass sie wieder zwischen mir und Justin-Robin steht. Ich mache einen zweiten Anlauf und gehe in die Knie.

Warum ist er eigentlich schon wieder angezogen? Nach dem Messen und Wiegen können die Kinder gleich in der Unterwäsche bleiben, das erleichtert die Untersuchung und auch die Stimmung, denn nichts nervt Kinder mehr als ständiges An- und Ausziehen. »Er wollte sich halt wieder anziehen«, wird die Mutter später sagen. Na dann.

»Hallo, Justin-Robin, na, alles klar?«

Die Hand behalte ich bei mir, die Abfuhr kann ich mir sparen, er wird sie nicht nehmen. Wieder das quietschende Geräusch.

Na gut, dann beschränken wir uns auf Fragen und Antworten mit der Mutter.

»Kann er denn schon auf einem Bein hüpfen?«

Die Mutter schaut irritiert. »Äh, das habe ich noch gar nicht beachtet.« Sie dreht sich zu Justin-Robin um, zerrt ihn jetzt am Arm nach vorne und fragt: »Sachma, Justin-Robin, kannsten du schon auf einem Bein hüpfen, na? Sachma!«

Er schweigt … und quietscht.

»Wie ist es mit Dreirad, Bobbycar? Laufrad?«

»Na ja, das Motorische ist nicht so sein Ding, aber ein Elektromotorrad hater zum Geburtstag bekommen.«

Das lässt hoffen.

Versuchen wir das nächste Thema.

»Kann er denn schon leichte Puzzle legen?«

»Das haben wir jetzt wirklich noch nicht gemacht. Aber ich denke mal schon, dass er das kann.«

»… und sich auch mal alleine mit etwas beschäftigen?«

»Ja, klar, mit den Angry Birds auf meinem iPhone kommt er suuuper zurecht, Sie, da ist er geschickter als ich!« Ich lächle und beschließe, mein Smartphone nicht wieder ständig zu Hause herumliegen zu lassen.

»Und sich anziehen oder alleine ausziehen?«

Jetzt strahlt sie.

»Ja, die Socken kriegt er schon hin. Den Rest mach ich dann, geht einfach schneller.«

»Isst er denn alleine am Tisch?«

»Ach ja, anfangs schon, aber nach der Hälfte füttere ich dann, sonst isst er ja gar nichts.«

»Okay. Und wie sieht's mit der Sprache aus?«

Es folgen verschiedene Motivationsversuche, Justin-Robin ein paar Worte zu entlocken. Keine Chance.

»Na ja.« Die Mutter zuckt mit den Schultern. »Er ist eben ein bisschen schüchtern.«

Nicht jedes Kind erreicht jeden Meilenstein mit drei Jahren. Sie können nicht alle ein Rudolf Nurejew oder Fabian Hambüchen auf motorischer Ebene sein, oder künstlerisch begabt wie Pablo Picasso oder sprachlich gewandt wie Walter Jens. Aber wenn in allen Bereichen nichts passiert, muss man schon genauer hinschauen, denn tatsächlich könnte es von Vernachlässigung über fehlende Förderung bis zu mentaler Retardierung, also geistiger Behinderung, alles bedeuten. Behinderungen erkennt man meist schon in den Vorsorgeterminen davor, bleiben also nur die anderen Ursachen, die sich leider gegenseitig nicht ausschließen.

Kinder verharren in ihren Fähigkeiten im Alter von zwei Jahren oder darunter, wenn sie nicht altersentsprechend gefördert werden. Das sind dann die »Schüchternen«, »Unbegabten«, »Ungeschickten«. Aber warum haben sie noch den Schnuller, werden rund um die Uhr gewickelt und am Tisch gefüttert?

Kinder brauchen einen Anreiz, um ihre Anlagen zu entwickeln. Und wenn sich bereits Entwicklungsstörungen gezeigt haben, auch Förderung. Ohne Angebote, gegebenenfalls auch gezielte Förderung kann kein Kind erfahren, welche Möglichkeiten der Entfaltung es gibt. Sie müssen ihre Grenzen erfahren, aber dazu müssen sie sie erst einmal erreichen. Sie dürfen lernen, dass sie nicht mehr alles bekommen, was sie als Säugling bekommen haben: das gefütterte Essen, eine saubere Windel, einen Schnuller. Sie müssen größer werden dürfen.

Viele der regressiven Dreijährigen, die immer noch wie Babys behandelt werden, leben zudem eine verlängerte Trotzphase aus. Kinder wollen stets überprüfen, ob sie das erhalten, was sie so dringend wollen. Wenn das nicht gelingt, wird getrotzt. Stellen sie jedoch fest, dass sie alles bekommen – eben im Babymodus gehalten werden – ist für den Moment zwar der Konflikt vermieden, aber die Erfahrung des Verweigerns wurde nicht gemacht: Das Kind entwickelt sich nicht.

Zur Konfliktvermeidung oder auch nur zum Stillstellen des Kindes wird dann noch der Fernseher eingeschaltet, das iPad, das Smartphone – und die Entwicklung noch weiter gehemmt. Die dann vom Kindergarten empfohlene und vom Kinderarzt verordnete Ergotherapie oder Logopädie kurz vor der Einschulung können da kaum noch etwas erreichen.

Viele Kinder werden heute mit Medien großgezogen und abgelenkt, Justin-Robin ist kein Extrembeispiel. Immer mehr Kinder sind hausgemacht entwicklungsverzögert und verharren in Kleinkind- oder gar Säuglingsverhaltensmustern bis ins Schulalter. Dann erst wird es als Problem erkannt, denn hier müssen sie sich einordnen. Gelingt dies nicht, wird leider oft fälschlicherweise die Diagnose ADHS »mit oppositionellem Verhalten« gestellt, dabei ist eine solche Krankheit nicht Ursache falscher Erziehung, sondern multifaktoriell bedingt, nicht zuletzt genetisch verursacht. Viele Kinder aber sind nicht krank, sondern haben einfach nur über die Jahre gelernt, auf ihr insuffizientes Förderumfeld zu reagieren, denn auch Konzentration und Impulssteuerung lernt man im frühen Kleinkindalter.

Nach weiteren frustrierenden Frage-und-Antwort-Wechseln zu Meilensteinen der frühkindlichen Entwicklung und einer ebenso anregenden körperlichen Untersuchung mit Entschuldigungen der Mutter und Quietschen durch Justin-Robin verabschieden wir uns schließlich – jedenfalls die Mutter und ich. Der Junge hat sich bereits wieder hinter ihr versteckt.

»Und wie war das mit dem Fernsehen?«, frage ich noch unschuldig am Ende.

»So morgens vor dem Kindi ein wenig«, sie zuckt mit den Schultern. »Und danach. Und abends vor dem Schlafen auch ein bisschen, so Sandmann und Sponge-Bob und so.«

Ich ziehe die Augenbrauen hoch.

»Na ja, und am Wochenende bei meinem Ex auch noch. Aber der hat nur Super RTL.«

»Aber vorhin beim Fragebogen mit der Arzthelferin« – den wir immer vor den Vorsorgen ausfüllen lassen – »haben Sie nur eine halbe Stunde am Tag angegeben.«

Sie sieht aus, als hätte ich sie beim Teigklauen ertappt.

»Ja, ich weiß, Herr Dokter. Hat mir meine Freundin gesagt, die ist auch bei Ihnen. Soll ich ankreuzen. Sie würden sonst gleich darüber schimpfen.«

Mist. Jetzt hat sie mich erwischt.

»Das Schönste aber hier auf Erden, ist lieben und geliebt zu werden.«

Wilhelm Busch

Kinder wollen respektiert werden: Umgangsformen

Der Nächste bitte: Max-Robert Schiebahn, sechs Jahre, und seine Mutter. Er hat drei große Brüder, von denen einer bereits in der Lehre ist, die anderen schlagen sich gerade erfolgreich durch die Hauptschule des Ortes.

Damals, als Max gerade mal einen Monat alt und das erste Mal bei mir war, hat ihn die Mutter mit der Bemerkung auf die Untersuchungsliege gepackt: »Da haben Sie noch eines unserer Früchtchen.«

Max sitzt jetzt auf der Untersuchungsliege, etwas bedröppelt, schmollend, die Mutter mit verschränkten Armen auf dem Stuhl daneben. Eigentlich ist er ein lustiger Kerl, aber heute schaut er kaum zu mir hoch, als ich durch die Tür komme.

»So, na, hallo, alles klar?«, sage ich und mache eine übertriebene Sprungbewegung auf ihn zu und strecke ihm meine Hand hin, *high five*, heute reckt sich seine Hand aber keineswegs, sie ist eher völlig *down low*.

Er schmollt und bewegt sich nicht. Seine Mutter gibt mir die Hand, macht dann eine abfällige Handbewegung zu Max hin. Mit ihm sei heute nichts anzufangen.

»He, was 'n los?«, frage ich ihn noch mal. »Du bist doch sonst so lustig.«

»Ich hab ihn grad ein bisschen verarscht«, schnoddert seine Mutter aus dem Hintergrund.

»Aha, okay«, sage ich. »Und wie?«

Statt mir zu antworten, ruft die Mutter Max durch den Raum zu: »Gelt, Mäxle, du bist ein kleiner Hosenpisser!«

»Mama!«, entrüstet sich Max, verschränkt noch fester die Arme und wirft ihr einen bitterbösen Blick zu.

»Da sind ja nette Umgangsformen bei Ihnen«, sage ich zur Mutter und bemühe mich, nicht die gleiche Abwehrhaltung wie ihr Sohn einzunehmen, verschränkte Arme, Schmollblick und Flunsch. Denn ich bin Arzt und professionell.

»Und so sprechen Sie mit Ihrem Sohn? Was ist denn passiert?«

Die Mutter strahlt, da sie nun endlich das große Geheimnis in die Welt hinausrufen darf.

»Na ja«, sagt sie. »Wir hatten vorhin hier vor der Tür ein kleines Malöhöör, nicht wahr, Mäxle?«

Er sagt nichts, sein Blick wird immer dunkler.

»Ein kleines Leck, jawoll, der junge Mann hier ist ausgelaufen.« Sie nickt eifrig und macht eine ausladende Handbewegung, die die Größe der Pfütze andeutet.

Jetzt verschränke ich doch die Arme.

»Aber ist es da nicht Ihr Job, ihn zu trösten, als ihn auch noch damit aufzuziehen?«

Die Mutter zuckt mit den Schultern.

»Mag sein.«

»Veräppeln können sich die Kinder später genug selbst, oder?«

»Eben«, sagt sie, »da kann ich ihn schon mal auf den Schulhof vorbereiten.«

Dann beugt sie sich zu ihrem Sohn: »Oder, Hosenpisser?«

»Ich glaube, jetzt ist es mal gut«, sage ich zu ihr.

»Jaja.« Wieder die abwinkende Handbewegung.

»Ich meine das wirklich ernst, Frau Schiebahn«, insistiere ich. »Ich glaube nicht, dass Ihrem Sohn das Spaß macht, wenn er es nicht aufs Klo schafft. Da braucht es nicht auch noch abwertende Äußerungen. Von Ihnen am allerwenigsten.«

»Der kriegt noch ganz andere Sachen zu hören, was, Mäxle?« Jetzt strubbelt sie ihm wenigstens kurz durch die Haare, als Geste der Entschuldigung.

»Davon bin ich überzeugt«, sage ich.

Max entzieht sich dem Kontakt durch die Mutter. Er brummelt etwas Unverständliches.

Ich lasse mich in meinen Stuhl fallen und atme tief durch.

»Was gibt's denn überhaupt, Frau Schiebahn?«

Sie hat sich auf ihren eigenen Stuhl zurückgezogen, verschränkt die Arme und ruft so laut, dass es sicher in der ganzen Praxis zu hören ist: »Ach, das ist ja auch nicht viel besser. Der Max da, der hat so'n Jucken im Arsch.«

Max rutscht noch ein wenig mehr in seinem Stuhl zusammen.

»Ich brauch was für Würmer, Dokter«, schiebt sie noch hinterher.

»Okay«, sage ich. »Haben Sie denn welche gesehen?«

»Ja klar, so viele kleine, so weiße, eklig, sag ich, e-kel-ig.« Sie zeigt zwischen Finger und Daumen, wie groß sie sind, und schüttelt sich bei dem Anblick. Alles klar, Oxyuren, vom Stamm der Fadenwürmer. Klassisch.

»Alles klar, Fadenwürmer«, sage ich.

»Wenn Sie meinen, Dokter. Keine Ahnung, wie die heißen.«

»Und seit wann hat er die?«

»Jucken tut's schon seit 'ner Woche, oder, Max? Aber gesehen habe ich die Viecher erst vor zwei Tagen.«

»Vor zwei Tagen. Aha. Und wo war Max gestern und heute tagsüber?«

Ich ahne Schlimmes.

»Na im Kindi, wo denn sonst?«, sagt sie. »Soll ich ihn vielleicht zur Omma bringen? Kann ich ja auch nicht mit den Dingern.«

Oxyuren, Fadenwürmer. Trotzdem Kindergarten. Zweimal klassisch.

»Er ist also mit den Würmern in den Kindergarten marschiert?«, frage ich noch mal nach, völlig überflüssigerweise, und mache meinen Arztspruch: »Das ist aber nicht okay, oder? – Und wenn er da aufs Klo geht?«

»Ja und?«, sie schüttelt sich wieder. »Pfui Deibel. Da hatters ja auch her, nicht wahr?«

»Wirklich? Sind Sie sicher?«

»Sicher bin ich sicher, wo soll er's 'n sonst herhaben?«

»Haben Sie Haustiere?«

»Klar, Herr Dokter«, sagt sie stolz, »Karnickel hamwer und 'ne Katz und 'n Hamster.«

»Rocko heißt der«, sagt plötzlich Max und grinst mich an.

Seine Mutter schaut irritiert von ihm zu mir und setzt fort: »Ganz liebe Tiere, sag ich Ihnen, Herr Doktor, ganz liebe Tiere.«

»Vielleicht kommt es da her«, bemerke ich. »Jedenfalls kann er morgen nicht in den Kindergarten.«

»Wie, was, morgen nicht? Ich hab schließlich morgen Großeinkauf.«

»Das spielt wirklich keine Rolle. Morgen bleibt er daheim, das ist einfach eine Hygienesache.«

»Na gut.« Sie gibt auf.

»Und die Haustiere würde ich mal entwurmen«, empfehle ich dazu.

»Wie soll ich 'n das machen?«, fragt sie.

»Rauspulen«, denke ich und sage: »Da gibt es Medikamente.«

»Ja, wunderbar, also für die Tiere auch noch«, sagt sie, »die können Sie gleich noch mit aufschreiben.«

»Nein, tut mir leid, die müssen Sie sich bitte beim Tierarzt holen.«

Sie seufzt tief durch. Der Großeinkauf rutscht in weite Ferne.

»Und was mach ich gegen das Jucken im Arsch?«

»Da hilft dann das Mittel Pyrantel.«

Ich suche in meiner Medikamentensoftware auf dem Computer.

»Pürra… was?«, fragt sie.

»Vergessen Sie's, ich schreib's ja auf.« Ich hebe kurz das rosa Rezept in die Luft. »Das schreibe ich Max auf, er muss das nur ein Mal nehmen.«

»Ach so, ja …« Sie rutscht auf ihrem Stuhl herum. »Schon klar, aber ich dachte auch eher … also … na ja, bei mir halt.«

Ich schaue Sie über meine Brille hinweg an.

»Ach, Sie auch?«

»Ja, Herr Dokter«, bemerkt sie jetzt sehr kleinlaut. »Bei mir juckt's auch im Allerwertesten.«

»Dann müssen Sie sich wohl mitbehandeln. Das macht es noch wahrscheinlicher, dass die Haustiere die Überträger waren.«

»Ich also auch, wirklich?«

»Ja!«

»Na, dann schreiben Sie mal gleich noch was auf, für mich dann.«

Mit einem Seufzer lege ich den Rezeptblock zur Seite.

»Tut mir leid, aber das muss wiederum der Hausarzt machen. Wir dürfen als Kinderärzte keine Medikamente an Eltern verschreiben.« Dürfen wir wirklich nicht. Ab dem 18. Geburtstag gelten alle Menschen für Kinderärzte als »fachfremd«, so sehen es die Krankenkassen und die Kassenärztliche Bundesvereinigung. Gleichzeitig dürfen die Hausärzte Kinder behandeln und jeden Schrott rezeptieren.

»Ach ja, da gibt es noch etwas«, sage ich.

»Wassennoch?«, fragt Frau Schiebahn. »Muss ich die Mistviecher noch einzeln aus'm Klo fischen, oder was?«

»Nein, die spülen Sie einfach so runter. Aber oft kommt es zu Reinfektionen.«

»Re… was?«

»Wiederansteckung, durch sich selbst.«

»Wie denn das?«

Ich zögere. »Zum einen sollten Sie die Bettwäsche abziehen und waschen.«

Sie winkt ab, das ist nicht so schwierig.

»Aber da gibt es noch ein anderes Problem. Die Würmer legen ihre Eier meist am Analeingang ab, deshalb juckt es da auch so.«

Ihre Augen werden größer und größer.

»Und dann kratzt man sich und steckt eventuell die Finger aus Versehen wieder in den Mund.«

Sie verzieht angewidert das Gesicht. »Das ist ja ekelig. E-kel-ig.«

»Allerdings«, sage ich. »Und deshalb sollten Sie Max und allen anderen die Fingernägel ganz kurz schneiden. Hände waschen ist sowieso klar.«

Sie streckt mir ihre Hände hin. Jeder Fingernagel ein Kunstwerk aus Acryl, Farbe und Strasssteinchen. Ich zucke mit den Achseln und mache ein bedauerndes Gesicht.

Frau Schiebahn wird blass und schüttelt den Kopf.

»Also Tierazzt, Hausazzt, Einkoofe, jetzt auch noch die Fingernägel machen lassen – wie soll ich da noch den Max betreuen, den ganzen Tag lang?«

Schade, gegen diese Planungsprobleme habe ich auch kein Patentrezept.

»So, hier ist das Rezept für Max.« Ich reiche ihr das Formular über den Tisch. »Sind Kautabletten, da reicht eine Gabe heute und besser noch mal eine nach einer Woche.«

»Schmeckt denn das Zeugs auch?«, fragt die Mutter und mustert die Eintragungen auf dem Rezept, als könne sie den Geschmack aus dem Namen ablesen. »Der nimmt doch nichts, der Jammerlappen.«

»Mama!«, meldet sich endlich auch Max wieder zu Wort.

Er hat sich inzwischen entspannt an ein paar Büchern zu schaffen gemacht und eines nach dem anderen durchgeblättert, während seine Mutter mit der Planung der nächsten Tage beschäftigt war.

»Ja, ist doch so«, keift sie ihn an, »krieg ja nich mal Nasentropfen in dich rein.«

»Keine Angst, Max«, sage ich zu ihm, »die Tabletten schmecken nach gar nichts. Die kannst du kauen wie ein Kaugummi, okay?«

Er nickt. Kaugummi ist gut.

»Haste kapiert«, fragt die Mutter noch, »oder solln wir dir das lieber als Spritze geben, was?«

Ich schaue sie entgeistert an.

»Spritze hat der Doktor bestimmt auch noch auf Lager.«

»Mama!«, ruft Max.

»Frau Schiebahn!«, rufe ich.

»Was denn?«, ruft Frau Schiebahn.

»Verbessert man seine Schwächen, wird man maximal mittel-
mäßig. Stärkt man seine Stärken, wird man einzigartig. Und
wer nicht so ist wie die anderen, sei getrost: Andere gibt es
schon genug!«

Eckart von Hirschhausen

Eine ganz normale Vorsorgeunter-suchung

Am Nachmittag habe ich einen Marathon mit Vorsorgeuntersuchungen, zwei große Kinder mit vier und fünf und danach ein
paar kleinere Kinder unter einem Jahr. Die Arzthelferinnen legen
die Vorsorgen immer kompakt an den Anfang oder das Ende der
Sprechstunde, um sie nicht mit den akuten Patienten kollidieren
zu lassen. Dadurch wird Stress durch volle Wartezimmer vermieden und die Infektionsgefahren für die gesunden Kinder, die nur
zu den Us in der Praxis erscheinen, werden minimiert. So hat sich
das bewährt. Es ist blanke Theorie.

Denn was die Helferinnen am Morgen oder vor Wochen geplant haben, kann sich nach dem Mittag komplett ins Gegenteil
verwandelt haben: Zwei Kindergärten in der Umgebung, in denen
die Läuse oder die Maul-und-Klauen-Seuche ausgebrochen ist,
der Rotavirus schwappt über den Landkreis oder der Frühjahrs-
Mai-Infekt dezimiert die Grundschulen. Das kippt jede Planung.
Sie kommen alle in der Praxis an, egal, ob ich an diesem Tag zwei
oder drei oder sechzehn Vorsorgeuntersuchungen geplant habe.

Doch beides muss bearbeitet werden, denn beides ist genau in
diesem Moment da. Kinder sind krank, wenn sie krank sind. Und
die Kinder sind zu einem bestimmten Zeitpunkt vier Jahre alt,
damit sie ihre U8 bekommen und nicht zu einem anderen. Die
Krankenkassen geben zwar Zeitfenster vor, in denen der Arzt die

Vorsorge durchführen darf, doch während diese bei großen Kindern noch halbe Jahre betragen, schrumpfen sie bei den Einjährigen bereits auf zwei Monate zusammen, bei einer U3 mit einem Monat schon auf zwei bis drei Wochen. Also lassen sich Vorsorgen nicht einfach verschieben, nur weil gerade viel in der Praxis zu tun ist. Auch wenn wir das im Winter manchmal tun:

»Frau Gehring, hallo, hier ist die Kinder- und Jugendarztpraxis von Doktor Kinderdok. Schön, dass ich Sie erreiche.«

»Ja, was gibt es denn?«

»Frau Gehring, Sie haben doch einen Termin mit Ruben-Fynn zur U9 …«

»Ja?«

»Wäre es möglich, den vielleicht um eine Woche zu verschieben, bei uns …«

»Nein.«

»Nein? Ich frage nur, weil bei uns ist grad sehr viel los, die Grippewelle ist über uns …«

»Nein, unmöglich. Der freut sich schon die ganze Woche auf diese Vorsorge.«

Na, das ist doch mal schön.

»Ja, das ist auch prima, aber trotzdem ist bei uns …«

»Neeneenee, das kann ich ihm nicht antun. Schließlich gehen wir danach auch noch Eis essen, und wenn ich das dann auch nicht mache?«

»Gut. Alles klar. Und wenn Sie vielleicht eine Stunde später …?«

»Nein, uuunmöglich. Keine Chance, dann ist ja noch das Bambinitraining, und vorher geht auch nicht, da geht er noch zur Bastelstunde in den Kindergarten.«

»Mmmh, ah, okay, ich sehe schon, ziemlich ausgebucht bei Ihnen, wär's dann nicht gerade gut, wenn unser Termin nicht stattfände?«

»Nix da, nein, nein. Ich warte ja auch schon sooo lange auf den Termin.«

»Nun gut, der andere Termin wäre dann ja nächste Woche, gleicher Tag, gleiche Uhrzeit.«

»Nee, da geht gar nicht, da ist dann vor dem Bambinitraining noch Kindergeburtstag bei seinem besten Freund, dem Ron, da muss er unbedingt hin. Geht nicht.«

»Alles klar, Frau Gehring, okay. Dann bleibt's bei dem Termin heute Nachmittag um 15 Uhr, ja?«

»Wieso heute Nachmittag, ich dachte morgen?«

»Nein, ganz sicher heute Nachmittag, ich hab's hier im Terminkalender, Gehring, Ruben-Fynn, heute, 15 Uhr.«

Stille.

Kramgeräusche.

»Also ich habe das hier ganz klipp und klar und schwarz auf weiß, ganz was anderes – habeichdochgleichgesagt, am 17. um 15 Uhr …«

»Ja, das ist heute.«

Stille.

»Oh. Ich dachte, das wäre morgen.«

»Nein, Frau Gehring, der 17. ist heute.«

»Oh. Da habe ich wohl was verwechselt.«

»Macht doch nichts. Kann ja mal passieren. Das heißt, Sie kommen dann heute gar nicht?«

»Na ja, heute kann der Ruben-Fynn ja so gaaar nicht.«

»Alles klar, dann streiche ich mal heute den Termin. Bei uns ist sowieso grad wirklich viel los. Sie wissen schon, die Grippe und der Durchfall grad überall.«

»Ja … und morgen?«

»Tut mir leid, da habe ich leider Ihren Sohn nicht im Kalender, das war ja heute. Aber ich könnte Ihnen für nächste Woche …«

Moni hat den Fünfjährigen gemessen und gewogen. Das ist nicht einfach vonstattengegangen, aus dem Zimmer waren einige Zetergeräusche, geflüsterte Beschwörungen und immer wieder »will aber nicht« zu hören gewesen. Doch Moni lässt sich nicht so leicht abwimmeln, und als sie die Tür hinter sich geschlossen hat, winkt sie mit dem Vorsorgeheft mit den eingetragenen Maßen.

»Ich hab's geschafft, jetzt sind Sie dran, Chef«, ruft sie mir über den Gang zu und grinst: »Viel Spaß!«

Ich bedanke mich mit einem bittersüßen Lächeln, das andeuten soll, wie sehr ich mich auf Vorsorgeuntersuchungen mit kooperativen Vorschulkindern freue. Ein Fünfjähriger ist in einem Alter, indem er alles zeigen will, was er kann. Er ist stolz auf seine ersten Fußballversuche, vielleicht schon aufs Fahrradfahren, vielleicht auf die ersten Buchstaben, die er schreiben kann und ganz sicher auf die Rolle als großes Geschwisterkind – so er eines ist.

Ich lasse mich vorher auf einen Sessel hinter der Anmeldung fallen und hole die Akte aus dem Computer. Es ist Marvin Mannesmann, schon seit dem Säuglingsalter bei uns. Seine Mutter ist Apothekerin in der Nähe, der Papa Filialleiter der Sparkasse am Ort. Ich überfliege kurz die Einträge der vergangenen Vorsorgetermine, lasse die Perzentilenkurven von Größe und Gewicht aufklappen, beäuge kritisch den Größenwert von heute und erinnere mich rechtzeitig der Anstrengungen Monis beim Messen und Wiegen. Vielleicht ein Messfehler.

Bei U6 steht ein »wird noch gestillt«, bei U7 ein »Schnuller mit offenem Biss«, bei der U8 vor einem Jahr schließlich »hat noch Schnuller, trinkt noch aus der Flasche, kaum Mitarbeit. Sprache beachten«. Die übliche Karteikartenkarriere. Während ich mir das Stethoskop von der Anmeldetheke nehme, krempele ich demonstrativ die T-Shirt-Ärmel hoch, tue, als spucke ich in die Hände und gebe dann ein »Na, dann wollen wir mal …« in die Runde. Moni, Katja und das Küken heben wie auf Kommando die Daumen in die Höhe, zur Anfeuerung für kommende Aufgaben. Ich drücke die Klinke und betrete das Untersuchungszimmer.

Marvin sitzt auf der Untersuchungsliege, mit verschränkten Armen, dicken Backen und einer Flunsch, die keine Kooperation erhoffen lässt. Er schaut mich von unten herauf an, dass seine blauen Augen unter den Augenbrauen zu verschwinden drohen.

Ich wende mich erst mal an seine Mutter, die auf ihrem eigenen Stuhl sitzt. Eine gute Situation.

Die Anordnung der Theatergruppe lässt zumindest hoffen, dass Marvin bereits von seiner Mutter eine entsprechende Ansage erhalten hat. Nichts wäre schlimmer gewesen, als wenn ich durch die Tür gekommen wäre und einen beschützten und be-gluckten Marvin auf dem Schoß der Mutter angetroffen hätte. Schließlich gibt es hier nichts zu beschützen.

Ich empfehle den Eltern sehr früh schon, eigentlich ab dem ers-ten Geburtstag, sehr genau mit ihren Kindern durchzusprechen, was und wann etwas beim Kinderarzt passiert. Ob es sich um Blutabnahmen oder Impfungen handelt, um Vorsorgen oder eine akute Vorstellung wegen Rotz oder Durchfall. Wer sich unsicher ist, kann immer gerne fragen, und das machen auch die Eltern: »Was machen Sie denn bei der U8 in einem Monat?«, »Wird er da gemessen und gewogen?«, »Gibt es da wieder eine Impfung?«, »Müssen wir etwas mitbringen?«

Nur so sind die Kinder gebrieft, vorbereitet und gesichert, dass nichts stattfindet, was sie nicht vorher wussten. Man kann schon im Vorfeld steuern, dass ein Kind gut mitmacht, und auch, viel wichtiger, was man tut, wenn es nicht mitmacht. Frau Mannes-mann konnte so etwas wie heute bereits erwarten, wenn sie sich an die U8 vor einem Jahr zurückerinnert. Mit vier Jahren kann man fehlende Kooperation eines Kleinkindes noch entschuldigen, gerade bei Jungs, die gerne etwas länger trotzen. So wie Marvin. Dass er mit seinem Schnuller- und Flaschenabusus die Klischees des Kleingebliebenen gleich noch mit einbringt, mag belustigen. Ich finde es eher traurig, denn das sind Symbole, die die Eltern den Kindern mitgeben. Es sind Zeichen, dass es die Eltern nicht so ernst nehmen mit dem Älterwerden ihrer Sprösslinge.

»Es war noch keine Zeit.« Jaja.

»Er braucht die Flasche doch noch.« Ja, sicher.

»Am Ende bekommt er einen Knacks, wenn er jetzt schon den Schnuller …« Ganz sicher nicht.

Viele dieser Entschuldigungen drücken Unsicherheit aus, wie man die Konflikte angeht, durchlebt. Vielleicht ist das ja al-les auch gar nicht so problematisch und aus all den Schnuller- und Flaschenkindern werden später ganz normale Schulkinder und Jugendliche. Aber das Ablösen von nicht mehr altersent-sprechenden Verhaltensmustern unterstützt die Kinder in ihrer altersgerechten emotionalen und geistigen Entwicklung. Anders gesagt: Ein Schnuller ist Babykram, Flaschentrinken auch. Wer daran klebt, klebt auch im Innern am Babysein. Den Klebstoff rühren aber die Eltern an: Kein Kind wirft aus eigenen Stücken den Schnuller ins Nirwana der Schnullerfee oder spuckt der Mutter die Pre-Milch-Sauger-Tülle entgegen.

»Guten Tag, Frau Mannesmann, na, alles klar?«, sage ich zur Mutter und schüttele ihre Hand.

Sie seufzt und zeigt auf ihren Sohn. »Marvin zeigt sich mal wieder von seiner besten Seite, Herr Kinderdok.«

»Ja, habe ich schon gehört.«

Marvin verfolgt meine Schritte aus grimmigen Augen und hält die Flunsch konsequent aufrecht, jetzt auch noch mit Fingern vor dem Mund.

Ich setze mich an meinen Schreibtisch, blättere hin und her im Untersuchungsheft und unterhalte mich derweil mit der Mutter über die Körpermaße ihres fünfjährigen Sohnes, dass man tatsächlich denken könne, Marvin sei schon ein Schulkind. Die Unterhaltung streift den Kindergarten, in dem er ab Sommer auch bereits die Vorschulgruppe besuchen wird, und die Schuleingangsuntersuchung, die bereits vor einem Monat stattgefunden hat. Sie war für Marvin kein Problem, fand sie doch im Kindergarten statt, zusammen mit bestimmt acht oder neun anderen Kindern seiner Gruppe, die ebenfalls nächstes Jahr in die Schule kommen. Die Amtsärztin hat dennoch notiert, dass der Junge auf dem rechten Bein nur zehnmal hüpfen kann, auf dem linken Bein tatsächlich nur dreimal. Das hielt sie ebenso für bemerkenswert wie die »noch etwas verkrampfte Stifthaltung im fehlenden Dreipunktgriff«.

Ich ziehe die Malblätter heraus, die mir Frau Mannesmann mitgebracht hat – ein Wunsch an alle Eltern bei den Vorsorgeuntersuchungen im Vorschulalter. Stolz bringen die Eltern dabei die besten Zeichnungen mit, bei Jungs in der Regel Autos, bei den Mädchen Prinzessinnen und Ballerinas. Ja doch, da geben sich alle ihren Rollenklischees hin.

Ich suche nach Menschendarstellungen oder schlichten Häusern und Pflanzen, als Teile des sogenannten Denver-Testes, ein ziemlich veralteter, aber dennoch beliebter Beurteilungsbogen zur Entwicklung von Kindern im Vorschulalter. Oder der Mensch-Zeichen-Test: Da ist tatsächlich einmal jemand hingegangen und hat Hunderte, vielleicht Tausende von Kinderzeichnungen gesichtet und diese nach Alter und Detailtreue kategorisiert. Da gibt es Punkte für das Gesicht, für Haare, für Plastizität der einzelnen Gliedmaßen und deren richtige Anzahl und dergleichen mehr. Wirklich ein spaßiges Unterfangen und immer sehr aufschlussreich. Bei Baum und Haus geht es um profanere Dinge wie Früchte, Äste oder um Rauch aus dem Kamin oder den Zaun um den Garten. Ein Kinderarzt berücksichtigt dabei die Kreativität des einzelnen Kindes, die natürlich gegeben ist, die dem Kind in die Wiege gelegt wurde oder eben nicht, aber gesteuert wird durch die Umwelt: durch die Förderung im Elternhaus, aber auch durch die Einflüsse von Fernseher und Computer.

Kinder, die mehr als eine Stunde pro Tag fernsehen und keine ausreichenden eigenen Ressourcen haben – also über keine besondere Veranlagung verfügen –, malen effektiv weniger und schlechter als andere. Wer mit fünf Jahren immer noch am Kopffüßler kritzelt, ist entweder ohne Stifte klein geblieben oder seine Eltern haben ihn jede zweite Minute vor dem Fernseher geparkt – im Ernst: Wir Kinderärzte müssen darauf achten, denn auch wenn Kinder unterschiedlich talentiert und interessiert sind, könnte das auf Probleme in der Familie hinweisen, die nur allzu gern einfach an die Ergotherapeuten delegiert werden.

Marvins Bilder sind sehr schön geworden.

»Tolle Bilder malst du da, Marvin«, versuche ich als Icebreaker gegen seine Schutzmauer und halte ihm einen roten Sportwagen mit Totenkopfmännchen unter die Nase.

»Ausgerechnet das«, entfährt es der Mutter, was ihr sofort einen Seitenblick ihres Sohnes einbringt. Ich deute mit einer Kopfbewegung an, dass das okay sei, sie versteht und entschuldigt sich stumm mit der Hand vor dem Mund.

»Echt super, das Auto«, versuche ich es zum Zweiten. »Und wer sitzt da drin?«

»Knchtrken«, brummelt Marvin durch seine verschränkten Finger hindurch.

»So ein Skelett, oder? Der hat ganz viele Knochen, oder?«

»Knchtrken«, sagt er nun schon lauter und zieht die Augenbrauen hoch. Dass ich so blöde sein kann!

»Kenn ich nicht«, sage ich. »Na ja …«

Marvin reißt seine Hände runter. »Knochentrocken! Menno!«, sagt er jetzt laut und deutlich in meine Richtung. Und erschrocken über diesen Gefühlsausbruch etwas leiser: »Sieht man doch …«

Knochentrocken. Alles klar. Ich registriere schnell in meiner innerlichen Abhakliste, dass das K und die Konsonantenübergänge in »Knochen« sauber gesprochen werden, wer weiß, wie viel Sprache der junge Herr mir sonst noch gönnt.

»Das ist vom Nintendo«, souffliert mir die Mutter. Ich füge meiner Liste noch eine Frage nach dem Medienkonsum hinzu, ziehe aber ein zweites Bild hervor.

»Oh, wow, und du malst sogar Prinzessinnen«, sage ich. Ungewöhnlich für einen Jungen.

Marvin schaut mich mit großen Augen an, aus denen klare Missbilligung meines groben Unwissens scheint.

»Piiietsches. Menno!«, sagt er.

Ich interpretiere das als »Peaches«, registriere ein sauber gesprochenes SCH und lasse mir durch ein Kopfnicken der Mutter bestätigen, dass es sich auch hier um einen Charakter aus der Mario-Welt handelt.

»Er hat's grad viel mit dem Nintendo«, entschuldigt sich die Mutter. »Gab es vom Opa zum Geburtstag.«

Marvin kommt jetzt richtig in Fahrt, zieht ein Bild nach dem anderen heraus und ich lerne noch DonkeyKong, Bowser und Mario persönlich kennen. Ich bleibe auf der Schiene und versuche, die Sprache systematischer zu überprüfen und zeige ihm die üblichen – meine – Abfragebildchen. Leider ohne Charaktere aus Kinder- und Jugendbüchern oder -games. Auch wenn er mir dabei hin und wieder nur ein »Weiß ich nicht« und »Keine Ahnung« anbietet, ist die Sprachentwicklung bei dem Helden auf jeden Fall normal. Immerhin ist damit die Sprachschranke gefallen, das lässt hoffen für den weiteren Verlauf der Untersuchung.

Als wolle er mich sogleich Lügen strafen, rutscht Marvin von der Untersuchungsliege, schnappt sich sein T-Shirt und beginnt, sich anzuziehen.

»Du Marvin, wir sind aber noch nicht fertig, okay?«, sagt seine Mutter zu ihm. »Komm Schatz, setzt du dich bitte wieder auf die Liege, ja?«

Sie beugt sich vor und faltet die Hände.

Dass Eltern immer Fragen stellen müssen.

»Nein«, sagt Marvin erwartungsgemäß.

»Aber wie soll dich denn dann der Herr Kinderdok untersuchen?«, wieder eine Frage. »Machst du bitte jetzt mal mit?«, und noch eine und zum Abschluss die ultimative: »Dann gehen wir auch ein Eis essen nachher, okay?« Diese Frage ist hingegen geschickt gestellt, denn darauf kann es kein »Nein« geben.

»Zwei Kugeln!«, kräht Marvin.

Beim Fragestellen führen Eltern ihre Kinder an eine Wegscheide, bei der es wenigstens zwei Alternativen gibt, obwohl die Eltern von Anfang an den ihren gehen wollen. Sie stellen die Fragen um des lieben Friedens willen. Sie haben die Vorstellung, eine Entscheidungsfreiheit des Kindes bedeute für dieses eine größere Zufriedenheit. Das Gegenteil ist der Fall.

Kinder sind durch das Fragen der Eltern verunsichert. Sie erwarten nicht die große Auswahl, sondern möchten den Weg klar vorgezeigt bekommen. Für die Eltern gibt es aber keine Alternative, denn eigentlich wollen sie, dass das Kind den Weg geht, den sie sich schon zurechtgelegt haben. Haben die Kinder aber die Wahl, gehen sie nicht da entlang, wo die Eltern wollen. Das hat nichts mit Rebellion zu tun, die kommt erst in der Pubertät, sondern mit schlichtem Ausprobieren, ob die Freiheit der Entscheidung überhaupt gilt.

Ein Vorschulkind ist damit überfordert. Die Folge ist, dass das gefragte Kind sein angebotenes Recht auf Entscheidungsfreiheit wahrnimmt, es kommt zur Diskussion (»Möchtest du nicht doch lieber die warmen Schuhe anziehen?«, wieder mit neuen Fragen) und schließlich der Streit mit Belohnung oder Strafe (»Wenn du jetzt nicht …, dann …, ist das klar?«, und noch eine Frage).

»Zieh bitte das Shirt wieder aus und setz dich hier nach oben auf die Liege«, sage ich zu Marvin, und zu meiner Überraschung und Genugtuung macht er es tatsächlich. Seine Mutter schaut er strafend an, immerhin lässt sie den Kommandoton dieses komischen Arztes zu. Wie unfair von mir, ich habe die Autorität des Nichtkennens auf meiner Seite. Marvin kann gar nicht abschätzen, welche Konsequenz eine Handlungsverweigerung bei mir hat und reagiert lieber zahm.

Ich mache weiter mit ein paar Handübungen, Finger-Daumen-Opposition, Finger-Finger- und Überkreuzbewegungen, mehr Fingerübungen für die Neurologie und mich. Ich nutze die Gunst des Augenblicks und nehme mein Stethoskop, höre Marvin an Brust und Rücken ab, weil es eben zu einer Vorsorgeuntersuchung dazugehört. Nichts wäre peinlicher, als ausgerechnet jetzt eine Bronchitis zu überhören.

Eine Untersuchung beim Kinderarzt lebt vom Ritual. Egal, wegen welcher Beschwerden ein Kind vorgestellt wird, wegen plötzlicher Hautveränderungen oder der schon ewig bestehende Warze am kleinen Fußzeh oder einer Erkältung – das Kind muss abgehört werden. Und wenn der Termin wegen Schlafstörungen oder der schlechten Konzentration im Schulunterricht ausgemacht wurde – ein gewisses Maß an körperlicher Untersuchung muss schon sein. Eine Erkältung beinhaltet eine Auskultation, das ist das Minimum, besser noch die Inspektion von Nase und Mund, der Standard, erwartet wird aber das Optimum: die Ohren.

»Schauen Sie nicht in die Ohren?«

»Nein, hat Mia-Alyn denn Ohrenweh?«

»Noch nicht, aber vielleicht …«

»Dann wird wohl nichts entzündet sein.«

»Aber wenn sie dann morgen …?«

»Dann müssen Sie sowieso noch mal wiederkommen.«

»Aber wenn sie doch jetzt vielleicht schon rot sind?«

»Würde ich es auch nicht behandeln.«

»Nicht?«

»Nein.«

»Ach. Und wenn sie die Schmerzen nicht spürt?«

»Seien Sie sicher, Ohrenweh tut so richtig weh.«

»Mia-Alyn, hast du Ohrenweh?«

– – –

»Schon okay, ich schaue in die Ohren.«

Die körperliche Untersuchung bei der Vorsorge hat keine gezielten Aufgaben, da die Kinder keine akuten Beschwerden haben. Also bedeutet die Untersuchung die Feststellung der Normalität. Anders als beim Neugeborenen, bei dem es schlicht darum geht, ob alles vorhanden ist (Zehn-Finger, Zehn-Zehen und Zwei-Ohren, so werden sie geboren), oder beim Säugling und Kleinkind, bei dem es um die Veränderungen des Körpers geht, Wachstum, Kopfumfang, Körperhaltung und Entwicklung, checkt man bei den großen Vorsorgen nur noch dezente Veränderungen ab – Rücken, Genitale, Fußstellungen. Die Kinder sind im Laufe der Jahre immer wieder durch die Praxis marschiert, selten finde ich bei Vorsorgen etwas Überraschendes, Neues.

Trotzdem gehört eine komplette körperliche Untersuchung immer dazu, und jedes Mal in dem Bruchteil der Sekunde, wenn ich den Schalltrichter auf den Erbschen Punkt setze, hoffe ich, dass ich kein Herzgeräusch höre. Keine Ahnung, wie das anderen Kollegen geht, aber bei jeder Vorsorge in jedem Alter scheue ich diesen kurzen Moment.

Das Hören eines Herzgeräusches bedeutet medizinisch zunächst nichts Dramatisches, für die Eltern aber einen halben Weltuntergang – auch wenn der Untersuchungsbefund selbst noch gar keine Diagnose ist. Herzgeräusche sind bei Kindern keine Seltenheit. Erkältungen oder Fieber, alleine die Position zwischen Liegen und Sitzen kann ein Geräusch deutlicher klingen lassen. Während des Körperwachstums, und schließlich ist meine Klientel immer am Wachsen, gibt es auch ein Wachstum des Herzens. Dabei entstehen Verwirbelungen des Blutflusses, und die hört der Arzt.

»Das Herz ist gesund?«, fragt prompt Frau Mannesmann.

»Keine Sorge, alles gut«, sage ich zu ihr und bin erleichtert. Der kurze Moment der Unsicherheit ist vorbei.

Nichts Problematischeres, als wenn ein Kind ein oder zwei Wochen später wegen einer Erkältung zu einem Kollegen in Vertretung geht und die Eltern hören:

»Äh, das Herzgeräusch ist Ihnen bekannt?«

»Äh, nein?«

»Hat da der Hausarzt«, also ich, »noch nie was gesagt?«

»Nein, wir waren gerade erst bei der Vorsorge …«

»Hört man aber schon sehr deutlich …«, was so viel heißt wie: »Das hätte man bei der Vorsorge schon hören müssen.«

Danke, Herr Kollege. Aber klar, der Junge hat auch 40 Fieber im Schatten. Mensch, Herr Kollege.

»Das sollten Sie mal abklären lassen.«

Ein »Das sollten Sie von Ihrem Hausarzt noch mal abhören lassen, wenn's Bobele wieder gesund ist«, täte es in einer solchen Situation auch.

Das Herz bleibt das entscheidende Organ für die Eltern, auch wenn die Seele nach all den Jahrhunderten woanders vermutet wird.

Marvin hat kein Herzgeräusch. Aber eine Phimose.

Er liegt gerade passend auf dem Rücken, lässt die körperliche Untersuchung ohne Murren über sich ergehen, er zwirbelt mit den Fingern durch seine Haare. Die Oppositionsabteilung hat gerade Pause. Ich lupfe kurz die Unterhose und checke die Hodenlage (Check! Check!), die weichen Leisten (Check! Check!) und die Beweglichkeit der Vorhaut – kein Check. Sie ist eng, zipflig und lässt sich kaum einen Millimeter bewegen. Nach dem Herz kommt bei den Jungs gleich der Penis. Da sollte alles in Ordnung sein, bitte schön. Schließlich hängt daran der Fortbestand der ganzen Familie.

»Ist was nicht in Ordnung?«, fragt Frau Mannesmann, und Marvin interessiert sich plötzlich nicht mehr für seine Haare, sondern blickt mich grimmig an. Scham kennen die Fünfjährigen kaum, aber dass da unten was Wichtiges los ist, wissen sie alle. Bei einer Vorhautverengung, der Phimose, lässt sich die Vorhaut nicht oder nur teilweise über die Eichel zurückziehen. Das ist in den ersten Jahren des Lebens normal, und man sollte nicht zu viel Aufhebens darum machen, außer, dass man den Eltern verbietet, an dem Stück Haut herumzuziehen. Das machen die Jungs alleine. Die Vorhaut löst sich über die Jahre in aller Regel ohne Zutun.

In der Geschichte von Urologie und Pädiatrie gibt es Variationen der Behandlung einer Phimose. Wurde vor Jahrzehnten noch recht rabiat bereits im Neugeborenenalter daran manipuliert – was zu Einrissen und Vernarbungen führen konnte –, wurde in den Siebzigern und Achtzigern des letzten Jahrhunderts jede zweite Vorhaut im Vorschulalter beschnitten – aus medizinischen Gründen, wie es stets hieß. In den USA gilt der beschnittene Mann seither sogar als Schönheitsideal.

Die Empfehlung derzeit: Abwarten bis zum Schulalter, dann unter konservativer Salbentherapie vorsichtiges Zurückziehen. Die OP wird nur noch empfohlen, wenn zu einem definierten Zeitpunkt (der allerdings unter den Fachleuten sehr variiert) diese Therapie keinen Erfolg hat. Diese Ausführungen beziehen sich selbstredend nur auf die medizinische Circumcision, also Beschneidung. Zuletzt war die religiöse rituelle Beschneidung bei Juden und Muslimen in Deutschland sehr in Verruf geraten und durch das Urteil des Kölner Landgerichtes sogar als Körperverletzung kriminalisiert worden.

»Die Vorhaut ist noch recht eng bei ihm«, sage ich und präsentiere der Mutter den Penis. Sie schaut sehr interessiert.

»Ach ja?«

»Ja.«

»Sieht für mich ganz normal aus.«

»Ist es ja auch«, sage ich. Ich erkläre ihr die Zusammenhänge aus normaler Entwicklung, Behandlungsindikation und Abwarten.

»Aha«, sagt sie dann. »Also das Abschneiden hat dann noch Zeit?«

Marvin stellt die Ohren auf, wie ein Luchs hat er den heikelsten Moment erkannt. Gehetzt blickt er von einem zur anderen, dann instinktiv zu seinem T-Shirt, dass er dummerweise ja schon wieder ausgezogen hatte. Schließlich der Blick zur Tür. Er wird unruhig auf seinem Platz, seine Hände gehen unwillkürlich zur Unterhose und zerren sie nach oben.

»Äh, na ja«, sage ich laut und deutlich, um zu signalisieren, dass ich nichts vor ihm geheim halten will. »Abgeschnitten wird da sowieso nichts, so ein Quatsch, oder?« Ich spreche Marvin direkt an.

»Ja, aber …«, sagt die Mutter. »Hatte ich Sie nicht so verstanden …«

»Nichts«, überzeuge ich sie verbal. »Hat alles Zeit. Schauen wir uns in einem Jahr wieder an.«

Marvin entspannt sich etwas.

»Alles ganz normal und prima da«, bestätige ich nochmals dem Junge gegenüber und deute auf seine Unterhose. Er sieht gelassen aus, zieht sich aber trotzdem dieselbe entschlossen über seine privaten Bereiche. Ende der Untersuchung.

Ich schließe eine Überprüfung der Motorik an – Einbeinstand und -hüpfen, Ballfangen, Werfen, seitliches Hin- und Herspringen über eine Schnur, Barrenturnen, Flickflack und Radschlagen, ach nein –, bei der sich Marvin gut schlägt. Ganz dem Klischee entsprechend, dass Jungs grobmotorisch keine Probleme haben.

Die Realität ist oft eine andere: Mädchen sind Jungen in allen Bereichen im Durchschnitt überlegen. Das wäre sicher anders, wenn es männliche Betreuer in den Kindergärten geben würde. Aber die gibt es nun einmal nicht. Also werden unsere Schulanfänger beurteilt, ob sie ein Haus und einen Menschen malen können, und nicht etwa ein Auto oder einen Roboter – oder vielleicht sogar einen Turm bauen können, experimentieren etc. … Die Vorschüler dürfen sich am Webrahmen vergnügen und seltener an der Werkbank. Und wenn es um die soziale Integrität geht, dann kommen die braven stillen Mädchen mit den sauber gebundenen Pferdezöpfchen stets besser weg als die männlichen Rabauken, die ihre Freundschaft dadurch pflegen, dass sie täglich für zwei Stunden auf den Bolzplatz gehen oder in Bäumen klettern.

Marvin darf sich anziehen. Von mir aus. Und auch nach Wunsch der Mutter (»Marvin, würdest du dich jetzt bitte anziehen, wir sind fertig?«).

Aber Marvin ist noch nicht fertig mit seiner ... Performance. Denn nun könnte er ja, wie er vorher wollte. Und nun möchte er nicht mehr, wie die anderen wollen. Er hat wieder seine Position auf der Untersuchungsliege eingenommen – geflunscht, verschränkte Arme, überaus vernichtender Blick gegenüber allen Anforderungen des Lebens.

»Ziehst du dich jetzt bitte an?«, versucht es die Mutter noch mal.

»Nein.«

»Dann geh ich ohne dich, ja?«

»Du anziehen.«

»Nein, ach Quatsch, komm, das kannst du doch alleine, oder?«

»Nein.«

»Du kannst doch nicht so rausgehen, da holst du dir doch den Tod.«

»Nein.«

»Komm, wenigstens das T-Shirt, ja? Das wolltest du doch eben schon anziehen, nicht?«

»Erst die Hose.«

»Gut, also hier.«

»Nein, du anziehen. Los!«

»Nein, also wirklich. So schon gar nicht, junger Mann. Dann bleiben wir eben hier sitzen.«

Ich habe alles Nötige in das Gelbe Vorsorgeheft und meinen PC eingetragen und wende mich an das Festspielhaus hinter mir.

»Also, Sie dürfen das gerne hier ausfechten, Frau Mannesmann«, sage ich. »Bleiben Sie ruhig standhaft.«

»Bleib ich auch«, sagt sie jetzt genauso trotzig wie ihr Sohn.

Ich reiche ihr das Vorsorgeheft und die Hand, »Bis bald mal«, und versuche mich auch bei Marvin zu verabschieden.

»Tschüss dann«, sage ich und strecke ihm hoffnungsvoll die Hand entgegen.

Er grummelt irgendetwas, dass ich als Verabschiedung werte, die Hand bekommt er aber nicht aus den Achselhöhlen gezogen.

Ich mache ihm stattdessen eine lange Nase, »dann eben nicht«, und verlasse das Schiff.

Es vergehen keine fünf Minuten, da kommt ein lebhaft plappernder Marvin zusammen mit seiner Mutter aus dem Zimmer, tipptopp fertig angezogen, Schuhe sauber gebunden, mit Jacke, Schal und Mütze.

»Dann krieg ich aber zwei Kugeln.«

»Ja, alles klar. Aber so richtig mitgemacht hast du ja jetzt nicht, oder?«

»Zwei Kuuugeln!«, kräht Marvin noch einmal.

Ich stehe an der Anmeldungstheke, harre meines nächsten Patienten und suche den Blickkontakt zu Marvins Mutter.

Sie grinst, zuckt mit den Schultern. »Hab ich ihn doch angezogen.«

»Prima«, sage ich mit genauso falsch ironischem Signal. »Und sein Eis hat er sich wohl auch schon bestellt.«

»Ja, Herr Dokter, was soll man da schon machen?«

Tja. Was schon.

Sich auf keinen Fall bei mir während des ersten Schuljahres beschweren, wenn er in der Klasse den jungen Rebellen gibt und seine Klassenlehrerin zu der gewagten These »vielleicht hat er ja ADHS« hinreißt.

»Kinder sind nicht nur untereinander sehr verschieden, das
eine Kind ist oftmals in sich verschieden weit entwickelt, das
heißt, die einzelnen Entwicklungsbereiche wie Sprache oder
Motorik sind ungleich fortgeschritten. So kann ein Kind
bereits mit zwölf Monaten frei gehen, die ersten Wörter
aber spricht es erst mit 28 Monaten. Alle Entwicklungs-
stadien und Verhaltensweisen erscheinen von Kind zu Kind
in unterschiedlichem Alter und sind verschieden ausgeprägt.
Jedes ist auf seine Weise einmalig.«

Remo H. Largo

Die Schule rückt näher:
ADHS, Logopädie und Ergotherapie

»Chef«, Moni blickt um die Ecke ins Untersuchungszimmer. Ich
sitze am Computer und notiere das Gespräch, das soeben stattgefunden hat.

»Mmh?«, mache ich, ohne aufzusehen. ›Mutter macht sich
Sorgen wg. Verhalten Kind‹, schreibe ich in meinem unvergleich-
lich schnellen Zweifingertastatursuchsystem.

»Frau Schultes ist am Telefon, will heute noch einen Termin.«

›Kiga: Kind sei so vorlaut und bleibe nicht auf dem Stuhl sitzen‹, schreibe ich weiter.

»Ja, und?«, ich blicke auf und schaue zur Tür. »Wo ist das Problem?«

»Es geht um die Sprache von Maurice.«

»Aha.«

Ich seufze, lese dabei meine Zeilen auf dem PC, lösche die
Hälfte und schreibe von neuem: ›Kiga: Kind sei unaufmerksam.‹

»Ich kann Ihnen leider auch nicht sagen, ob Maurice normal
sprechen kann«, sage ich zu Moni. »Machen wir wie immer: Kind
vorstellen, anschauen, dann vielleicht Rezept Logo.«

»Ja, aber die Mama macht echt Druck. Soll unbedingt heute sein, sagt sie.«

Moni hat sich jetzt vor meinem Schreibtisch aufgebaut. Ein typischer Fall von »das muss der Chef diesmal selbst klären«. Wenn die Arzthelferinnen mit Terminanfragen schon zu mir kommen, haben sie bereits alles versucht.

»Und was stört den Kindergarten?« Ich grinse. Es sind immer die Erzieherinnen, die wenigsten Eltern stören sich selbst an der Sprache ihrer Kinder.

»Er lispelt wohl noch.«

»Schultes? Wie heißt der noch mal? Max?«

Moni schüttelt den Kopf. »Maurice«, sagt sie dann und betont dabei das Französische des Namens.

»Ah ja, Maurice. Maurice Schultes?«

Moni nickt.

»… ist doch erst fünf, oder?«

Moni nickt.

»Und … wir haben gerade erst die U9 gemacht, oder?«

»Ja, und da haben Sie den Sigmatismus schon notiert. War aber schon vor zwei Monaten.«

Ich rufe Maurice mit langem I auf dem Bildschirm auf. Die üblichen Eintragungen bei der U9 lese ich, zur Sprache habe ich mir notiert: »physiolog. Sigmat., Th nach ZW« Wieder so ein Eintrag, nur für mich: Das Kind lispelt, wie viele mit fünf Jahren, therapiert wird das erst nach dem Zahnwechsel. Alles klar.

»Habe ich doch mit der Mutter schon besprochen.«

»Schon, aber der Kindergarten sieht das anders.«

Na sicher.

»Kann ich sie zurückrufen?«

»Sie besteht auf einem neuen Sprachtest.« Moni zuckt mit den Schultern. »Und zwar möglichst gestern.«

»Da war Sonntag«, murmele ich.

›Kiga: Kind habe ADHS‹, notiere ich bei dem anderen Patienten im PC. ›Könne sich schlecht konzentrieren bei Spielen, sei schon weggerannt bei Ausflügen, vergisst, sich anzuziehen.‹

»Was soll ich sagen?«, fragt Moni.

»Tschuldigung?« Ich war kurz bei ADHS und Kindergarten.

»Na, wegen Maurice …«

»Ach so. Ja, wenn's heute keinen Termin mehr gibt, dann gibt's eben keinen mehr, was soll ich machen?«

»Und ich erst mal?« Sie schaut jetzt etwas beleidigt. Recht hat sie. Sie spricht mit einem Chef, der ihr Problem nicht ernst nimmt. Ich schiebe die PC-Tastatur weit von mir weg. Die Arzthelferinnen haben es wirklich nicht einfach.

»Morgen, übermorgen? Diese Woche?«, mache ich Vorschläge.

»Naja, vielleicht am Mittwochmittag, nach Praxisende?« Mittwochnachmittag ist wie bei allen Ärzten »Arztwochenende« in der Mitte der Woche. Begeisterung allenthalben, wenn dort Termine vergeben werden.

»Ja, prima«, ich verziehe das Gesicht. »Alles klar, also Mittwoch nach der Vormittagssprechstunde.«

»Gut, Chef, ich geb's weiter.« Zufrieden geht sie.

Super. Danke für den Termin. Da freue ich mich bereits jetzt drauf. Der Kindergarten meint, das Kind braucht. Beste Voraussetzungen für »Ihr Kind braucht das nicht«. Eigentlich schade, denn selbstverständlich haben die Erzieherinnen einen hervorragenden Blick auf die Kinder, die sie betreuen. Und vergleichen können sie gut. Und Erfahrung haben die meisten auch, vielleicht nicht alle. Aber jeder fängt einmal klein an. Ich schicke nicht mehr so viele Kinder ins Krankenhaus oder zu irgendwelchen externen Therapien wie noch am Anfang. Unsicherheit provoziert das Weiterschicken an jemanden, der sich vielleicht besser mit dem Problem auskennt. Anders gesagt, man gibt die Verantwortung ab.

Ich ziehe wieder die Tastatur zu mir, rufe meinen PC-Patienten auf und lese die letzten Zeilen. ›Kiga: Kind habe ADHS. Kann sich nicht konzentrieren, bleibt nur kurz beim Spielen. Stört die anderen.‹ Ich ergänze: ›Mutter erkennt Kind nicht wieder, zu Hause alles okay, auch beim Bubenturnen und auch in der Musikschule. Bettgehzeit unproblematisch, am Tisch essen geht auch.‹ Das muss reichen als Primärdiagnostik des Aufmerksamkeitsdefizit-Syndroms, kurz ADHS, der moderne Fünfkampf unter den Erkrankungen im Kindes- und Jugendalter: Hyperaktivität, Impulsivität, Konzentrationsschwäche, genervte Eltern und genervte Erzieher. Im Kindergartenalter fällt es noch leicht: Es reicht eine ausführliche Anamnese des Kinderarztes, um *red flags* abzufragen, also die Warnzeichen zu erkennen, bei denen man dann genauer nachschauen muss. Wenn ein Kind nur in einem Lebensbereich – eben dem Kindergarten – Probleme hat und sonst alles wunderbar funktioniert, kann man ADHS meist ausschließen. Es kann aber natürlich auch sein, dass sich die Familie bereits an die Krankheit angepasst hat, dass die auf die Krankheit abgestimmte Erziehung, Geduld und Konsequenz die Symptome im häuslichen Bereich gar nicht mehr durchdringen lassen. Aber wenn's auch in der Musikschule und beim Bubenturnen funktioniert?

In jeder Woche wird ein Kind mit Verdacht auf Aufmerksamkeitsschwäche vorgestellt, die meisten im letzten Jahr vor der Schule, das nächste Gros in der zweiten Klasse. Weit vorher ist alles noch in Ordnung, und kein Mensch macht sich Sorgen, wenn ein Kind einmal fahrig, aufbrausend oder schlicht aufgeweckt ist. Im Vorschulalter aber muss alles gelingen, was vorher großzügig übergangen wurde. Also machen sich alle Gedanken, und alle orakeln und verunsichern: »Wenn man jetzt nichts tut, dann …«

Dennoch gehören auch diese Kinder in die Schule und werden selbstverständlich eingeschult, ADHS ist kein Hinderungsgrund, denn intelligent sind die Kinder immer.

In der ersten Klasse wird ausprobiert und gehofft, vielleicht passt sich das Bobele in die Begebenheiten der neuen Umgebung ja besser ein. Und tatsächlich: Viele Jungs (denn sind wir ehrlich: meist handelt es sich um Jungs) schwimmen so leidlich durch den Kindergarten durch, da rappelt es im Karton und blaue Flecken und kaputte Knie sind ehrenvolle Male, die man stolz nach Hause trägt. Viele Kindergärten unterstützen auch noch durch ihr offenes Konzept aufmerksamkeitsdefizitäre Strukturen beim Kind, denn: es gibt keine festen Strukturen mehr, Sitzkreis und Vesperrunde gelten als anachronistisch und spießig und Basteln ist etwas, das die Kinder in ihrer natürlichen Entfaltung einschränkt.

Viel lieber praktiziert man spielzeugfreie Tage und offene Gruppen, sodass das kindliche Gemüt seine ungespurten Wege alleine finden darf. Kopf- und leitungslos wandelt der aufgeweckte Junge durch das Kinderhaus mit neunzig ebenso aufgeweckten Altersgenossen, vage beobachtet, aber gut protokolliert von der Hauptbezugserzieherin. Wenn er Glück hat, kam er erst mit drei Jahren in das Haus namens »Villa Kutzeputze« oder »Rattelschneck«, wenn er schon früher auffällig werden durfte oder wenn beide Elternteile arbeiten gehen mussten, wurde er bereits als Unter-Dreijähriger »kitaisiert«. Keine Frage: Manche Kinder erfahren dadurch mehr Förderung als im RTL2-belasteten Wohnzimmer, in dem sie die Wahl haben, ob sie den Nachmittag lieber an der Playstation des großen Bruders oder vor den *X-Diaries* der Mutter verbringen möchten. Dann schon lieber Kita.

Diese Unter-Dreijährigen, die also schon früher in die Kita oder in die Krabbelstube gehen, erlebt der Kinderarzt zumindest um ihren zweiten Geburtstag herum als früher sozialisiert als die armen spießigen hausbetreuten Kleinkinder, deren Mutter noch nicht davon träumt, lieber wieder eigenes Geld auf dem Konto zu haben, als Windeln zu wechseln …

›Gespr 45 min‹ notiere ich mir noch in der Akte, sinnloserweise, als ob ich je aus dieser Zeitangabe Geld generieren könnte. Gespräche dieser Art verhalten sich in ihrer Häufigkeit reziprok zur schlechten Bezahlung. Aber vielleicht kommt irgendwann einmal ein EBM-Gott mit seinem Einheitlichen Bewertungsmaßstab (EBM) der Kassenärztlichen Bundesvereinigung vom Himmel gestiegen und schüttet sein Krankenkassengeld über uns Wald- und Wiesenmediziner aus, auf dass die erhoffte Sprechende Medizin endlich wieder mehr wert wäre als das vermaledeite Hamsterrad, durch das wir die Patienten durchschleusen müssen, um den Strom für die Glühbirnen der Praxis zu produzieren …

Ist das Kind erst in der Schule, ist die Sorge darüber, ob das Kind ein ADHS hat oder nicht, schon größer und die Krankheit wird zu einem wirklichen Problem. Per Definition ist nun die Diagnose überhaupt erst erlaubt. Latent erkrankte Kinder, deren

Eltern bereits vor zwei Jahren an meinem Schreibtisch saßen und sich die Haare rauften, weil das Kind abends nicht ins Bett und morgens nicht aus demselben kam, treffen nun auf die ultimative Belastungssituation: Das Stillsitzen über 45 Minuten im Klassenraum mit 30 Mitschülern. Statistisch gesehen sind mindestens zwei Kinder je Klasse am Aufmerksamkeitssyndrom erkrankt, was stets ausreicht, um eine Grundschulklasse auseinanderzunehmen. Wenn dann auch noch eine junge Referendarin ohne Lehrerfahrung und ohne eigene Kinder den Unterricht bestreiten soll, die logischerweise auch auf keine dreißigjährige Erfahrung mit dem »Klassenkasper« oder dem »Zappelphilipp« zurückblicken kann, dafür aber zwei Wochenendkurse zum Thema ADHS besucht hat und vielleicht sogar ganz engagiert auch noch zwei Bücher von Manfred Döpfner und Cordula Neuhaus gelesen hat: Dann erkennt sie die Symptome im Bruchteil einer Sekunde – allerdings eigentlich bei jedem Kind.

Nun kommen die Eltern und fordern Hilfe.

»Herr Dokter, wir hatten da das Entwicklungsgespräch nach den Osterferien, und da hat die Frau Bürstig-Ruland gesagt, der Kevin, der hat das ADHS.«

Nach den Osterferien ist es immer besonders kritisch, denn dann hat man wenig Zeit bis zu den Pfingstferien, und Pfingstferien bedeuten bereits den Beginn vom Ende des Schuljahres und damit Ende der Fahnenstange und überhaupt. Und überhaupt. Und überhaupt. Denn »wenn man jetzt nicht, dann …«

»Und wo ist konkret das Problem?«

»Das wissen wir jetzt auch nicht genau, Herr Dokter, sie hat gesagt, wir sollen mal gleich zum Kinderarzt, da muss man was machen.«

»Und was genau?«

»Ja, kann man das nicht mal testen? Also … ob er das denn überhaupt hat.«

»Das wäre gut, wenn das ginge«, sage ich dann, »aber einen perfekten, einfachen Test gibt es dazu leider nicht.«

»Im Internet steht aber …«, wirft Kevins Vater ein.

»… viel, ich weiß«, sage ich, »aber ein solcher Test wird niemandem gelingen.« Da wird sogar behauptet, man könne das Aufmerksamkeitsdefizit-Syndrom im Blut nachweisen. Noch ist der genetische Marker dafür aber nicht gefunden. Und so hangele ich mich durch den Tagesablauf der Familie, die berufliche Situation der Eltern, wer, wann und wie lange auf die Kinder aufpasst, wie die morgendliche Aufstehsituation und das abendliche Bettgehritual gestaltet sind, wenn es überhaupt eines gibt, wer die Hausaufgaben betreut und wie diese ablaufen und wann Kevin mit wem seine Mahlzeiten einnimmt. Wie es beim Schlagzeugunterricht läuft und wie beim Schwimmen. Und wie der Umgang mit den Geschwistern ist und welche Bezugspersonen für das Kind noch wichtig sind.

»Und einen Test bieten Sie jetzt nicht an?«, versichert sich noch mal der Vater und demonstriert damit die Wertschätzung meiner anamnestischen Bemühungen. Schneller Test, schnelle Diagnose, schnelle Therapie, und das Kind funktioniert.

»Nein«, sage ich, »noch mal: den gibt es nicht.«

Stattdessen puzzeln wir die einzelnen Steinchen zusammen: »Hier noch diesen Fragebogen für die Lehrerin, einen ähnlichen für Sie und den Schlagzeuglehrer, und auch etwas zum Selbsteinschätzen für Kevin.«

Wenn es gut läuft, wird der Proband kurz und interessiert die zwei DIN-A4-Seiten durchblättern. Wenn mir aber das Glück besonders hold ist, bestätigt sich die Verdachtsdiagnose, indem ihn das überhaupt nicht interessiert, sondern vielmehr die rechte untere Schublade meines Schreibtisches die Gelegenheit bietet, seine Energie lautstark und nervend zu entladen. Verbiete ich ihm das dann noch autoritär, festigt der kleine Frustausbruch die Diagnose. Noch glücklicher bin ich, wenn dann der Zorn verfliegt für die nächste Ablenkung, die da heißt »ein Traktor fährt am Fenster vorbei«.

Und tatsächlich: Kevin springt auf, stürzt an das weit geöffnete Fenster – der April so kurz nach Ostern bringt bereits ein paar Grad über 20 – und wird nur durch mein beherztes Packen am Hosenbund gerettet.

Seine Eltern haben erst gar nicht reagiert.

»Wenn Sie mich fragen, brauchen wir diese ganzen Bögen gar nicht«, ich klopfe auf die zwei Schnellhefter mit eng bedruckten Kreuzelkästchen »stimmt sicher«, »stimmt«, »stimmt nicht immer«, »stimmt gar nicht« oder »weiß nicht«.

»Ihr Sohn bietet hier doch schon einiges.«

»Ach ja, meinen Sie?« Kevins Mutter nickt, ihre Augenringe zählen die Stunden der Sorgen um das Verhalten ihres Sohnes. Ihr Mann hat von meinen Ausführungen überhaupt nichts mitbekommen, da er im gleichen Moment mit einem Wisch die zwei Schnellhefter vom Tisch fegt.

»Ups«, sagt er, widmet sich aber lieber dem Kugelschreiber, der auseinanderfliegt, weil er ihn vorher fünfmal auseinander- und wieder zusammengeschraubt hat. Mit einem Jauchzen springt Kevin vom Fenstersims, glücklich über das Meer von Papier, das sich über meinen Fußboden ergießt, und lässt noch einmal drei oder vier der Blätter aus Kopfhöhe zu Boden segeln.

»Kevin, lass das«, ruft seine Mutter. »Jetzt reiß dich doch einmal zusammen.« Zu laut, zu plötzlich, zu ungenau, zu spät.

Ihr Mann hat unterdessen das lockere Bein meines Schreibtischstuhles entdeckt, »das mache ich nur schnell, Moment« – er ist Schreinermeister –, und hebt es zusammen mit mir kurz in die Höhe, sodass ich von der Sitzfläche rutsche.

Dann stehe ich eben vor meinem Schreibtisch.

»Äh, ja, gut«, setze ich an. »Dann wären wir eigentlich für heute schon am Ende.«

Kevin hat bestimmt ADHS, das sagt das Bauchgefühl bereits nach diesem ersten Sondierungsgespräch. Besonders schön, wenn sich die Familiarität des Aufmerksamkeitsdefizit-Syndroms so deutlich offenbart wie hier: Der Vater kann dem Gespräch so wenig folgen wie sein Sohn.

In den nächsten Wochen werden wir trotzdem diverse Fragebögen auswerten, einen Intelligenztest durchführen und Kevins Sinne testen. Vielleicht folgt dann eine Betreuung über einen Psychotherapeuten – so wir uns einen der wenigen und langfristig zu planenden Plätze sichern können –, und vielleicht wird er auch mit Medikamenten behandelt, aber das ist im Moment noch unwichtig.

Für heute genügt das Beratungsgespräch, das In-die-Zukunft-Denken und das Bestärken der Eltern, dass auch Kevin entgegen allen schlechten Images der ADHSler seinen richtigen, weil eigenen Weg machen wird.

»Und was ist nun mit dem Testen?«, fragt am Ende noch einmal Kevins Mutter. Ich seufze.

»Womit?«, fragt ihr Mann.

Und Kevin stopft derweil die losen Blätter in den Papiermülleimer hinter der Tür.

Zwei Tage später steht Frau Schultes in der Tür und hat ihren Maurice im Schlepptau.

»Nicht mal seinen Namen kann er richtig aussprechen, Herr Dokter«, beschwert sie sich bei mir. »Sagen die Erzieherinnen.«

Diesen Namen zu lispeln ist tatsächlich schwierig, das gebe ich zu.

»Und was sagen Sie?«

»Keine Ahnung, was die wollen«, sagt Frau Schultes, »ich finde, der spricht, wie er immer spricht.«

Was nichts heißen muss, denn als Eltern hört man sich in die Sprache seiner Kinder hinein, man hört sie groß werden, nimmt Veränderungen gar nicht wahr, da gewöhnt man sich an so manches unflüssige Reden.

»Hatten Sie jetzt aktuell ein Entwicklungsgespräch im Kindergarten?«, frage ich. »Bei der letzten Vorsorge hatte Maurice ja noch ein wenig gelispelt. Das ist normal mit fünf Jahren. Hatten wir das nicht besprochen? Es reicht, wenn man es nach dem Zahnwechsel therapiert.«

»Sagen die Erzieherinnen aber anders.«

»Klar.«

»Und die sagen, er soll jetzt Logopädie bekommen, weil sonst, ja sonst sei das zu spät, später.«

Wenn man nicht weiß, wann der richtige Zeitpunkt ist, muss man immer früh handeln, sonst wird es immer zu spät sein. Angst ist ein schlechter Ratgeber. Wenn Sie jetzt nicht das Baby im Bett liegen lassen, wenn es schreit, wird ihr Kind noch mit fünf Jahren zu Ihnen ins Bett wollen. Wenn Sie ihm nicht jetzt den Schnuller abgewöhnen, wird Ihr Sohn sicher mal rauchen, um die gleiche orale Befriedigung zu bekommen. Wenn Sie sich jetzt nicht durchsetzen, wird aus Ihrem Kind ein kleiner Tyrann. Und wenn Sie jetzt nicht das Lispeln behandeln lassen, dann wird das Bobele später kein Rhetorikprofessor.

»Und dann haben Sie ein Rezept bekommen?«, frage ich.

»Von wem?«

»Na, von den Erzieherinnen?«

»Äh, nein? Das können die doch gar nicht.«

»Eben …«

»Aber einen Termin bei der Logopädin am Friedhof«, da hat die Frau wirklich ihre Praxis, »haben wir schon mal ausgemacht, da wartet man sonst immer so lange.«

»Aber fanden Sie nicht, dass Maurice ganz normal spricht?«

»Ja«, Frau Schultes nickt eifrig. »Aber die Erzieherinnen haben mir gleich die Adresse gegeben, dass ich mir da einen Termin hole. Haben wir gestern schon gehabt. Die Logopädin hat gesagt, ich kann dann ja das Rezept nachbringen.«

Beweisumkehr: Das Kind erhält einen Termin und eine Therapiesitzung, weil die Erzieherinnen meinen, das Kind muss behandelt werden. Der Arzt segnet das Urteil mit seiner Unterschrift nur noch ab.

Ich atme tief durch. »Wie auch immer. Jetzt schauen wir mal.«

Ich schnappe mir den kleinen Ordner mit den Sprachtests, hübsche, bunte Bilder, die jeweils alle relevante Laute der deutschen Sprache abbilden. Dazu ein paar Screening-Fragen zur Grammatik und Sätze zum Nachsprechen. Noch tiefgreifender dann der Mottier-Test mit Nonsenswörtern, die ein bisschen nach afrikanischen Stammesfürsten klingen. Ein Highlight für die Kinder. Ein Garant für Gelächter.

Bei Maurice brauche ich nur den Standardtest. Ich hangle mich mit ihm durch alle Worte hindurch, bis ich zu den Zischlauten komme. Jetzt wird es spannend.

»Okay. Maurice, jetzt sag mal Schmetterling.«

»Schmetterling«, sagt Maurice.

»Schuh?«

»Schuh«, sagt Maurice. Ohne Lispeln.

»Busch?«

»Busch«, sagt Maurice. Ohne Lispeln.

»Und Schneemann?«

»Und Schneemann«, sagt Maurice. Noch mal ohne Lispeln.

Prima. Geheilt.

Aber das darf jetzt nicht reichen, sonst sehe ich das Kind in einem Vierteljahr wieder. Vielleicht strengt er sich nur an und verheimlicht seine wahre Schwäche, die sich nur bei der sogenannten Spontansprache zeigt. Darauf legen die Logopäden immer so großen Wert – nicht die Technik spiele eine Rolle, sondern »der dezidierte Laut des Einzelbuchstaben /S/ sollte in der alltäglichen Spontansprache implementiert und eingebettet sein.«

»Super, Maurice«, sage ich. »Jetzt sag doch noch: Die Sonne schmilzt im Sommer Eis und Schnee.«

»Die Sonne schmilzt …?« Er kommt ins Stocken.

Jetzt habe ich ihn, das sind zu viele Zischlaute, haha! Das kann er sich nicht merken.

»Ja?«, frage ich.

»Die Sonne sch… schmilzt …?«

»… im Sommer Eis und Schnee«, wiederhole ich den Satz.

»Ach so«, er grinst und winkt ab, »alles klar. Das geht ja gar nicht.«

»Wieso?«

»Im Sommer gibt es doch gar kein Eis oder Schnee«, er winkt ab, »obwohl … außer vielleicht … Stracciatella.«

Frau Schultes Blick wandert zwischen mir und ihrem Sohn hin und her.

»Das hat er ja noch nie gesagt«, sagt sie dann. »Woher kennst du denn das Wort?«

»Na, vom Eismann am Sessenheimer Ring.« Das kann er jetzt gar nicht fassen, dass seine Mutter den besten Eismann der Stadt nicht kennt. Der beste Eismann am Sessenheimer Ring mit dem besten Eis namens Stracciatella. Und ganz vielen Zischlauten. Ich höre nur die. Und sie klingen alle perfekt.

»Haben Sie das gehört?«, frage ich seine Mutter.

»Das mit dem Stracciatella? Ja, erstaunlich, woher kennt er nur das Wort?«

»Nein, nein«, sage ich, »dass er jetzt überhaupt nicht lispelt.«

»Nicht? Ach so. Ja. Genau«, sie findet nur langsam in das Problem der heutigen Vorstellung zurück. Zurück vom Eismann in Sessenheim. »Sage ich ja. Der spricht ganz normal.«

»Na prima. Dann ist doch alles in Ordnung.«

»Und was ist jetzt mit dem Termin gestern bei der Logopädin? Da brauche ich schließlich immer noch ein Rezept.«

Ganz sicher nicht. Jedenfalls nicht von mir. Vielleicht gelingt es der Erzieherin, sich mit der Therapeutin auseinanderzusetzen. Besser wäre es schon, wenn wir die Reihenfolge der Entscheidungen einhalten: Symptome – Arzttermin – Therapeutentermin – Arztkontrolle – Heilung oder Weiterbehandlung. Immer häufiger wird das nämlich ins Gegenteil verkehrt.

Am Nachmittag kommt Boris Leidig zu mir, seine große Schwester kenne ich auch, sie besucht bereits die zweite Klasse. Die Mutter der beiden ist übrigens Kollegin in der Inneren Medizin des Kreiskrankenhaus und wir haben uns über die Jahre immer wieder über die Tücken des deutschen Gesundheitssystems ausgetauscht.

Boris ist ein blonder Fünfjähriger, der nächstes Jahr in die Schule soll. Aber Boris möchte nicht malen. Das hat die Einschulungsuntersuchung ergeben. Dass sich die Kolleginnen des Öffentlichen Gesundheitsdienstes darüber aufregen, dass er nur viermal auf einem Bein hüpfen kann statt zehnmal, stört die Mutter gar nicht. Zu Recht, denn schließlich fährt er schon Fahrrad und hat letzte Woche mit dem Schwimmkurs begonnen. Aber Malen ist ein anderes Kaliber, denn das hat was mit Stifthaltung und dem Schreibenlernen zu tun. Und wieder musste sich die Mutter den Satz anhören »Wenn Sie das jetzt nicht behandeln lassen, dann …«

Die Kinder werden immer früher in die Therapie geschickt, weil die Angst vor dem Zuspätkommen die Urteilsfähigkeit trübt. Sie trifft auf die Unwissenheit vieler Erzieherinnen und Eltern über die Entwicklungsschritte von Sprache, Motorik oder Sozialverhalten, das kann man niemandem zum Vorwurf machen. Der Zeitgeist verlangt, dass die Kinder frühzeitig funktionieren und allen Ansprüchen unserer Gesellschaft genügen müssen. Das heißt vor allem, dass sie den Wechsel in die Schule möglichst problemlos schaffen. Es wird gar nicht gefragt, ob Entwicklungen physiologisch sind, sondern es wird nur danach gefahndet, welche Defizite ausgemerzt gehören, bis das Kind Schulreife erlangt. Die wenigsten Gespräche im Kindergarten drehen sich um die Kompetenzen der Kinder, sondern um deren Schwächen. Vielleicht sprechen am Anfang die Erzieherinnen ein oder zwei Dinge positiv an, das macht man schließlich in jedem kritischen Gespräch, auch ich, wenn ich meiner Azubi wieder einmal die Leviten lesen muss. Das hebt die Stimmung. Aber dann folgt die Manöverkritik, und die ist im Kindergarten nicht immer konstruktiv.

»Was haben Ihnen denn die Erzieherinnen für Tipps gegeben, wie Sie das Malen und die Feinmotorik bei Ihrem Boris in den Griff bekommen können, Frau Kollegin?«

»Äh, gar keine?«, Frau Leidig schaut irritiert. »Ach so«, sage ich. »Aber dann gibt es im Kindergarten ein Konzept, wie mit ihm das Malen und die Stifthaltung geübt wird?«

»Nicht unbedingt. Also, glaub ich jetzt eher nicht«, sagt sie. »Bisher haben die noch gar nichts geändert.«

»Gibt's denn so etwas wie eine Bastelgruppe oder einen Tisch, wo er regelmäßig zum Bildermalen angehalten wird?«

»Ach, das glaube ich jetzt nicht, im Kindergarten wird doch jetzt immer mehr auf die Selbstinitiative der Kinder Wert gelegt, also, dass die nach ihren Interessen spielen können, so wie sie wollen. Die Erzieherinnen sagen, die Kinder holen sich dann schon, was sie brauchen, um sich selbst zu fördern.«

»Klingt doch ganz schön. Aber malt denn Ihr Boris freiwillig? Wie viele Bilder haben Sie denn schon mitbekommen?«

»Ach, gar keine. Das macht der doch gar nicht. Was er nicht richtig kann, das lässt er einfach. War doch mit dem Fahrradfahren nicht anders.«

»Aber er kann doch jetzt Rad fahren, oder?«

»Ja klar, da waren wir hinterher. Wir haben so ein paar Wochenenden richtiges Radfahrprogramm gemacht, jedes Wochenende. Hat ihm anfangs auch nicht gepasst. Aber jetzt kann er's.«

»Na wunderbar. Steter Tropfen und so weiter, oder?«

»Klar, aber das machen die im Kindergarten nicht. Das können Sie vergessen. Jedenfalls hat er mir noch nie was zu Ostern oder zum Muttertag mitgebracht. Hätte ich mich schon mal drüber gefreut.«

»Haben Sie das mal angesprochen?«

»Ja, klar«, sagt sie. »Da gibt's immer diese Entwicklungsgespräche, da wird immer alles besprochen. Da haben wir schon mal gefragt, ob's irgendeine Förderung im Kindergarten gibt. Aber dann hat die Frau Lutzi nur was von einem spielzeugfreien Tag erzählt, den es demnächst geben soll.«

»Oh interessant«, sage ich, »und was passiert da genau?« Als ob ich es nicht wüsste.

»Da wird das ganze Spielzeug in den Keller vom Kindergarten geräumt, und den Kindern bleibt nur das Spielen mit sich, also Rollenspiele und so. Nach draußen dürfen sie nur, wenn's Wetter es zulässt, da sind die sowieso sehr eigen, aber sonst nicht.«

»Wie finden Sie das als Eltern?«

»Das wurde ja beim Elternabend besprochen, wissen Sie, und da gab's schon ganz schön Widerstand. Zu Hause packen wir ja auch nicht das ganze Spielzeug weg.« Sie schüttelt den Kopf. »Aber die Erzieherinnen haben gesagt, wir machen das jetzt mal. Beschlossen ist beschlossen. Nächstes Jahr könnte man's dann wieder sein lassen.«

Sie senkt etwas die Stimme. »Aber wissen Sie was? Im Mozartkindergarten haben sie das auch gesagt und dann haben sie das jeden zweiten Monat gemacht. Für drei Wochen!«

»Hilft das denn beim Spielen?«, frage ich unschuldig.

»Keine Ahnung, bei uns gab es das ja noch nicht. Ich weiß nur, dass mein Boris erst mal ziemlich doof aus der Wäsche schauen wird. Der braucht schon immer etwas zum Spielen.«

Boris blättert inzwischen durch das zehnte Bilderbuch. Wahrscheinlich muss ich die Helferinnen bitten, noch ein wenig Nachschub zu besorgen.

»Was wurde Ihnen denn erklärt, warum das die Erzieherinnen machen?«

»Wegen der Fantasie«, sagt sie und macht eine lange Pause. »Wegen der Fantasie …«, wiederholt sie, etwas nachdenklicher. »Als ob man mit Matchbox-Autos nicht auch Spaß haben könnte. Aber die Erzieherinnen sagen, dann besinnen sich die Kinder wieder auf ihre inneren Werte. Und sind nicht so von den äußeren Einflüssen abhängig. Da gäb's wohl immer zu viel«, sie hebt die Hände zur Decke und macht ein paar Zauberbewegungen mit den Fingern, »zu viel Reizüberflutung.«

»Aber im Ansatz klingt das doch ganz gut, oder?«, sage ich. Und denke mir: Dann gibt es wahrscheinlich wirklich zu viel unnützes Zeugs, was im Kindergarten rumfliegt. Vielleicht sollte der Kindergarten einfach das vorhandene Spielzeug reduzieren. Und die offenen Gruppen wieder etwas geschlossener gestalten. Wenn die Kinder nicht durch alle Räume tigern dürften, wären sie von zu vielen Reizen abgeschirmt.

»Mit den offenen Gruppen ist es doch genauso«, sagt Frau Leidig. »Der Boris kommt morgens an, und die Frau Lutzi fragt ihn, ›Und, Boris‹, fragt sie dann, ›was willsten heute so machen?‹ Was denken Sie wohl, was er da sagt?«

Ich zucke mit den Schultern.

»Autos, sagt er. Autos. Er sagt immer Autos.«

»Autos!«, ruft Boris mir zu und schaut kurz von den Bilderbüchern auf.

Ich grinse ihm zu und zwinkere mit einem Auge. Glücklich beugt er sich wieder über das Buch.

»Und mit was anderem beschäftigt er sich dann nicht?«, frage ich.

»Nein. Oder … na ja, wenig. Autos sind sein Ein und Alles. Das wird ganz schön die Katastrophe, wenn die Autos alle im

Keller sind.« Sie zeigt mit dem Daumen in Boris' Richtung. »Der hat jetzt schon Panik. Hat mich gestern gefragt: ›Mama?‹, hat er gefragt, ›wer kriegt denn dann die Autos, wenn die alle wegkommen?‹« Sie lacht. »Eigentlich gar nicht komisch. Aber so ist er eben.«

»Fordert ihn denn jemand mal zu was anderem auf?«

»Ja, manchmal schon, dann sitzt er zwei oder drei Minuten dabei, und zurück geht es zu den Autos. Er sei ja so unkonzentriert, sagen die.«

»Gibt es denn Regeln, Konzepte, Ideen im Kindergarten, die das dann fördern, also das Kind motivieren?«

»Weiß ich nicht. Beim Elternabend am Anfang haben sie das ganze Konzept ja vorgestellt …«, jetzt hebt sie den Zeigefinger, »… aber da haben sie von dem spielzeugfreien Tag, Quatsch, Wochen sind es ja jetzt, noch nichts gesagt. Aber am Anfang ging es allen um Förderung.«

»Also, das ist doch gut.«

»Jaja. ›Zumutbare Belastung‹ haben sie das genannt. Oder so ähnlich. ›Belastende Zumutung‹ oder ›fördernde Zumutung‹, oder so, keine Ahnung.«

»Und was ist das?«

»Die haben gesagt, wenn ein Kind irgendwo Probleme habe, dann gehen die Erzieherinnen hin und schubsen das Kind in die Richtung«, sie schubst ein imaginäres Kind über den Tisch, »damit es zum Beispiel mehr malt oder mehr singt oder was weiß ich.«

»Wunderbar. Das klingt doch gut.«

»Nichts da. Das klingt nur gut. Aber passieren tut da nichts. Weil die gar nicht genug Leute haben, um das so hinzubekommen. Den Boris müsste man jede Minute anschubsen, damit er mal einen Stift nimmt. Und das wollen die dann nicht, die wollen die Kinder ja nicht zwingen und so.«

Ich nicke. »Und einen Morgenkreis, oder Vesperrunde, oder Basteln oder so? Gibt's das denn?«

»Sie meinen, wo dann mehrere Kinder in der Runde sitzen und eine Betreuerin gleich bei mehreren Kindern sein kann, die alle das Gleiche machen, und wo ein Kind beim anderen schauen kann, was es tut, und …«, sie holt tief Luft, »wo sich die Kinder durchs Nachmachen gegenseitig fördern können, und sie dabei gleich noch lernen, auf die anderen Rücksicht zu nehmen, weil …«, sie holt noch mal demonstrativ Luft, »man ja immer mal warten muss, bis der Kleb an der Reihe ist oder die Schere oder das Papier oder was? Und wo die Kinder mal was nach Hause bringen, was die Mama vielleicht freuen würde?«

Sie wischt sich etwas Feuchtigkeit aus den Augenwinkeln.

»Ja, zum Beispiel …«, lächele ich.

»Ja, das wäre toll.« Sie lacht bei diesem Gedanken. »Bei uns im Kindergarten gab's das noch, das weiß ich noch. Aber die Zeiten sind wohl vorbei.«

Boris hat die Bilderbücher verlassen und ist zu seiner Mutter hinübergegangen.

»Mama, gehen wir jetzt?«, fragt er sie.

»Moment, mein Schatz, ich spreche noch kurz mit dem Herrn Kinderdok, ja?«, sagt Frau Leidig.

»Nein«, sagt Boris. »Wir gehen jetzt.«

»Fünf Minuten, okay?«, sagt Frau Leidig.

»Nein, jetzt.«

Keine Fragen stellen, denke ich, keine Fragen stellen.

»Es dauert nicht lange, ja? Das habe ich dir gesagt.«

»Wir können das Gespräch ein anderes Mal zu Ende führen«, schlage ich vor, »oder wir telefonieren mal.«

»Jaja, vielleicht. Hast du gehört, Boris? Wir sind gleich fertig, okay?«

Vor sich hin maulend wendet sich Boris wieder dem Bilderbuch Nummer eins zu. Die Geschwindigkeit, mit der er es durchblättert, steht in direkter Beziehung zu seiner Unzufriedenheit. Der Maulwurf möchte wissen, wer ihm auf den Kopf gemacht hat.

Sie wendet sich zufrieden wieder mir zu.

»So. Ist. Das.« Sie setzt sich zurück und verschränkt die Arme vor der Brust. »Und deswegen brauchen wir jetzt Ergotherapie.«

»Wir machen bei sinkendem Pillenumsatz und steigendem
Materialumsatz trotzdem noch Gewinn, obwohl immer
weniger Pillen gegessen werden. Das müssen Sie erst mal
einem nachmachen! Noch dazu in einem Land, in dem von
den letzten vierhundert Medikamenten gerade mal sieben
einen neuen Wirkstoff gehabt haben. Verstehen Sie? Zwei Prozent Wirkstoffinnovation, und der Umsatz geht ab wie eine
Rakete, ja, wo kriegen Sie denn so was?«

Georg Schramm, Kabarettist

Von Kühen und Kälbern: Milchpulver

Jeder Arzt bewegt sich in seiner Praxis anders. Es gibt Ärzte, die
gehen morgens in ihr Untersuchungs- oder Besprechungszim-
mer und verlassen es abends wieder. In der Zwischenzeit haben
sie die ganze Zeit am Schreibtisch verbracht und die einzige Bewegung war das Hinzutreten an eine eventuell vorhandene Untersuchungsliege, um dem Patienten das Stethoskop auf die Brust
zu drücken. Zur Begrüßung muss man nicht zwingend aufstehen.
Für die Arzthelferinnen ist ein solches Verhalten perfekt: Der
Chef ist stets an der gleichen Stelle anzutreffen, ein Telefonat
kann sofort verbunden werden, der Patient hat einen einzigen
Raum, in den er platziert werden kann. Die Patienten bekommen
den Arzt zunächst nicht zu sehen, bis sie selbst in die heiligen
Hallen vorgelassen werden. Sie werden zur Audienz zugelassen,
dürfen ihr Begehren vor dem Altar der Medizin äußern und auf
Gnade hoffen.

Andere Kollegen sind überall in der Praxis zu finden. Sie stehen an der Anmeldung, halten einen Schnack mit den Helferinnen, schauen schnell einen Urinbefund im Labor an, reparieren

im Vorbeigehen noch die durchgebrannte Glühbirne und bewegen sich behände zwischen Personalraum und Wartezimmer hin und her. Dabei sind sie stets bemüht, nicht den kalten Kaffee aus der Thermotasse zu verschütten. Mit ihnen kommt das Personal schon schwerer zurecht, diese Ärzte sind, obwohl stets präsent, nie zu greifen, eine Telefonweiterleitung ist unmöglich, außer die MFA rennt mit dem DECT-Telefon hinter ihrem Chef her, »Herr Doktor, ein dringender Anruf von der Kassenärztlichen Vereinigung!«, »Kann gerade nicht«, den Kaffee hochhaltend, »muss zum nächsten Patienten!« Den sehe ich dann aber meistens nur zwischen Tür und Angel zur Schnelldiagnose, denn schon muss ich weiter. Je m'excuse, aber immerhin, dann kann der Patient zumindest gewiss sein, dass alles in Ordnung ist. Das ist zeitsparend für alle – schließlich müssen im Nachbarzimmer noch schnell ein paar Bügelperlen aus Ohren und Nasen geholt werden.

Man stelle sich vor, der Arzt wartet darauf, bis Neumutter Mandy Stöpfle ihr zweimonatiges Bobele aus dem Mützchen, den Handschuhen, dem Fleece-Jäckchen, dem Oberhemd, dem Leibchen, der Strumpfhose, dem Leibchen, dem Body und der Windel geschält hat, immer wieder unterbrochen von Geherze und Geschnacksle, von UtziDutzi und Heiteitei, von Küsschen hier und Küsschen da – unmögliche Zustände. In dieser Zeit kann ein gewiefter Kinderarzt ganze Heerscharen von Schulkindern checken, impfen oder von lästigen Gegenständen in Ohren oder Nasen befreien.

Ursprünglich hatten wir im Rahmen des Umzugs zwischen allen Untersuchungsräumen Zwischentüren eingebaut. Eine ideale Untersuchungssituation: Ich beginne in Zimmer A, schleiche mich durch die Zwischentür in Zimmer B, nach diesem Patienten gehe ich in Zimmer C und so weiter, bis ich das letzte Zimmer erreiche, in dem es keine Verbindungstür zu Zimmer A gibt, das war architektonisch zu kompliziert und wurde deshalb auch nicht realisiert. Wer hat schon ein Karussell an Untersuchungszimmern? In der Realität ist jedes Zimmer anders. Lichtverhältnisse, Größe, Ausstattung mit Wickeltischen und Untersuchungsliegen,

Ultraschallgerät oder Hörtestung, Sehtafeln oder Testmaterialien sind in jedem Zimmer verschieden verteilt oder gar nicht vorhanden, entsprechend werden die Kinder gesetzt. Ich muss dann via Zuruf der Arzthelferin oder mit Blick auf die Wartezimmerliste des Computers sehen, wer mich in welchem Zimmer erwartet. Also kein A bis K abarbeiten, sondern A, dann C, dann F, dann B. Die Verbindungstüren sind mittlerweile mit Schränken verbaut oder dienen den Kindern als Zerstreuung.

»Jackeline, gehs' du da abba wech vonner Tür? Da issen anners Kind dahinner, geht der Dokter gleich na, wennmer hier fettich sinn!« Jaqueline lässt sich davon nicht beeindrucken. »Hörste, das Bääby plärrt och schon – die hat jetz schon Angst.« Jacqueline weicht von der Klinke zurück, als habe sie auf die Herdplatte gefasst.

Heute mache ich den Fehler und wähle nicht den kürzesten Weg von B nach D, sondern biege ab zum Personalraum, um nach meiner Thermotasse mit kaltem Kaffee zu suchen. Den habe ich vor zehn Kindern aus der Maschine gelassen. Trinkkultur von Ärzten: kalt und schwarz. Denn das gehört zum ultimativen Gesetz einer Arztpraxis: Der Kaffee kommt am Ende, und Milch ist immer aus. Nachdem ich einen Schluck getrunken habe, gehe ich mit gesenktem Kopf an der Anmeldetheke vorbei. Bloß keinen Augenkontakt, bloß keinen Augenkontakt, ich unterschreibe kurz die zwei Privatrezepte und das Rezept für Sprechstundenbedarf, die dort auf dem Tresen liegen und strebe direkt auf Zimmer D zu. Dahinter wartet Jeremy auf mich, acht Jahre, Spritzenphobiker und hochbegabt.

Eine Hand hält mich zurück.

»Aah, Herr Dokter, gut, dass ich Sie doch hier treffe.«

Frau Gundelach steht vor mir und blockiert den Weg.

»Chef, tut mir leid«, raunt es von der Seite. Moni stellt sich neben die Pharmareferentin und zuckt mit den Schultern, »ich wollte grad einen Termin mit Frau Gundelach …«

»… jaja«, die Pharmareferentin winkt ab, »das brauchen wir doch gar nicht, Herr Dokter, oder?« Sie plinkert mit den Wimpern.

»Doch«, sage ich, »brauchen … Sie.«

Sie hört auf zu plinkern.

»Ach ja, na sicher. Geht auch ganz schnell. Sehen Sie mal …« Sie hält mir ein iPad unter die Nase, auf dessen Bildschirm ein Säugling an der Mutterbrust zu sehen ist. Kindchenschema. Glücklicher Moment. Das Herz des Kinderarztes geht auf. Wie unfair. Und dann noch auf einem elektronischen Medium, um meine männliche Technikneugier zu aktivieren. Ich frage mich, ob sie das bei Kolleginnen auch so macht.

Es ist eine geschickte PowerPoint-Präsentation, die da langsam vor mir abläuft. Sie hat zwar den Ton abgestellt, aber die Bilder sprechen für sich: Die heimelige Stillsituation wird überblendet von einer glücklichen Mutter, die genau den gleichen Säugling jetzt jedoch mit einer Flasche füttert. Dank der Überblendtechnik sieht man kaum einen Unterschied in der Fütterdarstellung.

»Sehen Sie mal, Herr Dokter Kinderdok, da geht's um unser neuestes Produkt, die gaaanz neue Pre-Nahrung aus dem Hause Nesupa«, sie hat sich neben mich gestellt und schaut selbst ganz begeistert auf den Bildschirm. Ihr Arm berührt meinen. »Toll nicht? Ich kann Ihnen sagen, da haben wir unsere ganze Erfahrung als langjährige Babynahrungsexperten reingesteckt.«

Ich rutsche ein Stück weg von ihr.

»Warum stillt die Mutter plötzlich nicht mehr?«, frage ich. Schon verloren: Ich bin hängen geblieben. Frau Gundelach hat ihre Falle aufgebaut, ich bin reingetappt, selbst schuld. Ich habe eine Frage gestellt, das heißt, mein Interesse ist geweckt. So funktioniert Werbung.

»Wie meinen?«, fragt sie. Trotzdem habe ich sie auf dem falschen Fuß erwischt. »Nicht mehr stillen, ja, weiß nicht, vielleicht …«

»Sehen Sie, das beantworten Sie mir erst einmal, dann können wir weitersprechen«, ich schiebe sie sanft beiseite, in Gedanken wieder bei Jeremy und der Impfung. Erstaunlich behände weicht Frau Gundelach aus, um mir sofort wieder den Weg zu versperren. Sie macht zwei oder drei Wischbewegungen auf dem iPad, »sehen Sie, da gibt es dann auch eine neue Studie dazu, dass unser neues Pre-Nesupa ja die wertvollen LC-Puffer in viel besserer Zusammensetzung beinhaltet als die Produkte unserer Mitbewerber.« Sie lässt sich nicht beirren. »Wenn ich Ihnen das kurz zeigen darf?«

»Sehr schön, danke, aber wenn, dann sind es LC-PUFA«, sage ich, »aber wissen Sie, eigentlich habe ich da gar kein Interesse dran.« Ich lächle freundlich.

»Nicht?«

»Nein …«

»Ja, so gar nicht in Säuglingsnahrung?«

»Doch doch, passt schon«, sage ich, »aber erst kommt mal das Stillen«, heftiges Nicken bei Frau Gundelach, »und dann besprechen wir das mit den Eltern firmenneutral. Also wir. Ich. Die Ärzte. Vielleicht die Hebammen oder die Ernährungsberaterinnen.«

»Sicher, sicher«, sagte Frau Gundelach und hört gar nicht mehr auf zu nicken, »ich möchte nur noch einmal darauf hinweisen«, sie wischt wieder über den Bildschirm und hält mir ein buntes Balkendiagramm mit zahlreichen Pfeilen nach hier und dort unter die Nase, welches direkt überblendet in ein Comicbild mit pastellfarbenen Quastenflossern, vermutlich den langkettigen, mehrfach ungesättigten Fettsäuren, »wir haben einen viel höheren Anteil als die Mitbewerber.« Sie schaut mich erwartungsvoll an.

»Frau Gundelach, wenn Sie sich bitte einen Termin holen wollen.« Moni greift nun ihrerseits nach dem Arm der Referentin: »Der Dokter muss jetzt wirklich in seine Vorsorge, ich hatte Ihnen doch eben schon gesagt …«

Frau Gundelach zieht beherzt ihren Arm zu sich ran und bedenkt meine Arzthelferinnen mit einem Blick, der sogar die firmeneigene Formelmilch einsäuern würde.

»Jaa, Herrgott«, sagt sie zu Moni und dann mit einem milchweißen Lächeln zu mir gewandt: »Und wenn ich Ihnen noch ein paar Proben dalassen darf?«

Sie zaubert mit der freien Hand einen beigegelben Karton

hervor, Pre-Nesupa, mit einem sicher bereits halbjährigen Säugling, der glücklich die Flasche von der ebenso glücklichen Mutter empfängt. Ich halte inne. Das Hin-und-her-Gezerre an mir oder der Pharmareferentin hat keinen Sinn und – der Klügere lenkt ein.

»Frau Gundelach …«, setze ich an.

»Ja, Herr Dokter?«, sie plinkert wieder und legt den Kopf leicht schräg. Fehlt nur noch, dass sie sich mit der Zunge über die Milchzähne fährt.

»Frau Gundelach, ich muss Ihnen etwas sagen, und da müssen Sie jetzt ganz tapfer sein.«

»Ja, Herr Dokter?«

»Ich empfange grundsätzlich keine Milch-«, beinahe hätte ich -vertreter gesagt, »-nahrungsreferenten.«

»Oh, das ist aber schade«, Plinker-Ende, traurige Miene, »aber wenn ich dennoch diese Probe …?«

»Ich nehme keine Proben an, tut mir leid. Die verfallen bei uns im Schrank.«

»Aber Sie sollen sie ja abgegeben«, sagt sie, als ob sie mir jetzt erst einmal den Sinn von Produktproben verdeutlichen müsse.

»Richtig. Aber genau das mache ich eben nicht. Und dann wäre es wirklich zu schade um die Trockenmilch, oder? Auch so wegen mancher Menschen, die das sich vielleicht nicht leisten können, wissen Sie?«

»Ach so, aha …«, jetzt schaut sie schon etwas beleidigt.

»Genau. Und daher, wirklich: Entschuldigung. Und … danke.«

Sie nickt und schweigt und denkt über meine Gedankengänge nach. Aber nein, sie sucht nur nach der nächsten Strategie.

»Wir haben da auch ein neues Stofftier zu Bewerbung von Pre-Nesupa, sehen Sie mal.«

Und nachdem iPad und Milchpackung auf meiner Anmeldetheke drapiert sind, zaubert sie aus ihrer Tasche zwei Stoffkühe hervor, Mutter und Kind, das Kalb im vollen Kindchenschema mit großen Augen und flauschigen Ohren, die Mutterkuh viel weicher und runder und … mit rosigem Euter.

»Nicht wirklich, oder?«, frage ich sie.

»Doch, hübsch, nicht wahr? Die Kinder finden es sooo süß!«
Sie möchte am liebsten die Stofftiere an sich drücken.

»Die Säuglinge, oder was?«, frage ich.

»Ja, nein, die natürlich nicht, aber die Geschwisterkinder und so.«

»Und die Mütter?«

»Die bestimmt auch.« Sie strahlt begeistert.

»Ganz bestimmt«, sage ich.

Sie hält mir beide Tiere hin. »Und? Dalassen?«

»Nein. Ganz sicher nicht«, sage ich und möchte mich endgültig abwenden. »Danke, Frau Gundelach.«

Wieder hält sie mich am Arm fest.

»Ja, Herr Dokter, und wann darf ich dann mal wiederkommen?« Moni verdreht im Hintergrund die Augen und hebt die Arme vor Entrüstung zur Decke. Ich bleibe stehen.

»Frau Gundelach«, ich hole tief Luft, »ich glaube, Sie haben mich wirklich falsch verstanden. Ich möchte keine Besuche von Vertretern für Babynahrung, weder von Nesupa noch von Humipp oder wie sie alle heißen, okay? Das habe ich auch schon den Vertretern der anderen Firmen gesagt. Da sind Sie nicht die Einzige.«

Sie lächelt mich an.

»Ich möchte keine Proben, und ich möchte auch keine stillenden Kühe«, ich zeige auf die Stoffkuh mit Kalb, die traurig in der Hand der Vertreterin herunterhängt, »ich habe ein Problem mit Werbung für einzelne Firmen, ich möchte den Eltern nicht vermitteln, dass ich eine bestimmte Milch bevorzuge, und ich möchte nicht, dass Milchpulver in meinem Vorratsschrank schlecht wird. Ich kann eigentlich erwarten, dass Sie das verstehen, oder?«

Sie lächelt nicht mehr.

Ich halte ihr meine Hand hin.

»Vielen Dank, Frau Gundelach«, wiederhole ich. »Auf Wiedersehen.«

Sie gibt mir die Hand, sagt aber nichts. Ich gehe an ihr vorbei, öffne die Tür zu Jeremy und freue mich wie selten auf meinen Patienten.

Am Nachmittag erzählt mir Moni, Frau Gundelach habe sich höflich verabschiedet, ihre Milchpackungen hat sie mitgenommen. Später finden wir im Wartezimmer noch einen Stoß Nesupa-Broschüren. Aber keine Kühe.

>Was für ein perverses System! Wer sagt, das deutsche
Steuerrecht sei kompliziert, kennt die Abrechnungshürden für
Ärzte nicht.«

Renate Hartwig

Abgerechnet wird später:
Von Privaten und Gesetzlichen

Moni unterhält sich mit einer Mutter an der Anmeldungstheke,
wann eine Impfung ansteht und welche die nächste ist, was es
beim Beifüttern zu beachten gibt ... Manchmal dauert das. Das
Telefon klingelt.

>Kinderarztpraxis Dr. Kinderdok, Moni am Apparat – einen
Moment bitte.«

Sehr schön. Wie gelernt. Die Eltern an der Anmeldung haben
grundsätzlich Vorrang, sonst wird der Gedankenfluss dort unterbrochen für das nächste Thema am Telefon. Das kann man jedem in der Leitung zumuten. Mit freundlichen Worten. Es tönt
aus dem Hörer. Moni kommt gar nicht dazu, die Rückstelltaste
zu drücken. Sie lauscht angestrengt den Ausführungen auf der
anderen Seite. Und das dauert. Hin und wieder kann sie ein »Ja,
aber ...« oder ein »Moment, ich ...« einflechten, aber sie kommt
sonst nicht zu Wort. Schulterzuckend blickt sie die Mutter an
der Anmeldung an.

>Aber, Frau Steibel, jetzt stop, Moment mal. Ich habe hier je-
manden an der Anmeldung, und ich möchte gerne erst die Terminvergabe beenden, ich kümmere mich gleich um Ihr Problem,
ja?«

Gezwitscher aus dem Hörer.

>Nein, tut mir leid, auch wenn Sie privat versichert sind, das
ist einfach eine Frage der Höflichkeit, okay?«

Entschlossen hält sie sich den Hörer vom Ohr, aus dem es weiterhin zetert, und drückt die R-Taste.

Dann atmet sie tief durch und widmet sich wieder der Mutter an der Anmeldung. »Entschuldigung …«

Es gibt noch ein paar Termine zu vergeben, ein paar Dinge zu klären und ein paar Zettel zu schreiben, dann greift sie wieder zum Hörer.

»So, Frau Steibel, jetzt bin ich wieder d…«

Sofort schallt es aus dem Hörer, sodass ich es bis in mein Büro hören kann. »Das ist ja wohl eine absolute Unverschämtheit, dass Sie mich hier einfach so wegdrücken«, ruft die Mutter in den Hörer. Sie lässt kaum ab, bis Moni sie unterbricht:

»Stopp, Frau Steibel«, kurze Pause, »lassen Sie mich erst einmal etwas sagen. Ich hatte hier jemanden direkt an der Anmeldung, das muss ich zuerst klären, sonst gibt es hier ein völliges Chaos.«

»Chaos haben Sie ja wohl schon genug. Unglaublich, und wenn ich jetzt einen Notfall gehabt hätte, dann hätten Sie mich wohl weggedrückt?«

»Ganz sicher nicht, Frau Steibel, Sie hatten ja genug Gelegenheit, noch etwas zu sagen.«

»Wollen Sie mir jetzt den Mund verbieten?«

Moni macht demonstrativ eine Pause. Die heiße Luft muss in den Sphären der Telekom verpuffen.

»Um was geht's denn bei Ihnen, Frau Steibel? Was kann ich für Sie tun?«

Es wirkt.

»Äh, ja, also. Ich krieg ein Rezept«, sagt Frau Steibel, nun etwas ruhiger.

»Um was geht es denn genau?«, fragt Moni.

»Ja, ich hatte da ein Gespräch mit der Kindergärtnerin, wegen der Maya, und die hat gesagt, die Maya, ja, die braucht Logopädie.« Das Y im Namen hört man sogar durch das Telefon.

Moni lächelt. »Ah, okay. Dann gebe ich Ihnen zuerst einen Termin wegen eines Gesprächs mit dem Herrn Doktor und einem Sprachtest und so.«

»Nein, nein, ich brauch keinen Termin, ich krieg nur das Rezept, wissen Sie?«

»Aber der Doktor muss ja erst mal schauen, um was es genau geht.«

»Das kann ich ihm auch sagen, die Kindergärtnerin hat gesagt, die Maya kann noch kein Sch, und sie ist ja schon vier und da müsse man jetzt mal was machen, sonst kann sie später nicht in der Schule ...«

»Hatten Sie denn mit Ihrer Tochter schon die U8?«, fragt Moni sie ganz unschuldig.

»Nein, wieso, hören Sie mal, ich will nur ein Rezept.«

»Ich sehe gerade, Ihre Tochter hat diesen Monat noch Geburtstag, dann steht ja die U8 an, da wird sowieso ein Sprachtest mitgemacht, dann kann sich der Doktor das mal anschauen.«

Stille am anderen Ende des Hörers.

»Ich bin privat versichert.« Das ultimative Argument. »Und wenn ich ein Rezept möchte, dann krieg ich es auch, da muss man doch nicht noch irgendwas rumschauen.«

Aber Moni hat ihre Hausaufgaben gemacht.

»Das ist wirklich schön mit der Versicherung, aber das ändert doch nichts daran, dass der Doktor erst einmal sehen muss, um was es genau geht, da bietet sich doch die U8 ...«

»Herrje, Fräulein, dann komm ich eben heute Nachmittag und dann machen wir diese blöde U8«, ruft Frau Steibel ins Telefon.

»Tut mir leid, das zu sagen, aber so schnell kann ich Ihnen keinen Termin anbieten, noch ist Zeit für die U8, wie gesagt, sie hat ja erst noch Geburtstag«, sagt Moni und blättert geduldig im Terminkalender.

Klick.

Moni blickt ungläubig das Telefon an, dann mich, ich bin inzwischen aus meinem Zimmer gekommen, weil die Unruhe an der Anmeldung nicht mehr zu ignorieren war.

»Jetzt hat sie einfach aufgelegt«, sagt Moni.

Privatpatienten sind ein Segen und ein Fluch zugleich. Es gibt wenige Vorurteile, die man pauschal über Kassenpatienten äußern kann, aber bei Privatpatienten ist das etwas anderes. Vorurteile. Sicher, dass Patienten Termine nicht einhalten, auf Termine bestehen, an der Therapie herumkritteln und die eigenen – vielleicht einfachen – Diagnosen zur Chefsache erklären, betrifft Kassenpatienten ebenso wie Privatversicherte. Und ja, die Blauen – wie die Privatversicherten bei uns wegen der blauen Rezepte heißen – machen einen erklecklichen Anteil der Praxiseinnahmen aus, je nach Stadt- oder Landbezirk, in dem die Praxis liegt, kann das bis zu einem Drittel sein – bei mir ist es deutlich weniger, schließlich leben wir auf dem Land. Aber es geht nicht nur um die Summen, die sich mit den Privaten verdienen lassen, sondern auch darum, dass dieses Geld sicher fließt. Hier dürfen wir Ärzte noch Rechnungen stellen, ein Zahlungsziel setzen, mahnen und im Notfall den Gerichtsvollzieher rufen. Der Verdienst durch die gesetzlich Versicherten hingegen ist virtuelles Geld. Denn: Es ist erst mal ein sogenanntes Punktevolumen. Aus den Punkten werden erst später Euro und Cent, je nach Abrechnungsverhalten aller Ärzte und der zur Verfügung stehenden Mittel der Krankenkassen mal mehr, in der Regel aber weniger. Berechnet wird der Gesamterlös aus der Gesamtpunktmenge aller abgerechneten Leistungen aller abrechnenden Praxen dividiert von dem zur Verfügung stehenden Quartalsbudget der Krankenkassen. Klar so weit? Wer nicht mehr folgen kann, hier anders: Wenn ein Bäcker am Wochenende auf fünfhundert Brötchen spekuliert, die er verkaufen wird, aber dann die Nachfrage auf tausend steigt, bekommt jeder zwar sein Brötchen, der Bäcker backt nämlich brav seine tausend, aber bezahlt bekommt er nur fünfhundert. So wäre es in einer Welt, in der Bäcker von der Bäckerversicherung und Metzger von der Schweineinnung bezahlt würden, tatsächlich aber kann der Mann mit seinem Kunden direkt – »Privaahat, Halloo!« – abrechnen, also erhält er doch sein gesamtes Geld. Man nennt das Selbstständigkeit, und auf dem Papier sollen wir Ärzte das angeblich auch sein. Ach, noch etwas: Die gesetzlich erwirtschafteten Punkte werden übrigens erst zwei Quartale später ausgezahlt, der Bäcker wartet also sechs Monate – wenn dann noch genug Geld im Gesamtsäckel zur Verfügung steht. Wir ackern eigentlich auf Vorschuss für die Kassenärztliche Vereinigung und damit für die Krankenkassen. Ein unsicheres Spiel. Wer zählt da nicht jeden privaten Euro, den die Praxis verdient? Je knapper das gesetzliche System rechnet, desto wichtiger wird das private.

Keine Wunder, dass viele Kollegen die Privatversicherten hofieren, damit sie ihnen nicht davonlaufen. Viele gehen offen damit um: Es gibt Sonderwartezeiten, nämlich keine, es gibt Sondersprechstunden, nämlich selbst gewünschte, es gibt Sonderwartezimmer, meist großzügig bemessene, und es gibt Sonderbehandlungen, oft überflüssige. Diese Angebote demonstrieren, dass man sich kümmert, dass der Doktor angemessenen Service bietet und dass das Geld gut angelegt ist. Denn nur was etwas kostet, taugt.

Wir versuchen die Trennung zu vermeiden, den kleinen Patienten ist es egal, wie ihre Eltern ihre Krankenversicherung finanzieren. Eine private eitrige Ohrenentzündung raubt genauso die Nachtruhe wie eine gesetzlich versicherte. Und ein Baby dreht sich nicht schneller um die eigene Achse, weil es bei der AXA versichert ist. Nur weil die Mutter Anwältin ist oder der Vater Arztkollege, ändert sich die Dringlichkeit der Vorstellung nicht.

Und dennoch: Die Vorurteilskiste ist schnell geöffnet, das Hofieren der Privatpatienten provoziert wiederum das elitäre Verhalten der Patienten. Bei der Terminvergabe wird der Arzthelferin quasi noch vor dem eigenen Namen mitgeteilt, dass das Kind und überhaupt die ganze Familie privat versichert sei. »Muss ich denn dann lange warten?«, ist Standard und dazu die Befürchtung: »Aber nicht, dass dann das ganze Wartezimmer voll sitzt mit kranken Kindern, nicht wahr?« Private Kinder sind nun einmal anfälliger als die anderen. Das muss man doch verstehen.

Eltern fragen gerne nach, ob die Arzthelferin nicht ein gesondertes Einzelwartezimmer habe, in das man sich mit Klein Ruben-Josef setzen könne – haben wir nicht. Aber wir trennen gerne Säuglinge von großen Kindern, Kranke von gesunden

Vorsorgekindern und Schlechtgelaunte von Spaßvögeln. Da sind der Kreativität zur Wahrung der Stimmung in der Praxis keine Grenzen gesetzt.

»Guten Tag, ja, hallo, ich bin jetzt dran«, sagt der Vater mit dem dunkelgrauen Sakko und der weinroten Krawatte. Seine Zeit hat er morgens länger beim Richten der eigenen Frisur verbracht als beim Anziehen seines vierjährigen Sohnes. Ein »Bank-Mensch«, würde meine große Tochter sagen. Der Kleine hingegen trägt eine Pudelmütze, die weder zu den Temperaturen draußen noch auf seinen großen Kopf passt.

»Guten Morgen, haben Sie denn einen Termin, Herr …?«, fragt Katja freundlich.

»Kuntz, ich komme jetzt dran. Jetzt. Klar habe ich einen Termin. Jetzt.« Sein Sohn zieht derweil unbeobachtet an dem Spendenhäuschen des Kinderschutzbundes herum. Es bewegt sich schon gefährlich auf die Kante der Anmeldeablage zu.

»Moment …« Katja blättert im Anmeldebuch.

Kuntz schaut zur Decke. Sehr bewusst rutscht ihm ein Seufzer raus. »Na, dann schauen Sie mal.«

»Ah ja, Kuntz. Moritz, nicht wahr?« Katja lächelt den Jungen an, hält derweil das Spendenkässchen mit einer Hand fest und schüttelt – jetzt ganz ernst – den Kopf. Finger weg, Moritz. Kuntz schaut verwirrt nach seinem Sohn. »Ja, sicher.«

»Alles klar, Herr Kuntz, ich seh grad, Sie sind da etwas früh, Ihr Termin ist erst um elf, Sie dürfen sich noch so lange ins Wartezimmer setzen, okay?«

»Nein, nicht okay«, herrscht der Vater meine Arzthelferin an. »Ich bin jetzt da, und da wäre es schön, wenn ich drankomme. Sonst warte ich im Wartezimmer wieder Stunden. Der Moritz da ist total krank, hat die ganze Nacht gespuckt und so weiter, da komme ich jetzt mal dran, klaro?«

»Das dauert nicht lang, Herr Kuntz. Aber der Doktor ist gerade in einer Vorsorge, dann kommen noch zwei Impfungen, dann ist es bestimmt elf und schon sind Sie dran.« Katja lächelt. »Dauert nicht lang.«

Kuntz beugt sich jetzt verschwörerisch über die Theke. Moritz zieht noch immer am Kinderschutzbund, Katja hat während der ganzen Zeit das Spendenkässchen nicht losgelassen.

»Gute Frau«, sagt Kuntz sehr leise, sodass nur Katja etwas hört. »Ich komme jetzt dran, weil, wie Sie hoffentlich wissen, ich bin privat versichert, und da kann ich wohl erwarten, dass ich etwas bevorzugt behandelt werde. Schließlich verdienen Sie ganz gut an mir. Sie, der Doktor und alle, die hier arbeiten.« Ein Lächeln über die Theke folgt. Eine Pause entsteht.

Katja zieht einmal ganz kräftig an dem Spendenhäuschen, Moritz stolpert, überrascht durch den plötzlichen Impuls, zwei Schritte nach hinten. Beide blicken sich mit großen Augen an, dann grinsen beide breit. Wenigstens einer, der seine Lektion verstanden hat und trotzdem Spaß hat.

Meine Arzthelferin wendet sich wieder dem Vater zu.

»Mmh, ja, ich weiß, dass Sie privat versichert sind. Das ändert aber nichts daran, dass der Arzt im Moment einfach keine Zeit hat, wissen Sie? Ich schaue, was ich machen kann, damit Sie rechtzeitig drankommen, aber versprechen kann ich nichts. Sie können sich ja kurz dort hinsetzen.« Katja zeigt auf unsere »heißen Stühle« neben der Anmeldung, wo Eltern oft sitzen, um nur auf ein Rezept oder einen Termin zu warten. »Da ist nur kein Spielzeug«, bemerkt sie noch mit einem Blick auf Moritz.

»Wir gehen ins Wartezimmer«, murmelt Kuntz und zieht an der Hand seines Sohnes.

Das ist leider der Moment, als ich aus einem der Untersuchungszimmer komme. Der Mann sieht mich, hebt die Hand mit ausgestrecktem Zeigefinger, weniger wie ein Schuljunge, der etwas Wichtiges zum Unterricht beizutragen hat, als wie der zugehörige Lehrer, der zum Gehorsam ruft.

»Herr Dokter«, ruft Kuntz. »Da sind Sie ja, ich hab grad einen Termin mit dem Moritz, es geht um sein Schnipperchen.«

Für alle, die der Zaubersprache der Eltern und ihrer Kinder nicht mächtig sind: Das bezeichnet den Spatz, das Schnäpperle, das Spitzsche, das Schwänzchen oder auch – jetzt haben es alle anderen verstanden – das männliche Genitale. Ich schaue schnell zwischen Vater, Sohn, Katja und einer anderen Mutter hin und her, soeben noch gefangen in meiner Vorsorgeuntersuchung, in der ich dem Ehepaar erklärt habe, wie wichtig es sei, ihrem jetzt Dreijährigen den Schnuller abzugewöhnen, was in eine Diskussion über Zahn- und Körperpflege im weitesten Sinne mündete. Die Eltern diskutierten mit mir ernsthaft die Vorzüge des freien Geistes ihres Kindes, die unumgängliche Uneingeschränktheit in der Entscheidungs- und Willensfindung eines Kleinkindes, das sicher den für sein Naturell richtigen Zeitpunkt finden wird, seinen Schnuller, seine Flasche und seine Windel abzulegen. Ganz zu schweigen vom Benutzen des eigenen Bestecks beim Essen am Tisch oder den Vorzügen des frühen Zubettgehens vor den *Tagesthemen*. Ich bin also ganz in Laune, die Wünsche und Sorgen eines gewissenhaften Vaters anzuhören.

Arztpraxen benutzen eine medizinische Software, um Befunde, Rezepte und Termine elektronisch zu verarbeiten. Keine Praxis kommt mehr ohne diese EDV-Lösungen aus, sie erleichtern die Arbeit und sparen damit Zeit und Geld. Neben Textbausteinen für die Befunde, eine integrierte Medikamentendatenbank und einen elektronischen Kalender nutzen wir eine Warteliste, die der Arzt von jedem Arbeitsplatz einsehen kann: Wer steht an der Anmeldung, wer hat einen Termin, wer kommt pünktlich und wer zu spät, und wer hat welches Anliegen. Bei Kuntz stand da, kurz davor noch von Moni aktualisiert: »Kuntz, Moritz – Termin 11 Uhr. Vorstellung LWI. seeehr privat.« LWI, die Luftwegsinfektion, der Rest die höfliche Formulierung für den eben erlebten Platzhirsch am Empfang.

Die Arzthelferinnen haben hier alle Freiheiten, es ist *die* interne Kommunikationsmöglichkeit, ohne dass sich Helferinnen und Arzt direkt mündlich austauschen müssen. Sehr diskret, sehr effektiv und manchmal sehr krass. Und natürlich nie für die Augen der Patienten bestimmt. Eines der ersten Dinge, die eine Auszubildende lernt: der Bildschirm am EDV-Arbeitsplatz darf nie so gedreht sein, dass die Eltern irgendwie reinschauen können.

Kurze Überlegung beim Blick auf Vater und Kind: Das Kind soll wegen eines einfachen Schnupfens vorgestellt werden, hat dafür einen Termin – nach der Planung in unserer Praxis fünf bis zehn Minuten –, der Titel durch die Helferinnen lautet »hochprivat«, und abgesehen davon sind Eltern wie Herr Kuntz meist schon bekannt. Noch so ein Vorteil der Praxis-EDV: das Etikettieren bzw. Tagging. Die elektronische Akte zeigt also im Titel nicht nur Namen, Geburtsdatum und Adresse des Patienten, sondern kleine Aufdrucke in Form von Schildchen oder Icons. Ausrufezeichen, Fragezeichen, farbenreich und dekorativ.

Hinterlegt werden Stichworte und Hinweise wie »Medikamentenunverträglichkeiten«, »Allergien«, »Pflegekind« oder »Arzt-« oder »Spritzenphobie«. Bei Kuntz ist das ein doppeltes P für Privatpatient, auch wenn das überflüssig wäre, da private Krankenakten ohnehin in einem Königsblau gehalten sind (»Allez les Bleus!«), während die gesetzlich Versicherten im tristen Grau daherkommen.

Aber Moritz Kuntz erhielt unlängst einen einfachen roten Smiley für »schwieriger Patient« und ein Sanduhr-Icon für »braucht stets viel Zeit bei den Terminen«. Ist das so in Ordnung, den Patienten dermaßen in Schubladen zu stecken? Ich kann nur antworten: Es hilft bei der Planung, wir können nicht alle Patienten und ihre Kinder kennen, und wenn Eltern anrufen und Termine vereinbaren, dann können diese kleinen Hinweise kostbare Zeit sparen. Das zahlt sich in der Gesamtplanung aus, da die nachfolgenden Patienten nicht länger warten müssen, nur weil Sanduhr-Vater Kuntz noch zehn Fragen hat. Ich bin also vorgewarnt.

»Um was geht's?«, stelle ich mich ganz dumm vor Kuntz hin.

Der Vater bemerkt seinen Fauxpas und murmelt mit einem Seitenblick auf die andere Mutter: »Na, ums Schnäpperchen, Spitzle, seinen Schwahanz!«

»Ach so …«, bemerke ich unschuldig. »Kann ich mir ja mal ansehen. Haben Sie denn einen Termin?« Hat er. Weiß ich. Siehe Warteliste. Aber mir ist gerade so nach Sticheln.

»Ja, klar, Herr Dokter.« Merke: Die Blauen sind immer an der Anmeldung besonders blau, beim Arzt werden sie schnell grau. »Aber ich soll jetzt noch mal ins Wartezimmer. Dabei geht es dem Moritz so grottenschlecht. Hat die ganze Nacht gespuckt, wissen Sie?«

»Nein«, antworte ich trocken.

Ich gehe näher an sein Ohr: »Ich dachte, es geht um seinen Penis?«

»Ja schon, aber gespuckt hat er eben auch!«

»Aber jetzt macht er einen ganz fitten Eindruck, oder?« Ich zeige auf Moritz, der sich ein Wettrennen um einen Flurpfeiler mit meiner MFA liefert. Er will immer noch an das Geldkästchen heran.

»Und?«, fragt Kuntz. »Jetzt ist Termin. Gut, dass Sie da sind, dann können wir gleich mitkommen.« Er zeigt auf das Zimmer, aus dem ich gerade komme. »Da rein, ja?«

»Äh ... nein?«, sage ich. »Da sind noch Patienten drin.« Ich dirigiere ihn zwei Türen weiter, ins Untersuchungszimmer drei. Schön klein.

Am besten ist es, den Mann und sein Kind jetzt erst mal hier reinzuschieben, sonst kocht hier wirklich noch etwas über. Moritz watschelt hinter seinem Vater her, der bereits mit einem prüfenden Blick das kleine Zimmer registrierend durch die Tür gegangen ist.

Ich sage noch: »Ich komm dann gleich«, und ziehe die Tür hinter den beiden zu, bevor Kuntz noch mal reagieren kann. Zwei Patienten später – nur Impfungen, das geht wirklich schnell – komme ich in das Zimmer, zurück zu Kuntz und seinem Sohn. Moritz hat eine Schublade des Wickeltischs geöffnet und untersucht die Mundspatel und Wegwerfhandschuhe. Ein Ohrtrichter, Bauklötze (die in der Schublade immer für Testungen bei den Vorsorgeuntersuchungen liegen) und zig Pflaster und Tupfer liegen schon auf dem Boden. Gerade hat er die Ewing-Rassel entdeckt, eine kleine durchsichtige Plastikrassel mit Kunststoffkügelchen, die einen leisen Ton erzeugen, findet Verwendung bei der Hörtestung von Säuglingen und kleinen Kindern. Wenig

Material, sehr teuer. Das übliche Objekt der Begierde eines Kleinkindes: Schön unbekannt, aber schnell zu zerstören.

Herr Kuntz sitzt am Fenster, Beine übereinandergeschlagen und spricht lebhaft in sein Handy. Er hat sich abgewandt von der Szenerie im Zimmer, schaut während des Telefonats aus dem Fenster. So ist er ungestört.

Wenigstens bekommt er mit, dass ich das Zimmer betreten habe.

»Sie, ich muss jetzt aufhören, ich krieg grad Besuch ... ja, ja, können Sie verkaufen ... wenn's nur zu dem Preis geht ... ja ... ich melde mich noch mal.« Er winkt mir mit der linken Hand zu, um mir zu demonstrieren, dass ich jetzt erwünscht sei, auch wenn er noch telefoniere. Scheinbar hat er mein Schulterzucken und meine Handbewegung zur Türklinke richtig gedeutet, ich werde wieder gehen, wenn er weitertelefoniert.

»Ich dachte, Sie kommen sofort, jetzt sitze ich schon wieder eine halbe Stunde hier«, ruft er mir entgegen. Falsch, nur eine Viertelstunde. Er hat das Handy ausgeklickt und in seiner Jackentasche verschwinden lassen.

Ich lächele. »Aber Sie konnten die Zeit doch ganz gut nutzen.« Und mit einer Handbewegung zu Moritz: »Und Ihr Sohn wohl auch.«

Merke: Die meisten Leute sind für Sarkasmus nicht empfänglich.

»Na ja. Wie man's nimmt«, sagt er.

»Finde ich übrigens nicht gut, dass Sie Moritz hier alles ausräumen lassen.«

»Nicht? Darf er das nicht?«

Ich seufze. »Nein, darf er nicht. Gibt ja genug Spielzeug.«

»Mmmh, genau. Was andere vielleicht schon angesabbert haben.«

Da hat er recht. Die Spatel und Ohrtrichter aus der Schublade sind noch nicht benutzt worden. Ich schnappe mir Moritz unter den Armen und setze ihn auf den Untersuchungstisch. Er grient mich an, seine Augen füllen sich mit Tränen. Nicht gut. Papa mag diesen Mann nicht, die Stimmung ist angespannt, da muss Moritz gleich mal seinen Beitrag dazu leisten. Kuntz ist auch an den Wickeltisch getreten, sodass ich einen Schritt weg machen kann.

»Und? Was gibt's denn nun?«

»Ich bin ja privat versichert, Herr Dokter, aber das hier habe ich noch nie erlebt. Ich hab da einen Notfall«, er betont das O in Notfall, als wolle er eine Opernarie trällern, »werde von Ihrer Sprechstundenhilfe draußen abgebügelt, sitze dann hier nochmals Ewigkeiten ...«

»Wäre schön, wenn wir zum Medizinischen kommen könnten«, werfe ich ungerührt ein, was ihm nur ein undefinierbares »Pff ...« entlockt. Er ringt mit sich, ob er seiner Wut weiter Luft lassen soll, dann besinnt er sich aber. »Ich sag's gerne noch einmal. Der hat gespuckt, gestern. Die ganze Nacht nicht geschlafen. Ich sag's Ihnen ...«

»Und was ist mit dem Penis?«

»Geht noch nicht zurück, das Ding da ...«

»Die Vorhaut?«

»Jaja, genau. Der ist doch schon dreieinhalb.«

Ich untersuche den Jungen von Kopf bis Fuß, er versucht es immer wieder mit einem kleinen Trotzanfall, aber der Vater geht nicht drauf ein. Ich finde nichts, die Vorhaut ist in diesem Alter noch etwas eng, aber ganz normal, der Bauch wirkt gesund, normale Darmgeräusche, der Junge macht so oder so einen fitten Eindruck, das war schon an der Anmeldung klar gewesen.

»Ja, und? Das war jetzt alles? Pipi okay, Bauch okay, und das war's jetzt, oder was?«

»Ja, Herr Kuntz. Ist doch prima«, ich zähle die Punkte an den Fingern ab: »Der Penis darf so sein, da wartet man noch zwei Jahre, bevor man interveniert. Im Moment spuckt er auch nicht mehr, vielleicht halten Sie heute ein bisschen Schonkost, dann ist der morgen wieder ganz fit und kann in den Kindergarten.«

Er blickt mich wortlos an. Ich denke schon, er wolle mir körperlich zu nahe kommen, ich fürchte, er wird jetzt aggressiv. Sekunden vergehen.

»Ist das okay für Sie?«, frage ich. Moritz blickt von mir zu seinem Vater und zurück.

Endlich findet Kuntz seine Stimme wieder.

»Sie haben es wohl nötig, auf Privatpatienten zu verzichten?«, sagt er so leise, dass ich ihn kaum verstehen kann.

Ich verstehe seine Absicht, bemerke aber ganz unschuldig: »Wie meinen Sie das jetzt genau?«

»Rezept?«

»Wie Rezept? Ihr Sohn braucht nichts.«

»Wenn Sie so Probleme mit dem Budget haben, kann es Ihnen doch egal sein. Zahl ich doch selber. Also Rezept. Was gegen das Spucken, gegen den Durchfall.« Welcher Durchfall?

»Herr Kuntz. Ihr Sohn braucht keine Medikamente. Und ich rezeptiere nur etwas, was meine Patienten auch benötigen, nicht weil Sie das gerne hätten oder privat versichert sind. Da geht's um Sinnhaftigkeit.«

Jetzt brodelt er. Ganz sanft nur, wie das Wasser, das ganz leicht zu perlen beginnt, bevor es die Siedetemperatur erreicht. Man sieht schon leichten Dampf. Und mit den Fingern sollte man nicht hineingreifen. Ich bin überrascht, wie gut er sich in diesem Moment im Griff hat. Wortlos packt er seinen Sohn und seine Sachen und geht in Richtung Tür.

»Auf Wiedersehen«, sage ich, ich kann nicht anders, ich muss das jetzt rauslassen, auch wenn die Gefahr droht, dass ich mir die Finger verbrenne.

»Denken Sie?«, murmelt er nur, ohne zu mir zu schauen, öffnet die Tür und zieht Moritz hinter sich her nach draußen.

Mein Bruder hat mir einmal erzählt, er habe sich ein kleines Schildchen auf die verdeckte Seite seines Revers genäht, auf dem sein Lieblingskraftausdruck zu lesen sei. Wann immer einer seiner Kunden nervt, dreht er dieses Schild nach vorne und schickt dem Kunden den entsprechenden Fluch hinterher, allerdings erst, wenn er durch die Tür verschwunden ist. Das befreit. Seither mache ich diese Bewegung auch, in Ermangelung eines Anzuges aber nur imaginär und murmele dazu mein Lieblingsschimpfwort.

Moni gibt später zum Besten, Herr Kuntz sei an der Anmeldung vorbei Richtung Ausgang gerauscht, auch hier ohne ein Wort des Abschieds. Moritz schaute noch sehnsüchtig auf das Spendenkässchen des Kinderschutzbundes, bevor sein Vater ihn um die Ecke zerrte.

Privatpatienten muss man nicht hofieren, sie sind so wie alle anderen auch. Krank oder nicht krank. So leid es mir tut, die Kuntzens in dieser Welt der Patientenversicherungen gibt es häufiger bei den Blauen als bei den Grauen. Wer sie so macht, spielt in letzter Konsequenz keine Rolle, vielleicht wir Ärzte, vielleicht sie sich selbst, vielleicht das ganze Versicherungssystem in unserem Land.

»Die meisten Jugendlichen sprechen positiv auf ein nicht
wertendes und kooperatives Gesprächsangebot an. Dann wird
man die Erfahrung machen, dass die meisten Jugendlichen
kooperative, einsichtige und verständige Menschen sind.«

Bernhard Stier

Philipp Lahm oder Die Jugenduntersuchung

Ich stürme das Zimmer, voller Elan, mitten im Workflow, es ist
kurz vor halb zwölf, da arbeite ich bereits im Akkord, für einen
Zwischensnack hatte ich keine Zeit, und der geplante Kaffee
dürfte wie immer inzwischen kalt neben der Kaffeemaschine
stehen.

Ich sehe die junge Dame an der Untersuchungsliege leh-
nen, nehme den Rucksack auf dem Stuhl daneben wahr, aus der
Seitentasche schaut ein kleiner Stoffteddy, registriere noch das
Spritzentablett an der Waschbeckenablage. Was ich nicht sehe,
ist ein Kind, weit und breit.

»So, guten Morgen, hallo«, sage ich und gebe ihr kurz die
Hand, »wo hat sich denn Ihr Knirps versteckt?« Ich grinse verschwörerisch, ein wenig Versteckspielen mit Kindern, dafür ist
immer Zeit. Sie schaut mich irritiert an.

»Unter dem Wickeltisch, was?« Ich beuge mich darunter.
»Halloo«, rufe ich ein wenig zu theatralisch in den leeren Raum.
Kein Kind zu sehen.

»Hat der so eine Angst vor dem Impfen?«, dann etwas lauter,
aber in tendenziell höherer Tonlage: »Kuckuck, wo bissu denn?
Na, komm, es geht ganz schnell vorbei, dann gibt's noch eine Belohnung … Pflaster, ein Tattoo? Hallo?«

Die junge Dame tippt mir auf die Schulter. »Herr Dokter?«

»Ja?«, ich schaue mich nach ihr um. »Wo ist denn jetzt Ihr Kind?«

Sagt die junge Dame: »Die Impfung da, die ist für mich.«

Kinderärzte nennen sich seit zwei Jahrzehnten Kinder- und Jugendärzte, aus gutem Grund. In keiner anderen Weiterbildung für Mediziner, die später einmal hausärztlich tätig sind, werden die Jugendlichen als eigene Patientengruppe wirklich wahrgenommen. Unser Berufsverband hatte die Zeichen der Zeit erkannt, dass nämlich Jugendliche medizinisch zwischen allen Stühlen sitzen: Für die Kinderärzte waren sie zu alt, für die Hausärzte zu jung. Genauso wenig wie man die Medikation von Erwachsenen auf die Kinder durch einfaches Umrechnen auf weniger Kilogramm übertragen kann, genauso wenig lässt sich das für Jugendliche machen.

Und da es immer einfacher und besser ist, Patienten weiter zu betreuen, haben sich die Kinderärzte der Jugend angenommen, die es meist auch noch vorzieht, zum Arzt ihres Vertrauens zu gehen und nicht im Wartezimmer des Arztes ihrer Eltern zu hocken.

Kolloquien wurden einberufen, genauso wie in der Männer- oder Frauenmedizin erkannte man spezifische Krankheitsbilder und Probleme der Heranwachsenden. Wie findet der Knochenumbau statt? Was passiert mit dem Wachstum? Wie reagieren die Drüsen, allen voran die Schilddrüse? Was bedeutet Sexualmedizin bei Jugendlichen? Welche besonderen psychischen Probleme haben Jugendliche?

Die ersten Lehrbücher zur Jugendmedizin wurden geschrieben. Von Kinderärzten. Es wurde eine weitere Vorsorge etabliert, die Jugendvorsorgeuntersuchung J1, im Alter zwischen zwölf und vierzehn Jahren, im empfindlichen Übergangsalter. Und schließlich erkannte man, wie wichtig es war, die Patienten in diesem Alter noch mal zu »erwischen«. Meist hat man mit zwölf oder 13 die wichtigsten Kinderkrankheiten (im allerweitesten Sinne) hinter sich gebracht, die Infektwellen des Kindergartens und der Einschulung sind vorüber, für die Eltern wird die Schule wichtiger als die Krankheiten. Nach der Einschulung sieht der Kinderarzt viele Patienten lange Zeit gar nicht oder sehr selten, mit den Vorsorgeuntersuchungen ist nach der U9, der Vorschuluntersuchung, Schluss, tatsächlich ging es bis vor Kurzem erst mit zwölf Jahren mit der J1 weiter. Inzwischen haben sich zwei neue Vorsorgeuntersuchungen etabliert, die U10 mit sieben und die U11 mit neun Jahren.

Das Pubertieren beginnt früher, denn die Altersgruppen rutschen immer näher zusammen und Schulprobleme werden in den vergangenen Jahren immer mehr zu einem medizinischen Problem gemacht: Konzentrationsschwächen, Teilleistungsstörungen und Auffälligkeiten im Sozialverhalten. Die Eltern sind bisher zum Arzt gegangen, wenn etwas nicht in Ordnung war, also tun sie das nun auch. Neue Krankheitsbilder entwickelten sich, Erkrankungen psychosomatischer Natur, körperliche Verarbeitungen seelischer Probleme. Wir sehen chronische Kopf- oder Bauchschmerzen, Essstörungen und Ängste, Konzentrationsprobleme und unterschiedlichstes Suchtverhalten. Krankheiten wie das Aufmerksamkeits-Defizit-Syndrom rücken immer mehr in den Fokus. Es ist ein Verdienst der Kinder- und Jugendärzte, dass heranwachsenden Menschen das gleiche Recht auf das Erkennen von psychischen oder psychosomatischen Erkrankungen zugestanden wird wie Erwachsenen.

»Guten Morgen«, sage ich, als ich durch die Tür komme, und schüttele Jonas die Hand. Er ist dreizehn, kommt zur Jugenduntersuchung und gehört zu denen, die ich noch aus Windelzeiten kenne.

»Morgen«, murmelt er und rutscht noch ein Stück weiter auf die Kante seines Stuhles. Seine Eltern haben wir im Wartezimmer gelassen, das geht besser so, am Ende dürfen sie noch Fragen stellen, aber am Anfang setzt das Jonas nur unnötig unter Druck.

»Jugenduntersuchung, was?«, frage ich.

»Mmh«, sagt er und nestelt am Reißverschluss seiner Jacke herum.

»Hast du selbst den Termin ausgemacht oder deine Eltern?«

»Mmh.«

»Haben sie dich hergeschleift?«

»Mmh.«

Okay, das könnte interessant werden. Ich erinnere mich meiner Ausbildung und vermeide die geschlossenen Fragen, auf die es nur ein Nein oder Ja gibt.

»Hast du denn eine Vorstellung, was wir hier jetzt machen?«

Jawoll, jetzt habe ich ihn, da gibt es kein Entrinnen, er muss sich Gedanken machen und kann mich nicht einfach mit einem Grummeln abservieren. Er schaut mich kritisch an, als frage er sich, welche Schweinereien ich mir jetzt ausgedacht habe. Was wir jetzt machen. Vielleicht falsch formuliert.

»Welcher deiner Freunde war denn schon einmal bei einer Jugenduntersuchung?«

Er verdreht die Augen. »Nur die Mädchen.«

Jetzt schwankt er zwischen Diskriminierung, weil Jugenduntersuchungen nur was für Mädchen sind, und dem Alleinstellungsmerkmal, als erster Junge seiner Klasse an einer solchen teilzunehmen.

»Und die haben nichts erzählt?«, frage ich überflüssigerweise. Wieder verdreht er die Augen.

»Nee.« Wer spricht denn schon mit Mädchen?

»Nachher kommt noch eine Untersuchung, die mache ich aber immer am Ende«, beantworte ich meine eigene Frage. »Hast du denn die Fragebögen angeschaut und ausgefüllt?«

Meine Jugendlichen erhalten immer per Post oder E-Mail – besonders cool – Fragebögen über körperliche Beschwerden, familiäre Anamnese und dergleichen zugeschickt, eine gute Grundlage für das Gespräch.

»Mmh.« Er zieht drei zerknitterte Zettel aus der hinteren Hosentasche, faltet sie auseinander und versucht sie schuldbewusst wieder glattzustreichen. Dann schiebt er sie mir über den Tisch.

»Oh, danke fürs Ausfüllen.« Ich überfliege die dünn beschriebenen Zeilen. Wenig steht drin, auf den Seiten für den Jugendlichen selbst gar nichts. Immerhin hat er die Frage nach Sport beantwortet.

»Du spielst Fußball?«

»Mmh, ja.« Ein klare Interessenbekundung. Ich sollte begeistert sein über so viel Sprachgewalt.

»D-Jugend, oder was?«

»Mmh.«

»Position?«

»Mmh, Abwehr.«

»Gut, anstrengend, oder?«

»Auch mal Mittelfeld. So wie der Philipp Lahm.«

»Gut. Toll. Und dann auch mal Tore?«

»So wie der Lahm. Sag ich doch.« Er grinst.

»Im Sport alles prima, keine Probleme? Beschwerden, Schmerzen, außer Atem?«

»Pff«, macht er nur und ich freue mich über den Wandel in der Kommunikation.

»Also gut«, setze ich fort, »hast du denn irgendwelche Fragen an mich, medizinische, was auch immer?«

»Mmh, nö.«

Ich sitze fest. Manchmal gelingt es, im Laufe des Gespräches anzudocken, den Patienten mitzuziehen, aber entweder hat er wirklich keinen Bock auf den Arzt oder Mutter hat ihn hierherzitiert. Meistens Letzteres. Es ist eine große Kunst, Jugendliche überhaupt dazu zu motivieren, in die Praxis zu kommen, um sich einfach mal so durchchecken zu lassen. So funktioniert die Jugendseele nicht. Man lebt in den Tag hinein, das Wichtigste sind die neueste SMS und das letzte MP3-File, alles andere kommt später. Schule ist notwendiges Übel – frage nie einen Jugendlichen bei der J1 nach der Schule – und Familie hat man, aber mehr nicht. Hobbys und Sport sind gute Vermittler, aber wer nicht vermittelt werden will, lässt die Jalousien, wo sie sind.

Ich erläutere Jonas, dass die MFA gleich noch kommen wird, um seine Größe und sein Gewicht zu bestimmen, außerdem den Blutdruck und seine Sehleistung. Bei der Vorstellung einer jungen Helferin wird Jonas erneut blass um die Nase, aber leider sind mir die männlichen Arzthelferinnen jüngst ausgegangen.

»Mmh, okay«, gibt er sich schließlich geschlagen.

Ich schicke Moni in das Zimmer und mache mich über das Impfbuch her, es fehlt keine einzige, was die weitere Kontaktaufnahme um einiges vereinfacht. Jugendliche sind nicht oft krank, und die Vorstellungen beim Arzt bewegen sich an einem absoluten Minimum, gerade mal die Impfungen sind ein Anlass für einen Praxisbesuch, aber naturgemäß kein angenehmer. Umso besser, dass wir heute ohne Spritze auskommen.

Nachdem Moni erfolgreich war – es gab einen kurzen Moment der Unsicherheit, als Jonas sein T-Shirt ausziehen sollte –, betrete ich wieder die Schweigestätte. Ich plappere vor mich hin, während ich ihn untersuche, schildere, was ich alles tue, abhören, abtasten, Reflexe testen, den Rücken anschauen und die Fußstellung, Schilddrüse betasten und ein Blick in den Mund. Alles grobe Routine, ohne speziellen Suchauftrag, den er mir ohne Beschwerden auch nicht erteilt hat.

»Wie sieht's untenrum aus?«, plappere ich weiter und mache eine vage Handbewegung Richtung Unterhose, während ich mit dem Gummihammer den Patellarsehnenreflex teste. Jonas folgt mit einem Grinsen den unbewussten Zuckungen des Unterschenkels, bei meiner Frage schaut er mich sogleich aber ängstlich an.

»Alles okay, Dokter«, weicht er aus. Meine Frage zielte auf eine Untersuchung und sein jugendlicher Instinkt sagt ihm das sofort.

»Vorhaut geht zurück? Hoden sind unten? Haare auch schon da?«

»Mmh.«

Ich nicke, setze mich auf meinem Drehhocker zurück und lege die Hände mit dem Gummihammer auf meine Knie.

»Weißt du, es gibt da zwei Möglichkeiten: Zum einen kannst du mich kurz schauen lassen – kurz die Unterhose gehoben und druntergesehen, ich fass auch nichts an, oder …«

Er hängt an meinen Lippen und hofft auf einen glimpflichen Ausgang.

»… du ziehst dich an, lässt den Doktor Doktor sein und bist dir weiterhin nicht sicher, ob das alles so normal ist im Schritt.«

»Mmh.«

»Hast du einen Bruder?«

»Nö.«

»Seinem Vater zeigt man das alles normalerweise auch nicht so.«

Er schüttelt entrüstet den Kopf.

»Aber du kannst natürlich beim Fußball bei den anderen Jungs beim Duschen mal schauen, ob es bei dir genauso ist wie bei denen – aber vielleicht ist alles auch ganz anders.«

»Mmh.«

»Wie du willst.« Ich zucke mit den Schultern. »Dein Ding.« Dabei grinse ich und lasse die Zweideutigkeit wirken.

»Weißt du was? Jetzt messen wir erst einmal deinen Blutdruck.«

Ich krame das Messgerät aus einer Schublade hervor und mache mich daran, es an seinem Arm anzubringen. Manschette, Aufpumpen, Ablassen, Hören. Einmal links, einmal rechts. Sonst bin ich nicht so ausführlich. Aber ich brauche etwas Zeit. Und Jonas auch.

»Blutdruck ist super, alles in Ordnung. Dein Puls klingt schon richtig gut nach Sportler.«

Auch wenn der Blutdruck nach unserem Gespräch und der Untersuchung eher ein paar Millimeter Quecksilbersäule zu hoch rangiert. Wen wundert es.

»Herr Dokter?«, sagt Jonas dann.

Ich schaue ihn an, versuche, keine zu erwartungsvolle Miene aufzusetzen, weiß ich doch sowieso, was kommt.

»Ja?«

»Da ist schon was, was ich wissen möchte.«

Ich nicke ihm aufmunternd zu.

»Na ja, also …«

Der Angstschweiß bricht nicht aus, aber der arme Kerl muss sich schon sehr überwinden.

»Da unten, also … Na ja.«

Er rutscht unruhig auf der Liege hin und her, wischt sich die Handflächen an den Oberschenkeln ab. Dann sagt er ganz schnell: »… meine Vorhaut, die geht nicht so richtig zurück. Also. Wenn er groß wird. Wissen Sie?«

Alles klar. Die Sorge des Jungen vor der Anormalität des eigenen Körpers. Auch noch in einer Situation, in der er, bis jetzt wahrscheinlich, immer alleine ist. Und eben niemanden fragen kann.

»Ich verstehe«, sage ich.

Er nickt. Dann schon etwas entspannter: »Na ja, das ist jetzt sicher etwas doof zu fragen, aber, das ist wirklich so. Wenn ich einen Steifen habe, dann geht die Vorhaut zwar zurück, aber nicht so ganz komplett. Soll ich mal zeigen, wie das dann aussieht?«

Ich: »Nein, brauchst du nicht. Geht sie denn sonst im Ruhezustand zurück?«

»Ja, ganz ohne Probleme.«

»Und wenn dein Penis steif wird, dann nicht ganz?«

»Ja, genau.«

»Das gibt es und ist erst mal nichts Schlimmes. Hast du denn Schmerzen dabei?«

»Nö.« Er winkt ab und grinst. »Gar nicht.«

»Alles klar. Wahrscheinlich wird sich deine Vorhaut noch weiter dehnen. Wenn du aber mal Schmerzen hast oder die Vorhaut nicht wieder nach vorne zurückgeht – bitte zu einem Arzt gehen. Also zu mir, okay?«

»Mmh.«

Ich lasse eine Kunstpause entstehen, dann: »So, soll ich doch noch mal unten schauen, ob das jetzt im ruhigen Zustand alles normal ist?«

Wieder hebt er die Augenbrauen.

»Muss das denn sein?«

»Du hattest eine Frage, ich bin der Doktor. Du hast Sorgen, ich kann schauen. Du bist jetzt hier«, ich lache, »und ich habe keine Röntgenaugen oder kann hellsehen.«

»Mmh.«

Er legt sich wieder hin und zieht die Boxershorts ein Stück runter, gerade so, dass ich mit Verrenkungen in seinen privaten Bereich sehen kann. Vielleicht ist das der Grund seiner Schamhaftigkeit: Er hat sich die Schamhaare komplett abrasiert.

»Ah, alles klar, du bist rasiert«, sage ich so nonchalant wie möglich.

»Mmh.« Er schaut an die Decke.

Ich nehme den Bund seiner Unterhose und hebe sie ein Stück an, damit ich wenigstens seinen Penis und die Lage der Hoden erkennen kann. Sieht so weit alles ganz normal aus.

»Kannst du mal die Vorhaut zurückziehen?«

Er windet sich, macht es aber. Alles frei beweglich.

»Wie tastest du deine Hoden ab?«

»Mmh?«

»Frauen müssen regelmäßig ihre Brüste abtasten, Männer ihre Hoden. Ich bin dein Arzt, ich sage dir das hiermit.«

Er schaut mich an, als erzähle ich ihm gerade, dass jeder Mensch morgens einen Handstand vor dem Spiegel macht.

»Untersuche einmal die Woche, im Liegen oder in der Dusche oder wo du willst. Mit beiden Händen, beide Hoden, ausstreichen, durchtasten, und schau, ob du irgendetwas tastest, was du sonst nicht getastet hast. Knoten zum Beispiel.«

Jetzt ist er schon interessierter, er hat verstanden, dass es um etwas Medizinisches geht.

»Krebs gibt es auch bei jungen Männern, nicht nur bei alten«, betone ich das Problem. »Also heißt es vorzubeugen, okay?«

»Alles klar, Doc.«

»Ich glaube, sonst sieht alles ganz gut aus.«

Erleichtert lässt er das Hosengummi zurückschnalzen.

»Rasieren da unten solltest du dich übrigens immer mit einem gescheiten Gel oder Schaum, am besten mit einem Einmalrasierer.«

»Okay, mmh.«

»Wenn du mal Entzündungen siehst, rote Stellen oder was auch immer, dann lass für eine Zeit das Rasieren aber bleiben. Das ist eine empfindliche Region und eigentlich haben die Haare da unten ihren Sinn.«

Warm halten zum Beispiel, würde jetzt einer seiner Kumpels sagen und ihm dabei auf die Schulter klopfen. Aber eher sind sie ein Schutz der empfindlichen Haut vor Reibung. Ganz abgesehen davon, dass Schamhaare Duftstoffdrüsen tragen, welche beim Geschlechtsverkehr stimulierend wirken. Aber das führt bei der Jugenduntersuchung doch zu weit. Ein Fünftel aller männlichen Jugendlichen, bei den Mädchen sogar über zwei Drittel bezeichnen sich als »rasiert« oder »teilrasiert«. Man ist in der Praxis überrascht, wie sehr diese Statistiken stimmen, zumal diese meist erst ab dem 14. Lebensjahr erhoben werden.

Jonas ist 13. Es gibt keine Fragen mehr, er zieht sich wieder an, wir führen noch ein bisschen Smalltalk über Fußball und Sport im Allgemeinen. Er ist jetzt deutlich entspannter als vor der Untersuchung.

»Danke fürs Schauen, Doc.« Jonas verzieht den Mund wegen der Peinlichkeit.

»Alles klar. Keine Ursache.«

»Wissen Sie, Doc, was alles für Schrott in der Dusche …, also beim Fußball, wissen Sie, also, was da für ein Mist geredet wird?«

»Ja, kann ich mir denken.«

»Echt?«

»Ja, ich habe zwar Handball gespielt, aber da gibt es auch Duschen.«

»Ah, okay, ja klar.«

Ihm wird plötzlich bewusst, dass sein Arzt vielleicht auch einmal jung war.

»Vielen Dank, Doc.«

Er schüttelt mir die Hand und schiebt sich durch die Tür.

»Ich sag mal meinen Kumpels, wie es hier abläuft.«

Ich bin mir nicht sicher, ob ich das als Drohung, Warnung oder Fürsorge für seine Freunde auslegen muss.

»Dennoch habe ich mich sehr lange an den Gedanken
geklammert, dass alles gar nicht wahr ist – nur ein Traum.«

Ingrid

Wenn alles endet: Plötzlicher Kindstod

Eine Arbeitswoche geht zu Ende, endlich. Der Freitag ist auch
beim Doktor der ersehnte Tag. Wenn außerdem kein Wochen-
enddienst droht, dann zählt er noch viel mehr.

Mein Morgen beginnt wie stets, ich bin der Dritte beim Aufstehen. Die beste Ehefrau von allen hat bereits die Große geweckt, damit diese sich für die Schule richtet. Ich drehe mich
noch einmal um, genieße die letzten zehn Minuten, bevor mein
Wecker klingelt.

Wenn ich ein Stockwerk tiefer gehe, sitzt meine Tochter meist
schon am Frühstückstisch – »Hallo, Papsi ...« – während meine
Frau die Vesperbrote für die Schule schmiert.

An solchen Tagen leben wir die klassische Rollenverteilung
konsequent aus: Frau kümmert sich um die Kinder, Papsi darf
noch ein paar Minuten länger schlafen und sitzt später dann mit
Nummer zwei am Tisch. Der Grundschüler hat noch an vier Tagen in der Woche zur zweiten Stunde Unterricht, da bekommt
er noch ein paar Minuten länger unter der Bettdecke als sein
Vater. Meine Frau bekommt einen Kuss und ich biege ins Badezimmer ab, allen Vorurteilen zum Trotz brauche ich immer am
längsten im Bad. Da ist die Zeit zwischen den Badgängen der
beiden Kindern gerade recht. Die fliegen nur kurz über die Ka-
cheln, ihr Waschprogramm arbeiten wir abends ab, morgens fehlt
stets die Zeit.

Männer müssen sich rasieren, duschen, feinmachen, schließlich bin ich Repräsentant meiner Firma, da kommt ein schlecht gewachsener Zweitagebart nicht ausreichend umsatzfördernd daher. Vorurteile? Nein. 20 Minuten später verlasse ich das Badezimmer, mein Sohn hat sich zwischenzeitlich aus dem Bett gequält, er passt zu meinem Morgennaturell, maulfaul, mürrisch, den direkten Blickkontakt meidend. Die Große lässt dagegen in langen wortreichen Sätzen den Vortag Revue passieren und plant bereits den kommenden, verwebt das Ganze mit den letzten Erlebnissen mit der besten Freundin, die momentan nur noch »meine BF« heißt. Ich hole mir einen Kaffee, reihe mich in die schweigende Reihe der Männer an diesem Tisch ein und lasse gewähren. Meine Frau gibt die Stichworte, da brauche ich mich nicht auch noch bemühen.

In einer kurzen Pause werfe ich den Klassiker »Und was machen wir am Wochenende?« ein, was zu einer neuen Flut an Ideen bei meiner Tochter führt. Der Sohn kaut nur: »Ich hab Spieltag, keinen Bock« – auch wenn er am Sonntag wieder voller Begeisterung über den Kunstrasen der Nachbargemeinden fegt und wie Mesut Özil den zwei Kopf kleineren Stürmer der F-Jugend mit seinen Assists bedient. So reden die im Training. Wenigstens sind seit Beginn der Saison schon vier Spieltage vergangen, von den durchschnittlich drei Spielen wird mittlerweile eines gewonnen, das hebt die Stimmung der Mannschaft.

Wir einigen uns am Ende auf Hallenbad am Samstag – worauf ich selbst am wenigsten Lust habe, aber was habe ich denn schon zu melden! – und Besuch des Fußballturniers zwei Orte weiter am Sonntag, auch wenn die Bereitschaft meiner Tochter für Letzteres nur minimal ist. Am Ende wird sie, wie immer, ihren kleinen Bruder anfeuern. Die gemeinsamen zehn Minuten am Morgen sind für alle wichtig. Auch wenn zwei davon meist schweigen oder sich anmuffeln und die zwei anderen regen verbalen Austausch haben. Viele Kinder in meiner Praxis haben diese Möglichkeit nicht, kennen das Ritual des gemeinsamen Essens gar nicht mehr, Mutter oder Vater sind schon bei der Frühschicht, vielleicht läuft auch schon die Glotze oder das Kind kriegt in der

Kita eh sein Frühstück, was muss man sich da noch zu Hause hinsetzen.

In gleicher Reihenfolge, wie wir aufgestanden sind, verlassen wir auch das Haus, nur meine Frau hat erst heute Abend Dienst, dann bin ich wieder zu Hause zur Ablösung, Bettgehzeit. Das Frühstück am Samstag sieht dann aber ganz anders aus. Ohne die Mami, die noch im Krankenhaus arbeitet, nur mit Muffel-Papa, aber ganz sicher mit viel Sprachinput durch den verbleibenden weiblichen Part.

Ich packe die nötigsten Sachen für den Tag in meine Tasche und schicke meine Tochter samt Fahrradhelm und stets zu schwerer Schultertasche auf die Reise. Ein heimlicher Kuss für meine Frau –»Mann, seid ihr peinlich!« –, dann mache ich mich selbst auf den Weg. Mein Sohn ist beim Hinausgehen ebenfalls so weit, betont cool schlägt er mich ab und winkt mir vom Terrassenfenster, bis ich am Auto bin. Rituale, die fehlen werden. Wie schnell wird aus dieser Coolness Peinlichkeit, aus dem Ritual lästige Pflicht. Ist mir egal, noch genieße ich es.

Ich habe mich gerade auf den Fahrersitz fallen lassen, als mein Handy klingelt und brummt, sich beschwert, dass ich es nicht auf Anhieb in den Tiefen meiner Tasche finde. Ich krame durch den Dschungel aus Portemonnaie, Arztbriefen, einem einsamen Stethoskop – dunkelblauer Schlauch, uralt, aber immer noch funktionsfähig – und einem Ersatzhemd, das braucht der gewissenhafte Kinderarzt. Das Klingeln und Brummen ist schon vorbei. »Sie haben einen Anruf verpasst«, verkündet das Display vorwurfsvoll. Als ob ich das nicht schon wüsste. Keine Nummer.

Noch bevor ich mich ärgere und den Zündschlüssel ins Schloss stecke, brummt und klingelt es wieder.

»Ja, hallo, guten Morgen, Kinderdok hier?«

Ich höre nichts, es kräkelt und knistert im Telefon, sehr viel Fiepen, dann:

»Hallo? Ja, hallo? Hier ist Maneske, hallo?«

»Ich höre Sie, Herr Maneske, was gibt es denn?«

Maneskes sind eine große Familie mit vier Kindern, sie haben gerade vor Weihnachten ihr letztes Kind zur Welt gebracht, ich kenne die Familie seit dem ersten schon. Mutter Maneske arbeitet in einer Bäckerei, der Vater hat einen eigenen Hof mit ein paar Hühnern und einem bescheidenen Weinberg.

»Herr Kinderdok? Hallo? Herr Kinderdok, bitte kommen Sie vorbei, ja?«

»Was gibt's denn, Herr Maneske, sagen Sie mal?«

»Die Kleine, Herr Kinderdok, die Kleine, ich weiß gar nicht, was los ist, meine Frau ist gerade rein, da ins Zimmer, und ich weiß nicht, die macht so gar nichts. Kommen Sie mal schnell, ja?«

Erstaunlich, wie still der Morgen ist und wie schnell die Zeit stehen bleibt. Ich sitze da in meinem Auto, das Handy rauscht an meinem Ohr, ich bin noch gar nicht dazu gekommen, die Autotür zu schließen. Draußen raschelt ein leichter Wind durch die trockenen Blätter unseres Rotahorns, Überbleibsel des letzten Jahres. Ein paar davon flattern auf meine Windschutzscheibe, alte, braune Fetzen. Ich sehe, wie sie herabrutschen und auf der Kühlerhaube liegen bleiben. Wie im Herbst. Dabei soll doch in zwei Wochen der Frühling beginnen. Sonst höre ich immer schon Vogelgezwitscher hier draußen, wenn ich in die Praxis muss.

Der Wind nimmt Fahrt auf und bläst jetzt ins Auto hinein. Mich fröstelt, während gleichzeitig mein Gesicht ganz heiß wird. Ich merke, wie sich unter meinen Haaren kleine Schweißtropfen bilden. Wie schnell das geht, wie schnell das Adrenalin wirkt, geht es mir durch den Kopf, eine Schweißperle läuft mir schon die Schläfe hinab.

»Herr Maneske?« Ich räuspere mich kurz, meine Zunge klebt.

»Ja?«

»Herr Maneske, gehen Sie mal schnell wieder zu Ihrer Frau. Ich kümmere mich, okay? Es kommt gleich ein Krankenwagen. Sie wohnen doch in Wangerslo, oder?«

»Ja, jaja.« Auch seine Stimme bricht, ich höre sie jetzt viel leiser, aber klarer. Die Störgeräusche des Handynetzes sind mit einem Mal weg, als habe jemand am Radioknopf gedreht und den Sender nachjustiert. »Haydnstraße, Herr Doktor, Nummer zehn. Kommen Sie?«

Ich nicke. Das sieht nur keiner.

»Ja, machen Sie sich keine Sorgen«, welch dummer Spruch, »ich bin bald da. Aber die Sanis sind schneller. Machen Sie dann auf, ja?«

»Gut, Herr Kinderdok. Das mache ich.« Er klingt jetzt schon gefasster, ganz der Familienvater.

»Ich leg jetzt auf, okay, Herr Maneske? Muss das Rote Kreuz anrufen.«

»Ja, bis nachher, Herr Kinderdok, ich geh dann zu meiner Frau und der Kleinen. Bis gleich, ja?«

Ich lege auf und wähle die Nummer der Rettungsleitstelle. Ich muss jetzt technisch werden, ich muss jetzt funktionieren. Schnell ziehe ich die Autotür zu, halte mir das Handy mit der Linken ans Ohr und starte den Motor. Als ob diese Sekunden des Losfahrens irgendetwas an der Situation ändern würden. Es tutet.

»Rettungsleitstelle Unterstelzen, Rotkreuz, hallo?«

»Guten Morgen, hallo, hier ist Doktor Kinderdok, ich bin niedergelassener Kinderarzt …«

»Ja, hallo. … Gibt's denn?«, fragt der Kollege an der anderen Seite. Ich bin ihm dankbar für seine ruhige, tiefe Stimme, die mich runterkommen lässt.

»Ich habe grad einen Anruf bekommen von einer Familie aus Wangerslo. Wahrscheinlich ein plötzlicher Kindstod. Die Mutter hat den Säugling grad gefunden, der macht wohl gar nichts mehr – ich fahre jetzt auch los.«

»Name?« Der Mann wird ganz geschäftsmäßig, geschult, er spult sein Programm ab.

Ich gebe alle Daten durch, warte auf sein »Gut, die Kollegen fahren los, Sie können dann auflegen« und klicke das Handy aus. Normalerweise brauche ich 20 Minuten bis in die Praxis. Heute werde ich länger brauchen. Meine Fahrstrecke geht quer durch den ganzen Ort, am Krankenhaus vorbei. Vermutlich sind die Sanis bereits ausgerückt, ich habe kein Signal gehört, aber das hätte mich auch gewundert, sie müssen schon längst unterwegs sein. Die sind in jedem Fall schneller in Wangerslo als ich, sie können mit Blaulicht und Martinshorn fahren, ich muss mich an Ampeln halten. Ich werde nicht als Erster bei der Familie sein, ich kann es nicht sein, deshalb habe ich das Rote Kreuz angerufen, und ich will es nicht sein. Ich habe Angst.

Ich fahre die Strecke, die ich manchmal in der Mittagspause einschlage: An der Praxis vorbei, die kleine Allee herunter, hinüber in den Nachbarort. Sonst ist diese Szenerie immer beruhigend und entspannend: Das Vorbeifliegen nackter Laubbäume am Autofenster, die sture gerade Strecke auf den Kirchturm des Ortes zu, die reifbedeckten Felder hinter den Alleebäumen, im Spätsommer kilometerweite Raps- oder Maisfelder. Sonst drehe ich hier um, am liebsten würde ich das jetzt tun, aber ich durchfahre den Ort, Wangerslo liegt noch dahinter. Ich muss noch durch eine sanfte Senke hinab zum Fluss, der die beiden Orte miteinander verbindend. Die Straße führt ganz nah an ihm entlang, manchmal im Frühjahr nach der Schneeschmelze habe ich hier schon Hochwasser erlebt.

Viele Autos kommen mir entgegen, es ist früh am Morgen, alle sind unterwegs zu ihrer Arbeit. Für mich ist der Arbeitstag hier und jetzt schon beinahe beendet.

Mir fallen die Arzthelferinnen ein. Ich hole mein Handy aus der Jackentasche und suche nach Katjas Handynummer. Sie wird bereits in der Praxis sein, die Fenster aufreißen, wie sie es jeden Morgen macht, die Computer hochfahren, die Schubladen der Untersuchungszimmer auffüllen und im Wartezimmer die Stühle zurechtrücken. Verunsicherung ist ihrer Stimme anzuhören. »Ja?«

Ich schildere kurz den Sachverhalt. Dabei lenke ich mit der linken Hand, rechts telefoniere ich, der Motor fährt hochtourig, ich kann jetzt nicht schalten, zu wichtig sind die Informationen. Das Geschäft in der Praxis muss weiterlaufen, Termine müssen verschoben werden, ich werde wahrscheinlich nicht vor zwei Stunden in der Praxis eintreffen, um diese Uhrzeit früh am Morgen sind die Vorsorgeuntersuchungen dran. Wahrscheinlich sind die Eltern mit ihren Kindern schon unterwegs, haben die Kleinen angezogen, gefrühstückt, mit ihnen über den bevorstehenden Arztbesuch gesprochen, einen Säugling gestillt, gewickelt und in den Autositz verpackt. Einen Säugling, den sie am Abend vorher genauso gestillt, gewickelt und ins Bett gepackt haben, in der absoluten Gewissheit, ihn am nächsten Morgen lachend im Bett wiederzufinden.

Katja ist gelassen, aber ihrem wiederholten »Oh je …« höre ich an, wie sehr ihr die Nachricht zusetzt. Wir hatten vor drei Jahren einen ähnlichen Fall. Damals hatten die Eltern direkt den Notruf gewählt, und wir erfuhren von allem erst, als der Vater ein paar Tage später in der Praxis vorbeikam.

»Ich verschiebe alles von heute Morgen, es sind nur drei Vorsorgen und ein paar Impfungen. Ab zehn kommen dann die Akuten. Heute ist es bestimmt ruhig, Chef.« Lassen Sie sich Zeit, heißt das. Ich danke ihr dafür.

Ich fahre nach Wangerslo hinein. Nun gilt es, die Adresse zu finden. Haydnstraße. Ein Navi-Gerät habe ich mir noch nicht angeschafft, mein Handy hat zwar eine GPS-Funktion, aber das jetzt noch anschließen wäre zu aufwendig. Da habe ich in dem kleinen Ort die Straße schneller alleine gefunden. Hausbesuche sind inzwischen eine Seltenheit geworden, vielleicht würde ich dann den Weg direkt finden. Alle Eltern haben ein Auto, viele kommen zu Fuß oder mit dem Fahrrad aus dem Ort, die wenigen ohne Fortbewegungsmittel lassen sich vom Nachbarn fahren. Bei dem Patientenandrang in der Praxis jeden Tag fände ich gar keine Zeit, wie mancher Landarzt über die Mittagszeit zu den Patienten zu fahren, außerdem sind meine Patienten immer transportabel.

Aber das sind letztlich nur Erklärungsmodelle für die Tatsache, dass das Geld, welches man für einen Hausbesuch von der Kassenärztlichen Vereinigung erhält, nicht einmal das Benzingeld geschweige denn die Arbeitszeit deckt. Dabei sind Hausbesuche stets aufschlussreich. Wie schlafen die Kinder, wie viele Zimmer gibt es? Rauchen die Eltern wirklich nur auf dem Balkon, wie sie immer sagen? Wie überhitzt ist die Wohnung, wie aufgeräumt? Was macht Ihre Hausapotheke, Frau Meierling? Da sollte man aber die Hälfte wegwerfen, alles abgelaufen. Und was machen die Nachbarn? Sind die Kinder hier gerne gesehen oder Fremdkörper in dem Mehrfamilienhaus? Ach, die Oma wohnt hier bei Ihnen, Frau Meierling, das wusste ich gar nicht? Im Moment zu Besuch? Ach nein, zur Pflege. Holla, und das schaffen Sie alles nebenher? Und dazu noch den Hund und die Katzen? Hausbesuche gehörten dazu, waren Teil der Diagnostik, vielleicht der Therapie. Denn wer seine Familien bis hinein in ihre Lebensumstände kannte, der konnte ihnen am besten helfen. Meine letzten Patientenbesuche liegen wenigstens zwei Jahre zurück: Ein Mädchen, das wegen ihrer heftigen Windpocken das Bett nicht verlassen konnte, und ein Säugling, bei dem die Eltern selbst so krank waren, dass sie ihn nicht mehr bei mir vorbeibringen konnten. Nun gibt es keine Hausbesuche mehr. Und ich suche die Adresse. Vermutlich wohnen die Maneskes im alten Ortskern, eher am Rand, schließlich haben sie einen kleinen Hof. Ich fahre von der Vorfahrtsstraße ab und halte mich rechts. Hoffe auf ein paar Komponisten, die mir den Weg leiten. Noch bin ich im Dichterviertel. Schiller, Lessing, Goethe. Kein Grass und keinen Härtling.

Kurz bevor ich wieder auf die Hauptstraße zusteuere, sehe ich ein Schild, das mich über die Mozartstraße zu Beethoven und Haydn führt. Am Ende, halb verdeckt durch einen Umzugswagen, sehe ich dann den Rettungswagen des Roten Kreuzes. Sie haben das Blaulicht nicht abgestellt. Diese Optimisten.

Inzwischen hat ein leichter Nieselregen eingesetzt. Ich parke hinter dem Blaulicht und laufe, vielleicht wegen des Regens, vielleicht aus der Erinnerung an einen Notfall, in schnellen Schritten zum Hauseingang. Da steht einer der Sanitäter. Er nestelt an seinem Notfallrucksack herum.

»Hallo, ich bin der Kinderarzt.«

Er schaut mich kurz an. »Mmmh. Die sind oben«, sagt er und beschäftigt sich weiter mit Reißverschlüssen und Gurtschnallen.

Im Haus nehme ich jede zweite Stufe. Wie sinnlos.

Es ist ein Bauernhaus aus den Sechzigern, funktionell, unten Wohnküche und Gästeklo, eine Treppe direkt im Windfang neben dem Eingang führt hoch in die Wohnräume. Es ist sehr still. Die Hoffnung in mir hat hier mehr Hektik erwartet, einen Notfalleinsatz eben. Oberhalb des Treppenabsatzes steht der nächste

Sani, er schaut mich schon interessierter an, seine Nase bewegt sich eine Spur zu weit nach oben.

»Und wer sind jetzt Sie?«, fragt er und schirmt mit seiner Leuchtjacke den Eingang zum Wohnzimmer ab.

»Mein Name ist Doktor Kinderdok, ich bin der Kinderarzt …«, das lasse ich kurz wirken. »Herr Maneske hat mich angerufen.« Wieder ein »Mmmh«, muss so eine Sanitäterspezialwortschöpfung sein, dann lässt er mich in die Wohnung.

Im Zimmer ist es kalt, irgendjemand hat das Fenster zum Hof geöffnet, ich höre von draußen einen Hund bellen. Eine Sitzgruppe, ein Wohnzimmertisch, eine Schrankwand mit kleinem Fernseher, ein großer Siebzigerjahre-Leuchter hängt sehr tief über dem Tisch. Mein erster Gedanke ist, wie man mit einem solchen Leuchter auf den Fernseher schauen kann.

Auf einem Sessel sitzt Frau Maneske, sie weint, eine andere Frau, die ich nicht kenne, hält sie im Arm. Auf der Couch daneben Herr Maneske, er spricht leise mit einer Kollegin, das denke ich zumindest. Vermutlich ist sie die Notärztin, in der Jacke konnte ich die Ärzte noch nie von den Sanis unterscheiden. Als ich durch die Tür komme, blickt sie auf.

»Ja?«, fragt sie mich, sie fühlt sich gestört in ihrer Arbeit. Ich sage nochmals meinen Spruch auf, Herr Maneske erkennt mich sofort, er steht auf und geht auf mich zu. Wir schauen uns nur kurz in die Augen, seine sind verschwommen, ich sehe kaum die Schärfe seiner Pupillen, sie sind rot und schwache Tränenspuren sind auf seinen Wangen zu sehen. Sein Stoppelbart wird langsam grau, denke ich. Er sagt nichts und ich nehme seine Hand, die er mir nur halbherzig entgegenstreckt.

»Es tut mir leid«, sage ich, gar nicht wissend, was Sache ist und trotzdem annehmend, wie die Sache steht.

Herr Maneske nickt nur, dann setzt er sich wieder zu der Ärztin auf die Couch. Jetzt erst nehme ich den Säugling wahr.

Er liegt auf dem Wohnzimmerteppich, auf einer rosa Babydecke, neben ihm steht ein zweiter Rettungsrucksack. Das Baby ist vom Bauch abwärts mit einem schmalen weißen Bettlaken bedeckt. Die Haut des Kindes ist schon grau, sehr grau. Zu grau.

Seine Augen sind geschlossen und in einem Nasenloch steckt ein kleiner grüner Schlauch mit einem dunkelgrünen Ansatzstück. Sie haben tatsächlich versucht, das Kind zu reanimieren. Das ist gut, denke ich, das zeigt, dass die Ärzte etwas zur Rettung getan haben. Das nimmt den Eltern die Angst, sie hätten irgendetwas in der Not unterlassen, sie hätten irgendetwas nicht getan, was vielleicht noch hätte helfen können.

Frau Maneske hat mich jetzt gesehen, sie schaut mich sehr traurig an, ein Schluchzer und noch einer entweicht ihrer Brust.

Ich gehe um das Baby herum, knie mich hin und ziehe das Laken ein wenig höher über die Brust des Kindes. Dann packe ich es vorsichtig mit der rosa Babydecke ein. Dabei blicke ich diskret auf den Rücken. Livores, die ersten Leichenflecken, zeigen sich bereits. Die Ärztin hat aufgeschaut, ich merke es in meinem Rücken, es ist mir egal. Ich nehme das Baby hoch – Gott, ist es leicht – und trage es, zwei Schritte auf Knien rutschend, zu Frau Maneske und lege es ihr in den Arm. Sie hat keine Angst, nimmt den Säugling mit liebevoller mütterlicher Routine und schließt ihn sofort fest in ihre Arme, legt ihn auf die Seite, als wolle sie das Kleine an die Brust legen, aber nein.

»Hier ist Ihre Vanessa«, sage ich leise zu ihr und lege ihr meine Hand auf den Arm, den Arm, der ihre Tochter jetzt ganz fest umschlungen hält.

»Tut mir leid, das eben mit dem Baby«, sage ich zu der Kollegin. Wir stehen im Flur zum Wohnzimmer, Herr und Frau Maneske sitzen inzwischen gemeinsam auf der Couch und sprechen leise miteinander, während sie ihre Vanessa zwischen sich halten.

»Ja, war schon in Ordnung«, sagt sie, »Sie wissen ja, so mit Obduktion und so. Da denke ich immer, man sollte das Kind so liegen lassen. Auch wegen der Intubation. Eigentlich hätten wir das Kind unter Reanimation in die Klinik bringen können.«

»Ich weiß«, sage ich, »aber wenn es so klar ist.«

»Die Kleine war schon tot, als wir kamen.« Sie schüttelt den Kopf. Das muss sie mir nicht extra sagen.

Der plötzliche Kindstod ist genauso gemein, wie ihn diese Familie getroffen hat – nichts kann man tun. Es gibt keinen einzigen Fall, bei dem ein Kind zurück ins Leben geholt werden konnte. Der plötzliche Kindstod ist brutal, schnell und das Leben unwiederbringlich.

Eine Untersuchung des Kindes ist für alle wichtig, um wirklich sicher zu sein, dass es ein Kindstod ist. In Deutschland ist eine Obduktion möglich, wenn die Eltern explizit zustimmen oder das Kind noch unter Reanimationsbedingungen in eine Klinik gefahren wird. Die Todesursache unnatürlicher Tod – was ein plötzlicher Kindstod juristisch gesehen ist – bedeutet aber in jedem Fall die Einschaltung der Polizei. Dann geht das Gerede los, gerade in einem so kleinen Örtchen wie Wangerslo. Und die Ruhe, die die Eltern jetzt noch haben, gibt es dann nicht mehr.

Immer wieder finden sich bei der Obduktion schwere Infektionen, Stoffwechselstörungen oder Fehlbildungen der Atemwege oder des Herzens, die bis zu diesem Zeitpunkt völlig unauffällig waren. Die Notärztin und ich haben mit den Eltern ein paar Worte gewechselt, haben sie auf eine Obduktion angesprochen, um sie zu entlasten, um ihnen die Furcht vor Fehlverhalten zu nehmen, um die Diagnose plötzlicher Säuglingstod absolut zu sichern. Das hilft den Eltern, es kann sogar der Risikoeinschätzung dienen, falls man noch mal den Mut aufbringt für weitere Kinder.

Familie Maneske hat schon mehrere Kinder, Vanessa sollte ihr letztes sein, das hatten sie mir schon bei der ersten Vorsorgeuntersuchung verkündet. Sie stimmen einer Obduktion dennoch zu.

Ich fülle den Totenschein entsprechend aus (»unklar, ob natürlicher oder unnatürlicher Tod«) und greife zum Telefon, um die Polizei zu rufen, denn leider geht es nicht ohne. Zum Glück treffe ich auf eine sehr erfahrene Kripo-Beamtin, die die nötigen Schritte in die Wege leitet. Das Befragen der Eltern, der Papierkram, schließlich das Abholen des Kindes durch den Leichenbestatter: Ich bin überrascht, wie ruhig das alles abläuft.

So konnten die Eltern noch bis zum Mittag bei ihrer Vanessa bleiben. Abschied nehmen.

Mit welchen Gedanken gehe ich danach wieder in die Praxis? Zwar in der Gewissheit, dass Familie Maneske nicht alleine ist in ihrem Unglück, zwei Nachbarinnen stehen ihnen bei, die sich bereits um die anderen Kinder kümmerten, und ein Onkel des Vaters übernahm die Gespräche mit der Polizei und dem Bestattungsunternehmen. Aber es bleibt das Gefühl, mehr tun zu müssen, obwohl es immer zu wenig wäre.

Der Tod eines Kindes, gerade eines Säuglings, entreißt den Eltern ein ganzes Leben, das Kind durfte noch kein Leben haben. Die kleinen Dinge, die der Säugling bereits gelernt hat, das Brabbeln, das Drehen, das Robben oder Krabbeln, das gezielte Greifen nach der Nase der Mama oder die Finger des Papas, mit einem Mal sind sie verschwunden. Kinder im ersten halben Jahr haben gerade erst das Lächeln entdeckt, um Kontakt aufzunehmen, das Lachen, um ihre unschuldige Freude zu äußern. Sogar das Schreien wird den Eltern genommen. Es fehlen nicht nur die schönen, lustigen Momente, auch die mühsam erarbeiteten Routinen des Fütterns, Wickelns und Schlafens.

Kleine Säuglinge sind gesund. Menschen sterben erst im Alter, und das ist so weit entfernt, dass wir Eltern den Tod unserer Kinder glücklicherweise fast nie erleben müssen. Wenn ein Säugling stirbt, wird der natürliche Ablauf auf den Kopf gestellt, Eltern werden zu Trauernden, nicht Söhne und Töchter, wenn ihre betagten Eltern im Schlaf sanft dahingehen – das ist zumindest die tröstliche Vorstellung vom Tod.

Und dann ist da diese Plötzlichkeit. Das Unvorhergesehene eines Kindstodes, der Riss in der Lebenslinie. Eltern erzählen, dass sie den Abend vor dem Tod wieder und wieder erleben, wie ein Youtube-Video, das sie in Endlosschleife abspielen können, müssen. Die letzte Flasche, die letzte Windel, der letzte Schnuller, der dem Säugling nach Mitternacht gegeben wird, damit er weiterschläft. Noch ein letzter Kuss, ein letztes Herausstreichen der widerspenstigen Haarlocke aus dem erhitzten Gesicht. Da schleicht sich dann die Unsicherheit ein. Habe ich das Kind richtig hingelegt? Lag es auf dem Rücken, wie es empfohlen wird, oder doch auf dem Bauch? Hat es sich gedreht? Musste das Kuscheltier von der Oma, das mit den netten roten Ohren, wirklich mit ins Bett? Hat sich das Baby die Kuscheldecke übers Gesicht gezogen? Was ist bloß passiert? Oder ist es einfach so gestorben? Dank der Aufklärungskampagnen der letzten Jahre sind die Fälle von plötzlichem Kindstod sehr zurückgegangen, den Eltern wird früh bewusst gemacht, wie wichtig die Rückenlage im Bett ist, die rauchfreie Umgebung und die optimale Schlafumgebung: kühl und luftig. Überhitzung ist ein großer Risikofaktor.

In meiner Ausbildungszeit wurde bei einem plötzlichen Kindstod noch eine Schuld der Eltern in Betracht gezogen, auch von beteiligten Ärzten, nicht nur von der Frau Niedermeyer, die alles allen brühwarm über den Gartenzaun erzählt und meist noch etwas dazuerfindet: »Man sagt ja, die passen nicht richtig auf die Kinder auf. Haben Sie den anderen Jungen gesehen, den Großen? Der darf ja auch so alleine rumspielen auf der Straße. Kümmert sich auch nie jemand drum. Da wundert mich gar nichts.« Alles erlebt.

Und über viele Jahrzehnte hinweg fiel mit dem plötzlichen Säuglingstod ein Generalverdacht auf die Eltern. Warum sollte ein gesunder Säugling einfach so sterben? Umso erstaunlicher ist es, wie selten früher die Polizei eingeschaltet wurde. Das war zu lästig für das Rettungsteam, zu viel Arbeit, und die Ausrede, die Eltern nicht durch eine Uniform zusätzlich zu schockieren, kam gerade recht. Aber vielleicht wurde hier so manches tatsächlich übersehen, und ganz sicher wurde hier so manches als plötzlicher Kindstod gewertet, was gar keiner war. Inzwischen haben alle dazugelernt, alle kennen ihre Arbeitsschritte: die Notarztdienste, die Sanitäter, die Polizei und die niedergelassenen Kinderärzte. Durch das neue, dezente, behutsame Vorgehen, bei der in den meisten Fällen die Polizei nun hinzukommt und eine Obduktion veranlasst wird, findet sich eben doch eine erkleckliche Zahl an Fällen, bei denen Erkrankungen die tatsächliche Ursache für den Tod des Kindes waren. Bei Vanessa wird die Obduktion nichts Neues ergeben, es bleibt beim plötzlichen Kindstod.

Wie komme ich zurück in die Praxis? Das Wetter nimmt keine Rücksicht, ich fahre im strömenden Regen zurück zu den anderen Patienten. Es ist mittlerweile elf Uhr, kurz vor Mittag, in der Praxis erwarten mich eine Menge kleiner Patienten, deren Eltern mir die alltäglichen Hautausschläge und Erkältungen anbieten werden, damit ich mich darum kümmere. Und trotzdem haben sie nur diese Kinder, ihre eigenen, und ihre eigenen Sorgen um ihre Kinder, und mich, den Kinderarzt, der ihnen diese nehmen muss. Hier kann ich heilen, beruhigen, genau hinschauen.

Katja hat ganze Arbeit geleistet, wenigstens der restliche Tag ist gnädig, es haben nur wenige Akutpatienten angerufen, und als ich durch die Praxistür komme, erwartet mich nur eine Handvoll Familien.

»Später …«, sage ich zu Katja und Moni, die mich erwartungsvoll ansehen. Sie wissen, ich werde in der Mittagspause erzählen. Alles. Ob es sich um einen Unglücksfall oder einen Notfall in der Praxis handelt, eine anstrengende Diskussion mit einer schwierigen Mutter oder einem Kind, das mir bei der Vorsorgeuntersuchung alle Energien raubt: Weitermachen, nur das kann helfen. Der nächste Patient folgt auf den nächsten Patienten, und noch einer und noch einer.

Das Wetter hat sich verschworen. Die ganze Woche setzt der Nieselregen nicht ein Mal aus, und wenn, dann stellt er es so geschickt an, dass niemand davon etwas mitbekommt.

Ich komme morgens mit feuchten Haaren in der Praxis an und gehe abends mit feuchten Haaren zurück ans Auto. Der Ablauf der Tage ist so eintönig wie schon lange nicht mehr, es sind erstaunlich wenig Patienten für die Zeit vor den Osterferien, dazu ausnahmsweise alltägliche Dinge ohne große Erklärungsnot oder differentialdiagnostischen Aufwand. Die Impfgegner haben sich zusammengetan und bleiben der Praxis fern, keine anstrengenden Erläuterungen wegen eines Arztwechsels zu uns (es ist immer ein schwieriges Unterfangen, die Solidarität zu einem anderen Kollegen aufzukündigen) oder von uns weg (da ist immer der Selbstzweifel und das Kritteln am Personal, warum ausgerechnet diese Eltern ausgerechnet jetzt unsere Praxis verlassen wollen).

Frau Maneske meldet sich nach ein paar Tagen und gibt den Termin für die Beerdigung durch. Sie ist auf dem Friedhof Sankt Anton, Freitagmittag, kurz vor elf. Genau vierzehn Tage später, registriere ich.

Die Obduktion war zügig erfolgt, die histologischen und mikrobiologischen Aufarbeitungen (mit Referenzpathologie in der großen Stadt) hatten aber ihre Zeit gekostet. Die endgültige Diagnose kam Anfang der Woche: keine Diagnose. Damit ist Vanessa tatsächlich am plötzlichen Kindstod gestorben. Der Patho-Befund liest sich wie eine wissenschaftliche Abhandlung. Wenn nicht ein Name darüberstehen würde nebst des offensichtlich jungen Geburtsdatums, ich würde ein Fachbuch mit für mich kryptischen Erläuterungen lesen. Mein Histologie- und Pathologiewissen kramt sich aus den ersten klinischen Semestern des Studiums zusammen, manches leite ich mir auf lateinischem Wege her, der Rest bleibt verschlüsselt. Wozu auch? Arztbriefe, auch die der Pathologen, werden von hinten nach vorne gelesen. Die Zusammenfassung ist das Wichtigste, die Konklusion, wie es manche dahinschwafeln. Der Pathologe hier nennt es »Resümee«, wie edel.

»Aus den vorliegenden Befunden der verschiedenen Organe lässt sich kein ausreichender Hinweis für Fremdeinwirken gewinnen. Die Todesursache bleibt unklar. Die Befunde am Hirn und an der Lunge in Verbindung mit der Auffindesituation und dem Alter des Kindes lassen die Diagnose des plötzlichen Kindstodes zu.« Ich werde den Bericht den Eltern nicht zeigen. Sie glauben mir, wenn ich ihnen sage, dass er nichts grundlegend Neues erbracht hat.

Am Freitag regnet es noch immer. Noch einmal schließen wir die Praxis für zwei Stunden, die umliegenden Kollegen verzeihen das und vertreten mich in dieser Zeit. Jeder kommt einmal in diese Situation. Alle Arzthelferinnen möchten mit auf die Beerdigung kommen, nur das Küken schicke ich in die Schule, sie kennt die

Familie kaum. Wir treffen uns in der Praxis, in ganz normaler Kleidung, das hatte sich die Familie so gewünscht, und fahren gemeinsam in meinem Auto zum Friedhof.

Er liegt am Rande des Ortes auf einem Hügel, der schon seit Jahrhunderten die Kirche des Dorfes trägt. Eine alte romanische Steinkirche, grau, mit viereckigem Kirchturm ohne echte Spitze, damit auch ohne Gelegenheit, einen Wetterhahn aufzusetzen. Vor den düstergrauen Schlechtwetterwolken wirkt die Kirche wie aus einem britischen Fernsehkrimi, irgendwo in Schottland.

Wir treffen die Familie Maneske davor, die Eltern, ihre drei anderen Kinder, Emmi, Sophia und Markus, mehrere ältere Damen und Herren, vermutlich die Großeltern oder Onkel oder Tanten. Auch ein Elternpaar aus meiner Praxis sehe ich. Wir begrüßen uns alle schweigend.

Ein Kinderbegräbnis ist demoralisierend. Ich kann die Begräbnisse an einer Hand abzählen, die ich seit meiner Zeit als Kinderarzt einschließlich der Zeit in der Ausbildung erlebt habe, ich habe keine Ahnung, wie das bei anderen Kollegen ist, zumindest bin ich froh darüber, dass es nur so wenige sind. Jedes einzelne ist mir noch in Erinnerung, viel mehr, als jeder Notfall in der Kinderklinik, mehr noch als das einzelne Extremfrühchen, das wir auf der Intensivstation betreut haben, mehr noch als die wenigen onkologischen Patienten, die ich in meiner Praxis habe.

Im Inneren der Kirche ist es so grau wie draußen. Sechs große Kerzen umstehen den verblüffend kleinen weißen Sarg. Für jeden Monat eine, denke ich. Die Trauerfeier findet in einem Seitenflügel der Kirche statt, einem kleinen Gebetsraum, den sonst einsame Rentner benutzen, um mit ihren verstorbenen Eheleuten im Gebet zu sprechen. Aber es hätte diese Diskretion gar nicht gebraucht, die restliche Kirche ist leer. Vielleicht wollte der Pfarrer einen kleinen Rahmen wählen, damit sich das Kind in der großen Kirche nicht fürchtet.

Wir sitzen in einer Reihe vor dem Sarg, die große Gruppe vor der Kirche verliert sich jetzt in dem hohen Raum der Kirche. Der Pfarrer beginnt mit seinem kleinen Gottesdienst. Die Lieder werden leise gesungen, jede einzelne Stimme hört man heraus, so jemand seine Stimme findet. Ich höre den Großvater, er ist der Textsicherste von allen. Die Eltern Maneske bekommen kaum ein Wort über die Lippen.

Ein Friedhofsdiener schiebt den kleinen Sarg auf einem Wägelchen aus der Kirche. Die Familie folgt, wir bilden das Ende. Der Weg ist weit, über den ganzen Friedhof, vorbei an den alten Gräbern aus der Jahrhundertwende rund um die Kirche. Vorbei an den großen Familiengräbern, noch weiter um zwei Ecken herum bis zu einer kleinen Stelle abseits der anderen Gräberflächen, an der vier oder fünf Birken stehen. Es scheint, als liege dieser Platz noch etwas höher als der restliche Friedhof, aber als ich mich umschaue, steht die Kirche trotzdem über uns. Es regnet weiterhin. Niemand spannt einen Schirm auf.

An dem kleinen Birkenhain gibt es bereits einige kleine Grabstellen, »die Kinderecke«, rauscht es mir durch den Kopf. Ich schiele auf die Grabsteine, keines der Kinder wäre heute älter als zehn Jahre alt. Wie viele Kinder hier beerdigt sind. Kinder sterben bei Verkehrsunfällen, im Krankenhaus nach einer langen Krankheit oder als Neugeborene. Das erzählen die Daten auf den Gräbern nicht. Aber Sterbefälle aufgrund des plötzlichen Kindstodes sind noch immer die häufigsten in Deutschland.

Jedes Grab ist bunt. Jedes Grab strotzt von Blumenwuchs. Ich sehe Krokusse, Osterglocken, Tulpen und Anemonen, auf dem einen Grab in Gruppen aufgeblüht, auf einem anderen wild durcheinander. Als könnten sie den Regen vertreiben.

Dazwischen Kinderspielzeug, Windspiele und Wimpel, sogar ein kleiner Fußball – ohne Luft, nass, vom Wetter ausgeblichen – wie Grabbeigaben im alten Ägypten, auf dass die Kinder in dieser anderen Welt etwas zum Spielen haben. Das umfängt mich in sanfter Weise und mir wird trotz des kalten Regens sehr warm ums Herz. Mein Blick wird verschwommen, das erste Mal an diesem Tag.

Der Friedhofsdiener tritt zusammen mit einem Kollegen, der aus dem Nichts erschienen ist, an das Grab, ihre Füße stehen rechts und links, in der Mitte seilen sie gemeinsam den weißen Sarg hinab. Er verschwindet im nassen Dunkel.

Der Pfarrer sagt noch mal ein paar wenige Worte, dann tritt ein jüngerer Mann nach vorne, vielleicht Vanessas Patenonkel. Er hat einen Zettel aus der Tasche gezogen, dem man ansieht, dass er schon oft hin und her gefaltet wurde.

Jetzt bist du schon gegangen, Kind,
Und hast vom Leben nichts erfahren,
Indes in unsern welken Jahren
Wir Alten noch gefangen sind.
Ein Atemzug, ein Augenspiel,
Der Erde Luft und Licht zu schmecken,
War dir genug und schon zu viel;
Du schliefest ein, nicht mehr zu wecken.

Seine Stimme wird leiser, heiser, er hält kurz inne, keiner unterbricht ihn. Schließlich, nach einem kurzen Räuspern, setzt er fort.

Vielleicht in diesem Hauch und Blick
Sind alle Spiele, alle Mienen
Des ganzen Lebens dir erschienen,
Erschrocken zogst du dich zurück.
Vielleicht wenn unsre Augen, Kind,
Einmal erlöschen, wird uns scheinen,
Sie hätten von der Erde, Kind,
Nicht mehr gesehen als die deinen.

Neben mir weint meine starke Katja, die sonst nichts auf der Arbeit beeindrucken kann.

Der Pfarrer spricht den Segen, nimmt dann eine Handvoll Sand und wirft es in das ausgehobene Grab. Dumpf klingt es, endgültig. Zuerst treten die Eltern nach vorne, dann Vanessas Geschwister, sie werfen ein paar Blumen hinunter, keiner der Anwesenden schafft es, Erde auf den Sarg zu werfen. Auch ich nicht.

Ich gebe den Eltern die Hand, versuche eine Lächeln bei Emmi, Sophie und Markus, sie sind schon Schulkinder. Bemüht lächeln sie zurück.

Dann verlassen wir die Familie, sie sollen alleine sein. Wir können ihr nicht weiter beistehen, wir sind kein Teil ihrer Trauer. Sie bleiben am Grab zurück, während wir den Weg zur Kirche nehmen, endlich hat der Regen aufgehört, der Kirchturm streckt sich immer höher, je näher man ihm kommt. Dahinter reißen die Wolken auf, blauer Himmel wird sichtbar, aber noch kein Sonnenstrahl findet seinen Weg.

Maneskes kommen weiter regelmäßig in die Praxis, nicht mehr so häufig, die drei anderen Kinder sind schon älter, da ist man nicht mehr so oft krank. Mal eine Impfung, ein paar Erkältungen, das war es dann schon. Ich werde mich nie trauen, nochmals über Vanessa zu sprechen, und im Blick der Eltern kann ich sehen, dass sie froh darüber sind.

Irgendwann werde ich auf den Friedhof gehen, einfach so, weil ich gerade vorbeikam und Zeit hatte, in der Mittagspause. Das Grab wird schon zwischen anderen Gräbern stehen, zwei oder drei andere Kinder sind bereits nach Vanessa verstorben. Vielleicht wird Frau Maneske ein ganzes Beet nur mit gelben Osterglocken gepflanzt haben, vielleicht hat sie dazwischen, wie die anderen Eltern auch, Spielzeug verstreut, kleines einfaches Spielzeug, wie für einen jungen Säugling, eine Rassel nur, ein paar Bauklötze.

Sie haben sich einen weißen Stein ausgesucht, ganz schlicht, mit einem Schwung der oberen Kante, wie eine Welle. Zu lesen gibt es nicht viel, nur Vanessas Vornamen und den Geburtstag haben sie eingravieren lassen. Der Todestag fehlt.

»Sie bekommen vielleicht das Gefühl, es sei angesichts dieser Fülle von Krankheiten ungemein schwierig, ein Kind überhaupt großzuziehen. So trostlos ist es aber längst nicht.«

Dr. med. Hans Redies, 1961

Morning has broken: Elternsein kann jeder

Ich bin wieder auf der Wöchnerinnenstation des Krankenhauses und versorge die Neuankömmlinge dieser Welt. Die Chefin ist heute nicht da, die anderen Schwestern reichen mir die Kinder an: Sie ziehen sie vor der Untersuchung aus, wickeln sie neu und versorgen die Eltern mit den nötigsten Informationen vor der Entlassung. Die kinderärztliche Untersuchung ist die letzte Amtshandlung in diesem Ablauf, dann geht es heim.

»Guten Abend, ich bin der Kinderarzt. Kinderdok heiße ich«, ich schüttele beiden Eltern die Hand: »Herzlichen Glückwunsch zur Geburt. Ich werde jetzt Ihr Kind untersuchen, das ist dann die U2 vor der Entlassung.«

»Ah ja«, der Vater hält eine Digitalkamera in die Luft, »darf ich dabei Fotos machen?«

»Klar«, sage ich, »kein Problem.«

»Kommt auch nur in unser Fotobuch von unserem Schatz«, sagt seine Frau und gibt ihrem Kind einen Kuss, das sie, eingepackt in ein großes Badetuch mit der Aufschrift »Klinikum Oberstelzen«, vom Wickeltisch der Kinderkrankenschwester zu meinem Untersuchungstisch trägt.

»Wie heißt denn Ihr«, ich blättere durch die Akte der Mutter und ziehe das gelbe Untersuchungsheft hervor, »Ihre Tochter?«

»Sohn«, sagt der Vater. »Das ist ein Junge. Cheyenne.«

»Ah. Alles klar«, ich dachte zwar, das sei ein Mädchenname, verkneife mir aber eine Bemerkung, »also Cheyenne.«

»Cheyenne Marco«, sagt die Mutter. »Muss wohl so sein, wegen des Vornamens, damit man das besser unterscheiden kann.« Wusste ich es doch. Da war wohl auch das Standesamt irritiert.

»Wollen Sie ihn dann mal hier ablegen?« Ich zeige auf den Wickeltisch, schön warm und erleuchtet unter der Wärmelampe.

»Muss das denn sein? Er hat sich gerade so schön beruhigt«, die Mutter drückt das Handtuch mit dem Kind noch fester an sich heran.

»Ja, besser ist das«, sage ich, »wird sonst schwierig mit der Untersuchung.« Ich halte mein Stethoskop und das Otoskop hoch.

»Geht doch auch auf dem Arm«, nimmt der Vater jetzt die Beschützerrolle ein.

Ich mache eine Pause und lasse diese Feststellung kurz sacken.

»Nein, geht es nicht«, unterstreiche ich meine Position als der Erfahrenere in Sachen Säuglingsuntersuchungen auf der Wöchnerinnenstation und schaue mich hilfesuchend nach der Chefin um, aber die muss mich ja ausgerechnet heute im Stich lassen. Die vertretende Schwester beschäftigt sich derweil mit dem nächsten Kandidaten, der zu untersuchen ist, und tut, als höre sie nicht meinen stillen Hilfeschrei. Ich deute stumm auf den Wickeltisch.

Die Mutter windet sich, legt dann aber das Bündel in einer unendlich langsamen Bewegung ab. Sie stellt sich vor den Tisch und beugt sich über ihr Kind, sodass ich nur einen rosaroten Bademantel zu sehen bekomme. Ich suche noch ein wenig in der Krankenakte der Mutter und zeige dann den Eltern das gelbe Heft. »Das ist das Vorsorgeheft für Kinder«, ich blättere es kurz durch. »In einem Monat geht es mit den Untersuchungen weiter, die finden dann in der Kinderarztpraxis statt.«

»Ach, nicht hier?«, fragt der Vater.

»Nein. In der Kinderarztpraxis.«

»Ah ja. Davon hat die Hebamme schon mal etwas erzählt«, sagt er, »im Geburtsvorbereitungskurs. Da werden die Kinder dann abgehorcht und so?«

»Ja genau, und das würde ich jetzt auch gerne machen.«

Meine Hoffnung, dass die Mutter daraufhin von ihrem Kind ablässt, löst sich auf wie die ersten Schneeflocken, die auf den noch warmen Herbstboden fallen: Sie summt Cheyenne ein Lied vor, ihr Kopf direkt über der Stelle, unter der ich den Kopf des Kindes unter dem Handtuch der Klinik vermute. Ich bin mir nicht sicher, ob es »Heile heile Gänschen« ist oder etwas von Pink!, aber das muss ich nicht heraushören, denn das Lied ist für Cheyenne bestimmt.

»Entschuldigung, aber dürfte ich …?«, beginne ich und die Mutter dreht mir den Kopf zu. Ich störe gerade ihr Tertiär-Bonding mit ihrem ersten Kind, das sagt ihr Blick. Langsam richtet sie sich auf, noch immer das Lied summend, die eine Hand auf dem Handtuch. Ich mache einen Schritt nach vorne, komme ihr jetzt sehr nah und versuche von der Seite, das Handtuch auseinanderzuschlagen. Darunter kommt das rosige Köpfchen von Cheyenne zum Vorschein. Er kneift sofort die Augen zusammen, das Licht über dem Wickeltisch ist immer sehr hell.

»Oh mein armer Schatz«, sagt sie, und ich muss standhaft bleiben, sonst hätte sie mir die mühsam gewonnenen Zentimeter auf dem Weg zu einer anständigen körperlichen Untersuchung wieder abgejagt.

»Das wird schon«, sage ich und entfalte das Handtuch weiter, damit wenigstens die Brust frei liegt. Cheyenne schlummert weiter friedlich vor sich hin. Ich stecke mir die beiden Enden des Stethoskop ins Ohr und lege vorsichtig die Membran des anderen Endes auf die Haut des Säuglings.

»Ach, das ist bestimmt kalt«, sagt sofort die Mutter. Ich muss einmal zählen, welche Eltern das nicht sagen. Während ich Cheyenne weiter untersuche, spule ich meine üblichen Ratschläge ab: Spaziergänge, Rückenlage im Schlaf, gelegentliche Bauchlage im wachen Zustand. Hin und wieder frage ich mich bei den U2-Terminen, ob die Schwestern, die im Hintergrund werkeln, eigentlich gelangweilt sind von den steten Wiederholungen meiner Ausführungen.

Cheyenne lässt sich während der ganzen Untersuchung kaum

beeindrucken, zwischendrin gähnt er einmal herzhaft, ein wohlgestillter, zufriedener Säugling. Sogar die üblichen Halteübungen – das Kind wird in einer auf den Handflächen schwebenden Position gehalten, um die Kopfkontrolle zu untersuchen – sowie den abschließenden Blick in den Mund und die Ohren nimmt er gelassen hin.

»Haben Sie denn noch Fragen?« Ich packe den Säugling wieder ordentlich in sein Handtuch ein, die Eltern werden das Kind nachher fertig anziehen, wenn ich auch die anderen untersucht habe.

»Gut, dass Sie fragen«, sagt die Mutter und nimmt wieder ihre Position über dem verpackten Säugling ein. Sie nickt ihrem Mann auffordernd zu. Der steckt seine Digitalkamera zurück in die Hülle, nachdem er während der ganzen Zeit eifrig den Auslöser betätigt hat. Ich sehe mich bereits getwittert, getumblrt und geyoutubet. Er schiebt die Kamera in seinen Jack-Wolfskin-Rucksack und zieht aus der Vordertasche einen Zettel heraus.

»Ja, wir haben da ein paar wenige Sachen«, sagt er. Ich schiele ängstlich auf die Liste und höre, wie sich im Hintergrund die Schwester lautstark räuspert. Das Kinderzimmer hat einen engen Zeitplan, was Wickeln, Füttern, Versorgung der Wöchnerinnen und den Störfaktor Kinderarztuntersuchung angeht. Ich im Grunde auch, weil sonst immer die Praxis wartet. Heute Abend ist es anders, ich bin erst nach der Sprechstunde hierhergefahren.

»Na, dann schießen Sie mal los«, sage ich.

Eltern haben viele Fragen. Das ist ganz normal. Irgendwann ist man nun einmal zum ersten Mal Vater und Mutter geworden, und das hat schließlich niemand gelernt. Geburtsvorbereitungen und Bücher, freundliche Unterweisungen durch die Oma oder die beste Freundin – noch besser: durch die besten Freunde des Mannes – können nicht die eigenen Erfahrungen ersetzen. Elternsein bedeutet ganz große Unsicherheit. Die wenigsten haben sich den natürlichen Instinkt und die Gelassenheit erhalten, die wir alle evolutionär in die Wiege gelegt bekommen haben. Also sollte man Fragen stellen, um auf die Dinge vorbereitet zu sein.

Ich beantworte viele Fragen bereits während der Untersuchung, ich plappere vor mich hin, ich spreche über die aktuellen Entwicklungen, über das, was auf die Eltern und das Baby, später das Kleinkind zukommt, gebe Tipps zum Essen, zur Kleidung, zur Sicherheit, zur Erziehung. Das kürzt so manche Fragelisten. So war es auch bei Cheyenne. Da die Tochter, ups, der Sohn die ganze Untersuchung durchgeschlafen hatte, musste ich meine Stimme nicht sonderlich anstrengen, sondern konnte so einiges klären: Wann denn nun der Nabel abfällt, was die roten Pickelchen auf dem gesamten Körper zu sagen haben und, ganz wichtig, was mit der Pflege von Vorhaut und Hoden ist. Ein Mysterium vor allem für die Frauen. Und die Männer haben dazu nicht viel zu sagen, weil sie sich unsicher sind, ob das bei neugeborenen Jungs genauso aussieht wie bei ihnen.

»Da ist das mit den Tabletten«, sagt der Vater, »mit den Flohretten.«

»Flu-o-retten, ja, genau«, sage ich, »die sollte man ab der ersten Woche regelmäßig geben, es geht aber vor allem um das Vitamin D. Das Fluor ist im Moment noch unwichtig, bis die Zähne kommen, das dauert noch.«

»Ah, gut. Aber das Vitamin D ist doch auch nicht so ohne, na ja, unsere«, oh je, nein, lieber Vater, sag es nicht, doch: »Hebamme hat im Geburtsvorbereitungskurs gesagt, wenn man das Vitamin D gibt, dann macht das den Knochen weich. Und außerdem bei so viel Sonneneinstrahlung in Mitteleuropa ...«

»... reicht das noch lange nicht aus«, falle ich ihm ins Wort, »nur ganz kurz, eingeworfen: Was sind denn Fluoretten? Oder Vitamin-D-Tabletten? Also, so als Substanz?«

»Medikamente?«, fragt seine Frau, sie hat kurz ihr Lied unterbrochen.

»Genau«, sage ich, »Medikamente. Freundlicher gesagt, Nahrungsergänzung. Und da freue ich mich immer, wenn die Hebammen ihre Meinung dazu äußern, nein, wirklich. Aber es sind Medikamente für Ihr Kind, und sie tun ihm gut und schaden ihm nicht, und die Empfehlungen dürfen von Ärzten kommen.«

»Und was ist mit den weichen Knochen?«

»Keine Ahnung. Früher gab es eine Krankheit, bei der die Knochen nicht ausreichend Mineralien eingelagert haben.«

»Genau«, der Vater zeigt auf mich und nickt. »Genau die ...« Ich habe die Quizfrage richtig beantwortet.

»Ja. Das war die Rachitis. Und die ist entstanden, weil die Kinder überhaupt kein Vitamin D zu sich genommen haben. Nach dem Krieg beispielsweise.«

»Ach, so ist das«, jetzt schaut er etwas enttäuscht.

»Ich empfehle Ihnen das Vitamin D – die Dosierung ist unproblematisch und ein Zuviel an dem Vitamin wird ausgeschieden.«

»Okay«, er macht sich Notizen auf seinem Zettel.

Ich schaue zur Schwester im Hintergrund.

»Dann ist da noch die Frage nach den Fingernägeln.«

Ich nicke. »Ja, die sind meist schon recht lang so direkt nach der Geburt, bei Cheyenne auch.« Ich suche eine Hand des Säuglings zwischen Handtuch und Mutter und halte sie vorsichtig hoch. »Da kratzen die sich manchmal ganz schön.«

»Darf man die denn jetzt schneiden, oder nicht?«

»Vorsichtig immer«, sage ich. »Und nur die Spitzen, sonst laufen Sie Gefahr, in die weiche Nagelhaut einzuschneiden. Das tut weh und kann auch bluten.«

»Und die vier Wochen, ab wann zählen die?«

Ich schaue irritiert. »Welche vier Wochen?«

Der Vater dreht den Zettel um, auf dem sehr eng beschrieben seine Aufzeichnungen stehen.

»Die Fingernägel soll man ja erst nach vier Wochen schneiden. Haben die Schwestern hier gesagt. Vorher kann es zum Einwachsen kommen, oder sie wachsen später schief und krumm, oder gar nicht.«

»Genau«, ich grinse ihn an. »Und nur bei Neumond. Und nur, wenn gleichzeitig eine schwarze Katze durch Ihren Garten läuft.«

Cheyennes Vater lacht. »Sie meinen also ...?«

»Richtig: ... dass das völlig egal ist. Wenn die Nägel so lang sind, dass Ihr Sohn sich das Gesicht zerkratzt, dann sind sie auf jeden Fall lang genug, geschnitten zu werden. Also die hier«, ich zeige noch mal auf die Hand des Jungen,»sind auf jeden Fall schon gut zum Schneiden.«

Wieder kann die Schwester im Hintergrund nur mühsam einen Hustenanfall unterdrücken. Der Vater schaut irritiert in ihre Richtung. Ich senke die Stimme und sage:»Aber das ist so Tradition hier«, ich zeige mit einem Kopfnicken zur Schwester,»und auch bei den Hebammen. Sehen Sie es gelassen, da kann man nicht viel falsch machen.«

»Morning has broken«, summt es inzwischen vom Wickeltisch herüber, ich habe es mir etwas weiter weg mit dem Vater bequem gemacht, und wir arbeiten seinen Fragenzettel ab. Durch die Glasscheibe des Säuglingszimmers sehen wir sicher aus wie zwei Trinkbrüder am Büdchen, nur, dass wir statt zwei Bierflaschen ein Stethoskop und einen Zettel mit Stift in der Hand halten.

Es geht ums Haarekämmen und Milchschorf, es geht ums Einfetten und Einschmieren, ums Baden und Babyschwimmen, um das Atmen des Säuglings und die Blähungen, die das Kind bereits jetzt hat. Und um den ominösen Babyrotz, den alle Eltern immer mit einem Nasensauger abziehen wollen.

Wir sprechen über den Kontakt mit anderen Kindern und was man tun soll, wenn eines der Eltern jetzt plötzlich eine Erkältung hätte, wir besprechen die richtige Tragetechnik am Anfang, in der Mitte, und wenn das Kind kurz vor dem Laufen ist. Und wie und wo der Säugling am besten schlafen sollte. Und ab wann man die ersten Schuhe kaufen kann und wann man keinen Schlafsack mehr braucht. Welche Flaschenmilch die beste ist, falls Frau Cheyenne mal nicht mehr stillen kann. Ach genau: Und was man gegen wunde Brustwarzen tun kann. Hier unterbricht die Mutter kurz ihren Gesangsvortrag und schickt sich an, ihren Morgenmantel zu öffnen.

Es gelingt mir, sie von der mangelnden Fachkompetenz eines Kinderarztes zu diesem Punkt zu überzeugen und verweise sie auf die Frauenärztin auf Station. Als uns die Kinderkrankenschwester einen Kaffee anbieten möchte und Cheyenne sich meldet, um eine Runde gestillt zu werden, nutze ich meine Chance.

»Ich finde es toll, dass Sie sich so viele Gedanken über Ihr Kind machen, wirklich«, sage ich und schaue die beiden abwechselnd an.

Vater und Mutter strahlen. »Man möchte schließlich nichts falsch machen, Herr Dokter.«

»Genau«, ich nicke, »und das werden Sie auch nicht tun.«

»Da bin ich mir nicht so sicher«, sagt die Mutter und hält Cheyenne wieder etwas fester auf dem Arm.

»Doch, doch«, sage ich und nehme dem Vater seine inzwischen wundersam vermehrten Notizzettel ab, »die nehmen Sie, lesen sie noch einmal durch, sonst wäre das alles hier umsonst gewesen. Aber dann: Werfen Sie sie weg! In den ersten Tagen haben Sie Ihre Hebamme zu Hause«, der sie wahrscheinlich die gleichen Fragen noch mal stellen und die hoffentlich nicht genau das Gegenteil sagen wird, »das ist nochmals ein gutes Coaching in der Unsicherheit zu Hause.«

Nach einer Pause setze ich fort: »Aber dann … dann machen Sie es einfach so, wie Sie sich das denken. Ohne Bücher und ohne Zettel, ohne Internet und ohne schlaue Bemerkungen von der Oma oder Ihrer besten Freundin«, ich schaue die Mutter an.

»Dann klappt das ganz von alleine. Sie werden sehen. Viel kann man bei einem Säugling nicht falsch machen. Üben Sie sich in Gelassenheit und Entspannung. Vergeben Sie ihm das Schreien, meistens hat er nur Hunger oder eine volle Windel. Blähungen sind nur eine bemühte medizinische Erklärung … wofür, wissen wir nicht, und selten genug wirkliche Blähungen. Und dann genießen Sie vor allem die Zeit, wenn er seelenruhig auf Ihrem Arm liegt und vor sich hin schläft. Oder satt und gemütlich rülpst und ihnen dabei über die Schulter spuckt.«

Jetzt lachen beide. Cheyennes Vater legt seiner Frau die Hand auf die Schulter und sie schaut ihn mit ruhigen Augen an.

»Das ist alles ganz normal«, sage ich, »und auch wenn alle Eltern das beim ersten Mal so wie Sie durchleben, kommen alle Eltern am besten da durch, wenn sie gar nicht ›da durch‹ müssen, sondern einfach jeden Tag nehmen, wie er ist, und sich alleine daran freuen.«

Wir verabschieden uns, und ich darf zum Schluss Cheyenne über die spärlichen blonden Locken streicheln. Ich wünsche den Eltern alles Gute für die nächsten Tage und Wochen und vertraue auf ihr Elternsein, ohne Probleme und ohne trübe Angstgedanken, ohne Elternschiss und Furcht, vertraue auf ihre Zuversicht in das eigene Können und Gelingen. Denn auch wenn man das Elternsein immer gerne vorher schon lernen möchte und es sicher auch den einen oder anderen Kursanbieter gibt, der einem das beibringt: In letzter Konsequenz können wir das alles schon. Sonst wären wir gar nicht so weit gekommen.

Nachklapp

Das Notfalltelefon klingelt.

Ich: »Kinderdok, Hallo.«

Mutter: »Ja, Hallo, ich ruf an, Sie, äh, ich hab da mal eine Frage.«

Ich: »Um was geht es denn?«

Mutter: »Na ja, vielleicht ein bissel komisch so, aber mein Kind, also, der war auf dem Rummel, und da, nun ja, da hat er sechs Maß Bier getrunken. Und jetzt weiß ich nicht, was ich machen soll.«

Ich: »Äh, alles klar. Wie alt ist denn Ihr Kind?«

Mutter: »Der ist schon 28, aber das hat er noch nie gemacht bisher.«

Ich: »Prima, aber Sie wissen schon, dass Sie hier mit einem Kinderarzt sprechen?«

Mutter: »Ja schon, aber mei… das ist doch auch mein Kind.«

Ungelogen. So passiert. Glaubt mir wieder kein Schwein.

Nachbemerkung

Lieber Leser,

dieses Buch erscheint anonym. Das gebietet die ärztliche Schweigepflicht und die eigene Privatsphäre. Falls Sie Ihren eigenen Kinderarzt in Verdacht haben, Urheber dieses Buches zu sein – seien Sie sicher: Er ist es nicht. Ich schreibe seit 2006 aus meinem Alltag, es sind keine erfundenen Geschichten, alles hat so stattgefunden, aber zu einem anderen Zeitpunkt und mit anderen Personen. Wenn Ihnen etwas bekannt vorkommt, oder Sie denken, jemanden wiederzuerkennen – seien Sie wieder sicher: Sie liegen falsch.

Falls in Ihnen der Wunsch entsteht, vom Kinderdok einen medizinischen Rat zu bekommen: Ich bin zwar Kinder- und Jugendarzt, aber nicht »Ihr« Kinderarzt. Sie haben sicherlich einen hervorragenden eigenen Kinderdok, der sein Wissen gerne weitergeben wird. Man muss nur fragen.

Weiteres zu den angesprochenen Themen dieses Buches vermitteln die Quellenangaben der Zitate und die angehängte Literaturliste. Leute, lest mehr Bücher und fragt die wirklichen Experten, Mutter Google ist in ihrer multiplen Weisheit kein guter Ratgeber!

Ich danke folgenden Menschen, die bei der Realisierung dieses Buches großen Anteil hatten: Allen voran Diana Stübs fürs »Entdecken« und die Fingerzeige zum Buch – den Weg musste ich alleine gehen. Dann den Mitarbeitern des Eichborn Verlages, namentlich Carmen Kölz und Felix Rudloff, ohne deren überaus freundliche Betreuung all das nicht möglich gewesen wäre. Das gilt auch für Ines Lauffer, der ich für das Lektorat und ihre Geduld danke.

Ein weiterer, aber im Herzen immer erster Dank gilt meiner Familie, den großen und den kleinen Lieben, die mich immer mit der Arztpraxis teilen müssen, und nun auch noch mit einem Buch! Danke für Eure Rücksicht, ich küsse Euch. Und: Wir machen jetzt auch mal wieder was Schönes am Wochenende (zum Beispiel Hallenbad)!

Der letzte Dank geht an alle Kinder und Jugendliche, die ich in meiner beruflichen Laufbahn kennenlernen durfte und noch kennenlernen werde. Sie bereiten mir die tagtägliche Freude, die diesen Beruf zum Besten der ganzen Welt macht.

Zitatnachweise

Bröckelchen auf Söckchen: Noch im Krankenhaus
Zitiert aus: Bundesärztekammer, (Muster-)Weiterbildungsord-
nung 2003 der Bundesärztekammer in der Fassung vom 25.6.2010,
Berlin, S. 89.

Wenn alles beginnt: Das erste Mal zu Hause
Zitiert aus: Birk, Walter, *Säuglings- und Kleinkinderpflege*, Stuttgart, 1946, S. 134.

Filofax-Eltern: Das erste Mal beim Kinderarzt
Zitiert aus: *Sozialgesetzbuch (SGB)*, Fünftes Buch (V), Vierter
Abschnitt, Leistungen zur Früherkennung von Krankheiten.

Termingeschäfte: Im Wartezimmer
Zitiert aus: Wolff, R.R., *Rationelle Praxisorganisation*, Deutscher
Ärzte-Verlag Köln, 1998, S. 29.

Wer sonst noch zu Besuch kommt: Farmavertreta
Zitiert aus: Wikipedia, Pharmareferent, http://de.wikipedia.org/
wiki/Pharmareferent Stand 17.10.2012.

Was vom Tage übrig bleibt: Kinder müssen aufgeklärt werden
Zitiert aus: Winterhoff, Michael, *Tyrannen müssen nicht sein –
Warum Erziehung alleine nicht ausreicht*, Gütersloh 2009, S. 14.

Ohne sie geht es nicht: Die Fachangestellten
Zitiert aus: März, Brigitte, *Berufswunsch Medizinische/r Fachange-
stellte/r*, Broschüre des Verband medizinischer Fachberufe e.V.,
Dortmund.

Wenn es wehtut: Blutabnahmen
Zitiert aus: Meyer, Stephenie, *Bis(s) zum Morgengrauen*, Hamburg 2006, S. 336.

Von Seelenbalance und Kinderschutz: Impfungen
Zitiert aus: *www.netmoms.de*
Zitiert aus: Heininger, Ulrich, *Impfratgeber – Impfempfehlungen für Kinder, Jugendliche und Erwachsene*, Uni-Med Verlag, Bremen 5. Aufl. 2009, aus dem Vorwort.

Kleopatra badet in Milch: Hebammen
Slogan des Hebammenkongresses 2013 in Nürnberg, aus *www. hebammenverband.de*, Deutscher Hebammenverband e.V., Karlsruhe.

Meine Frau hat gesagt: Väter in der Praxis
Zitiert aus: Renz-Polster, Herbert, *Kinder verstehen – Born to be wild: Wie die Evolution unsere Kinder prägt*, München 2009, S. 396.

Von Homöopathen und Heilpraktikern
Zitiert aus: Melchart, D. et al.: »Programm Evaluation Komplementärmedizin«, Schlussbericht des Schweizer Bundesamtes für Gesundheit, Bern 2005, S. 82. http://www.bag.admin.ch/themen/krankenversicherung/00263/00264/04102/index.html

In der Sprechstunde: Erkältungen, Asthma und eine U6
Zitiert aus: Shem, Samuel, *House of God, die 13. Regel des House of God*, Gustav-Fischer-Verlag, Stuttgart 1996.

Ich bin schon zwei: Vom Trotzen
Zitiert aus: Prekop, Jirina, *Der kleine Tyrann – Welchen Halt brauchen Kinder?* 9. Aufl., München 1998, S. 8.

An den Baum pinkeln und viel fernsehen: Die Kindergartenuntersuchung

Zitiert aus: Largo, Remo H., *Kinderjahre. Die Individualität des Kindes als erzieherische Herausforderung*, 23. Aufl., München 2012, S. 290.

Kinder wollen respektiert werden: Umgangsformen
Ztiert aus: Busch, Wilhelm, »Frühlingslied«, in: *Schein und Sein*, München 1909.

Eine ganz normale Vorsorgeuntersuchung
Zitiert aus: Hirschhausen, Eckart von, »Die Pinguin-Geschichte«, in: diverse Quellen, z. B. http://hirschhausen.com/glueck/die-pinguingeschichte.php.

Die Schule rückt näher: ADHS, Logopädie und Ergotherapie
Zitiert aus: Largo, Remo H., *Babyjahre. Die frühkindliche Entwicklung aus biologischer Sicht. Das andere Erziehungsbuch*, 9. Aufl., München 2012, S. 16.

Von Kühen und Kälbern: Milchpulver
Zitiert aus: Schramm, Georg, »Der Pharmareferent«. Transkribiert aus einem YouTube-Video der Fernsehsendung »Neues aus der Anstalt«.

Abgerechnet wird später: Von Privaten und Gesetzlichen
Zitiert aus: Hartwig, Renate, *Der verkaufte Patient – Wie Ärzte und Patienten von der Gesundheitspolitik betrogen werden*, München 2008, S. 159.

Philipp Lahm oder Die Jugenduntersuchung
Zitiert aus: Stier, Bernhard und Weissenrieder, Nikolaus, *Jugendmedizin – Gesundheit und Gesellschaft*, Berlin 2006, S. 113.

Wenn alles endet: Plötzlicher Kindstod
Zitiert aus: Lutz, Gottfried und Künzer-Riebel, Barbara, *Nur ein Hauch von Leben – Eltern berichten vom Tod ihres Babys und von der Zeit ihrer Trauer*, 6. Aufl., Lahr 2011, S. 59.

Zitiert aus: Hermann Hesse, *Auf den Tod eines kleinen Kindes*, aus: Fünf Gedichte, Zürich 1934, Privatdruck.

Morning has broken: Elternsein kann jeder
Zitiert aus: Redies, Hans, *Hilf deinem Kind: Kinderkrankheiten – Vorbeugen, Erkennen, Pflegen,* Stuttgart 1961, S. 7.

Was man noch so lesen kann

Renz-Polster, Herbert u.a., *Gesundheit für Kinder: Kinderkrankheiten verhüten, erkennen, behandeln*, Kösel-Verlag, München 2012

Heininger, Ulrich, *Impfratgeber – Impfempfehlungen für Kinder, Jugendliche und Erwachsene*, Uni-Med Verlag, Bremen 2006

Largo, Remo, *Babyjahre*, Piper Verlag, München 2010

Largo, Remo, *Kinderjahre*, Piper-Verlag, München 2000

Renz-Polster, Herbert, *Kinder verstehen. Born to be wild: Wie die Evolution unsere Kinder prägt*, Kösel-Verlag, München 2009

Winterhoff, Michael, *Warum unsere Kinder Tyrannen werden: Oder: Die Abschaffung der Kindheit*, Goldmann Verlag, München 2009

Internet:

www.kinderaerzteimnetz.de – die offizielle Seite des Berufsverbandes der Kinder- und Jugendärzte Deutschlands BVKJ

www.familienhandbuch.de – eine Seite rund ums Kind

www.kindernetzwerk.de – hier geht es um seltene und chronische Erkrankungen

www.kindergesundheit-info.de – die Seite der ›Bundeszentrale für gesundheitliche Aufklärung‹ rund ums Kind

kinderdoc.wordpress.com – das Blog zu diesem Buch